ESTILO Y PODER

Lucy Lara

ESTILO Y PODER

Conoce las reglas de la moda, para romperlas y gozarla

AGUILAR

Estilo y poder

Conoce las reglas de la moda para romperlas y gozarla

Primera edición: septiembre, 2019

ISBN: 978-607-318-305-5

Impreso en México – *Printed in Mexico*

El papel utilizado para la impresión de este libro ha sido fabricado a partir de madera procedente de bosques y plantaciones gestionadas con los más altos estándares ambientales, garantizando una explotación de los recursos sostenible con el medio ambiente y beneficiosa para las personas.

Penguin
Random House
Grupo Editorial

A mi hijo Francisco, la luz de mis días y mis noches

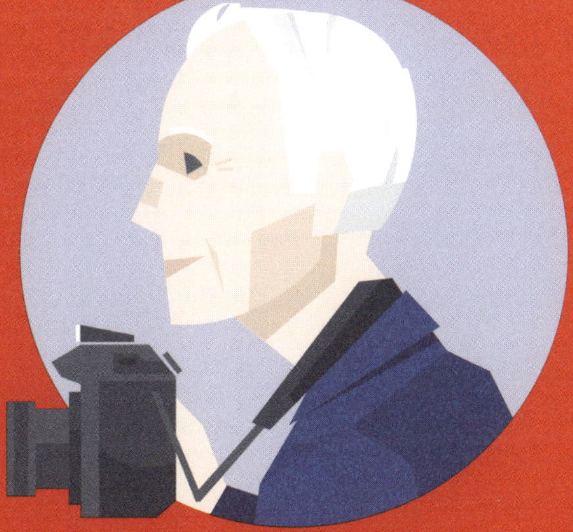

"Sólo hay una regla en la moda
que debes seguir, ya seas un cliente
o un diseñador: cuando sientes que
sabes todo y has captado el espíritu de
la moda del momento, en ese preciso instante
debes poner todo lo que has aprendido
al revés y descubrir nuevas maneras de usar
las viejas fórmulas con el espíritu de hoy.
El cambio constante es el aliento
de la moda."

Bill Cunningham, *Fashion Climbing*

ÍNDICE

PRIMERA PARTE

CONOCE LAS REGLAS

CAPÍTULO 1

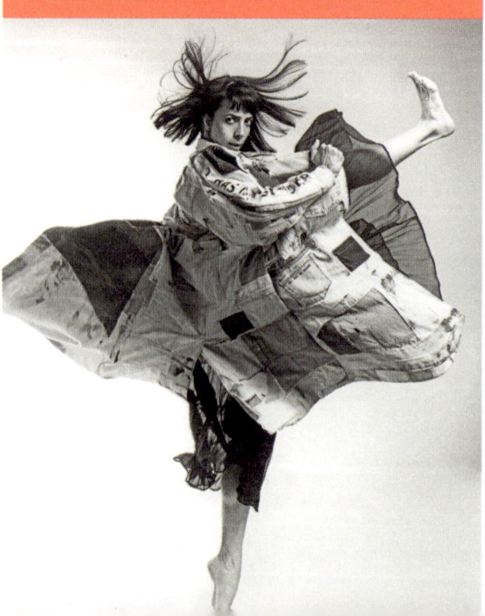

CAPÍTULO 2

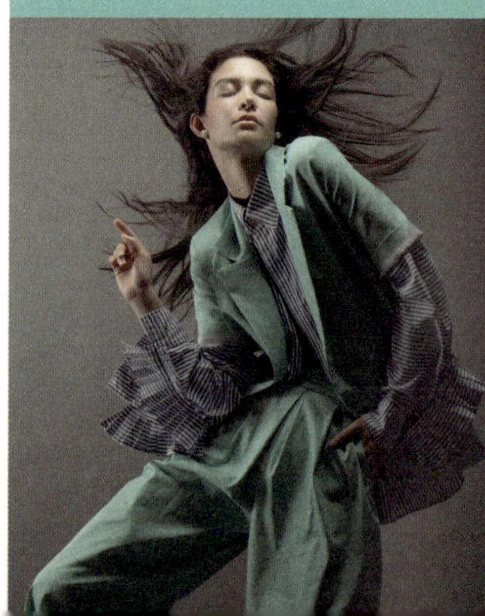

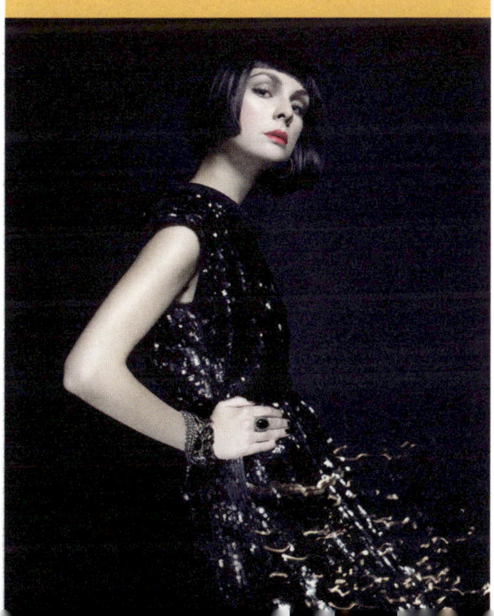

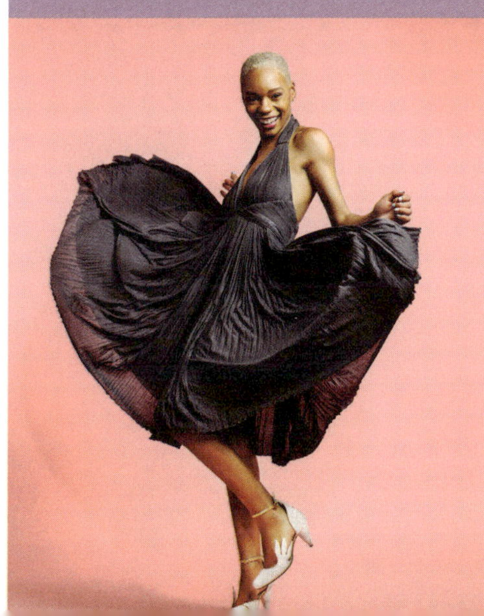

ÍNDICE

SEGUNDA PARTE

ROMPE LAS REGLAS

CAPÍTULO 5

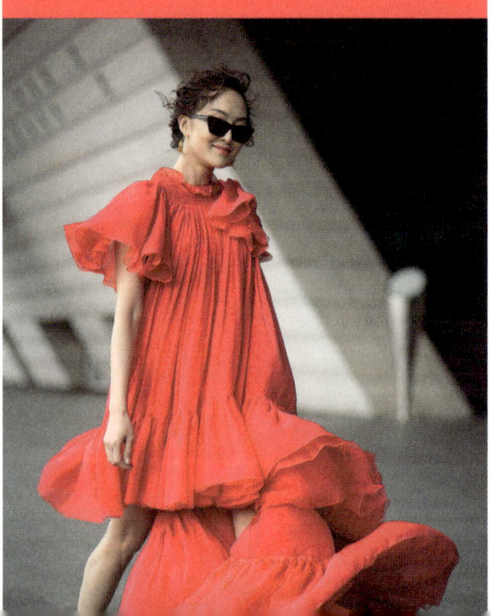

CAPÍTULO 6

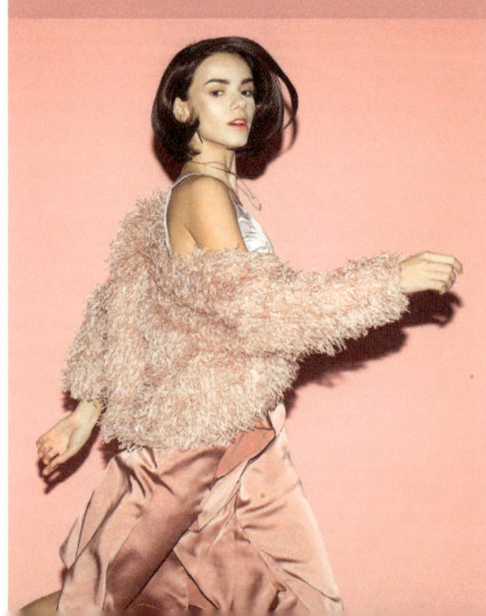

CAPÍTULO 7

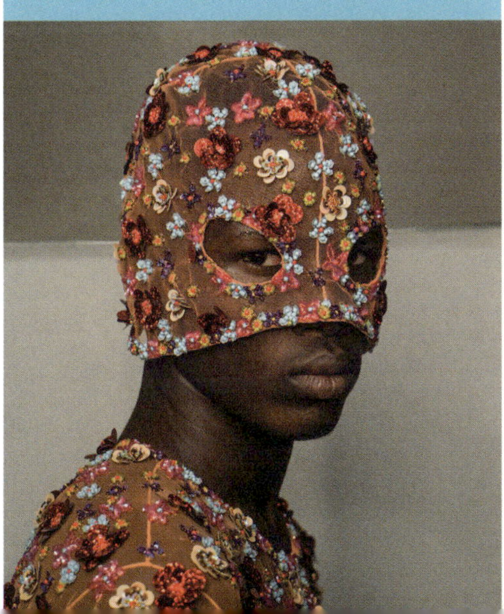

CAPÍTULO 8

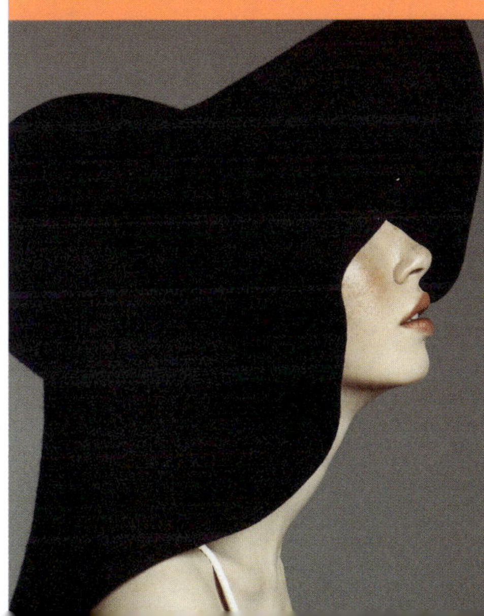

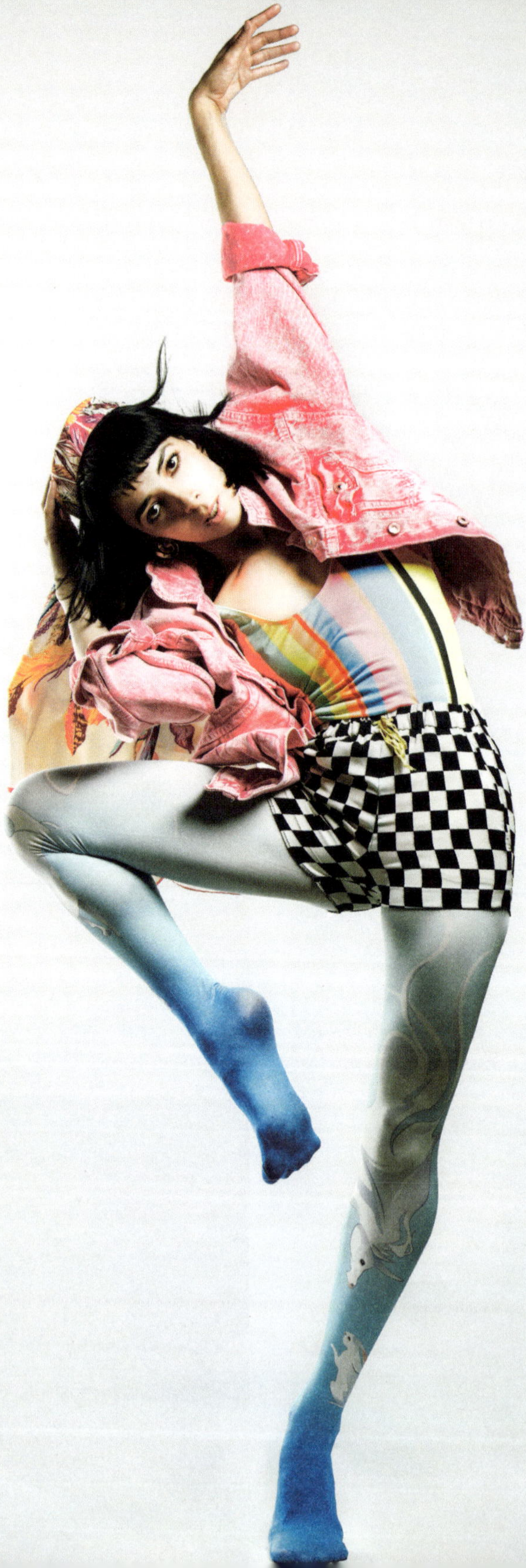

Introducción

Quizá porque llevo casi 30 años trabajando sobre la imagen y su poder, o porque simplemente ha llegado el momento de apreciar el estilo personal y único, por encima de los protocolos, quiero abordar las reglas de la moda como han sido establecidas durante muchas décadas y concentrarme, luego, en las innumerables posibilidades que ofrece nuestra imaginación para romperlas.

En mi infancia, una tarde me quité el uniforme de la primaria y me vestí para salir. Al llegar a casa de mi amiga, su hermana mayor me recibió diciéndome que mi ropa estaba mal combinada porque llevaba una blusa de rayas y una falda de flores, ambas prendas en fondo rojo con el estampado en blanco. Recuerdo haberme justificado, no sin vergüenza, diciendo que había hecho esta mezcla porque los colores eran idénticos. Pero ella, tajante, dictó la siguiente regla: "Las rayas y las flores no van juntas, no importa cuáles sean sus colores". Tras ese suceso, me convertí en una cobarde en relación con la moda.

Desde ese episodio, que me pareció muy bochornoso, opté por ceñirme a lo menos complicado y me transformé en una adolescente que amaba la moda, pero se vestía siempre de la manera menos arriesgada. No sólo fue lógico que me casara con el estilo clásico, sino también, debo confesarlo, me funcionó como un blindaje contra la crítica. ¿El problema? Es que fue terriblemente aburrido conformarme con seguir la fórmula del menor riesgo para obtener la mayor aceptación.

Por ello, reconozco que mi trabajo no sólo me ha requerido intentar ser rigurosa cuando se trata de guardar las formas y cumplir con los códigos de vestimenta, género o edad, sino también con el ejercicio diario de quebrar esa estructura clásica en mi estilo natural y forzarme a ir en contra de mi esencia, a divertirme, a retarme y a reírme cuantas veces me he equivocado. Porque de ninguna manera estoy trazando una ruta fácil, predecible ni segura para ti ni para mí.

Entender la naturaleza lúdica de la moda, en lugar de la utilitaria o reglamentaria, implica valentía, conocimiento personal y una buena dosis de poder. Habrá que comprender la lógica, y quizá no tan lógica, dinámica del vestir bien para darte el lujo de infringir las normas de educación, el anhelo de favorecerte o, incluso, el añejo deseo de pertenecer a un grupo y fundirte con él.

Estamos por rebasar la segunda década de este siglo y la moda ya no sólo consiste en que los grandes creadores produzcan propuestas audaces para las pasarelas. Hoy, gracias al valioso trabajo de diseñadores, *stylists*, vestuaristas, *influencers* y muchos de los amantes de la experimentación, los límites de la cordura al vestir se han difuminado, logrando que el dueño de la última palabra sobre estilo sea cada individuo. Exploraremos el estilo masculino y femenino en este libro, por lo cual me tomaré la licencia de hablar utilizando ambos géneros indistintamente, a menos de que las reglas o las maneras de romperlas pertenezcan a un sexo en particular.

Estilo y poder tiene que ver con aprender de qué están hechos los cimientos del diseño de imagen, para saber exactamente lo que necesitas y concebir un concepto propio de la estética. Entrarás en una dinámica que, al activar tus sentidos, te permitirá gozar la ropa como nunca antes lo habías hecho. Es cierto que eso implicará perder el respeto a las marcas, a las combinaciones legendarias tanto de colores como de estampados o a las proporciones que te hacen ganar altura y disminuir visualmente tu peso. Aquí la meta es que encuentres que eres como un lienzo en blanco y tu materia prima, que son la ropa y los accesorios, te permitirá componer sinfonías visuales, pintar escenas a pinceladas salvajes, esculpir volúmenes a capricho y edificar fabulosas estructuras que cubran o transparenten tu silueta.

En mis tres libros anteriores: *El poder de la ropa* (que escribí junto con Antonio González de Cosío), *El poder de tu belleza*, así como *Imagen, actitud y poder*, he tocado varias reglas que pueden ayudar a comprender la psicología del color, la estructura de mensajes que se articulan con las piezas de tu guardarropa y la combinación de elementos para buscar una coherencia entre lo que eres y lo que tus prendas expresan sobre ti.

Hoy, sin embargo, no vas a encontrar en este libro esa información de la misma manera, pues asumiré que podremos abordar las convenciones sobre la moda directamente, para conocer sus reglas, y después soltar las riendas para cabalgar en busca de tu estilo. Para ello, nos aplicaremos en una diversidad de ejercicios que irán relajando tus límites y proyectando posibilidades que descubrirás no sólo cuando vayas de compras, sino en el momento de entrar a tu clóset, que se convertirá en un mundo infinito de posibilidades.

En este maravilloso proceso de autodescubrimiento, hombres y mujeres de todas las edades, nacionalidades, fisonomías o profesiones, podrán encontrar el valor de la ropa que lleva años olvidada en el armario, las crecientes propuestas que representan invertir en piezas que te despiertan inmenso placer y también ponerle sabor hasta al uniforme o al traje convencional que estás obligado a usar para parecer confiable, respetable y profesional. En resumen, te estás sumergiendo en una dimensión en la que, más que vestirte para complacer a los demás, se trata de divertirte y gozar de un estilo que se convertirá en tu sello personal: en tu superpoder.

Primera parte

Conoce las reglas

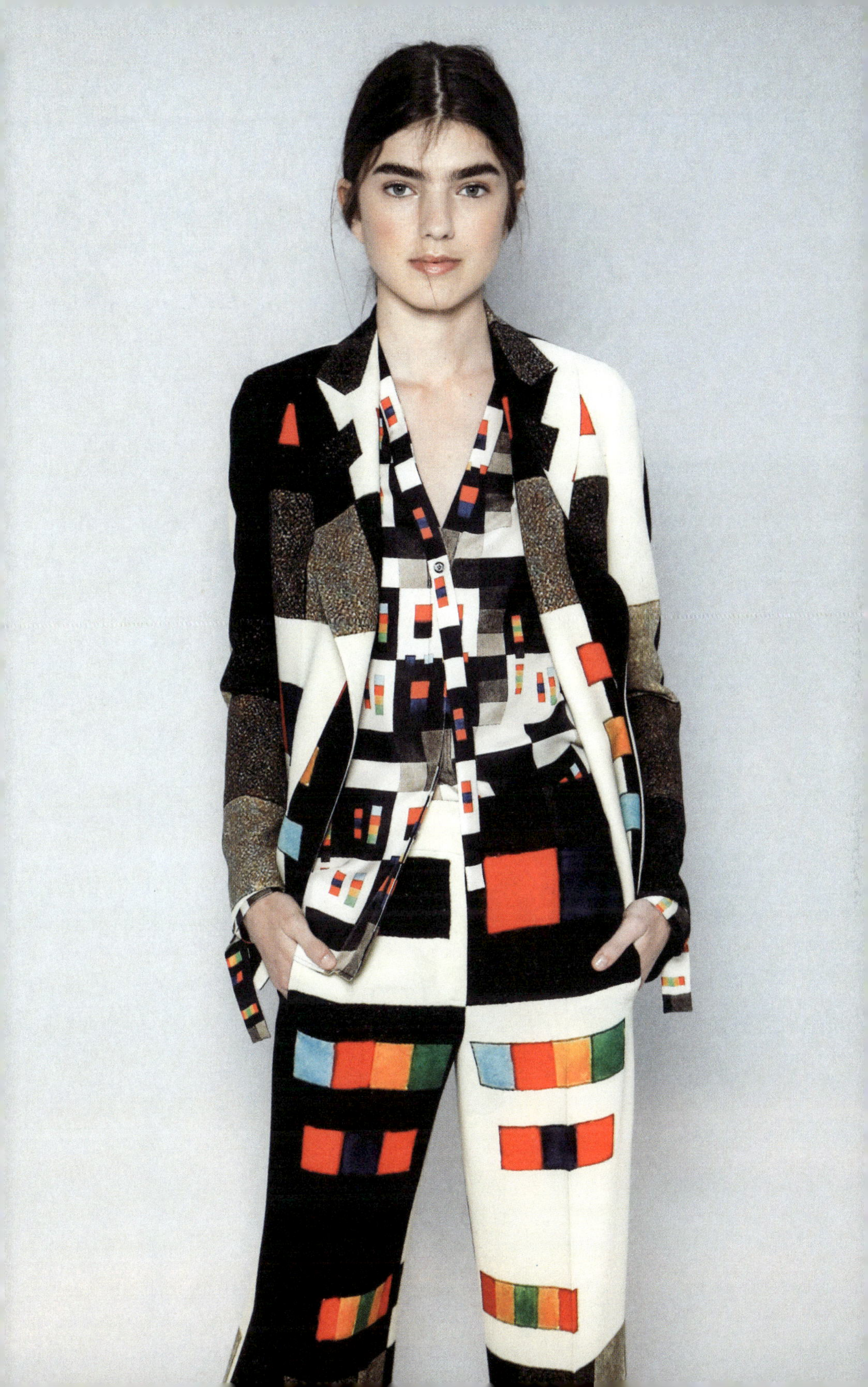

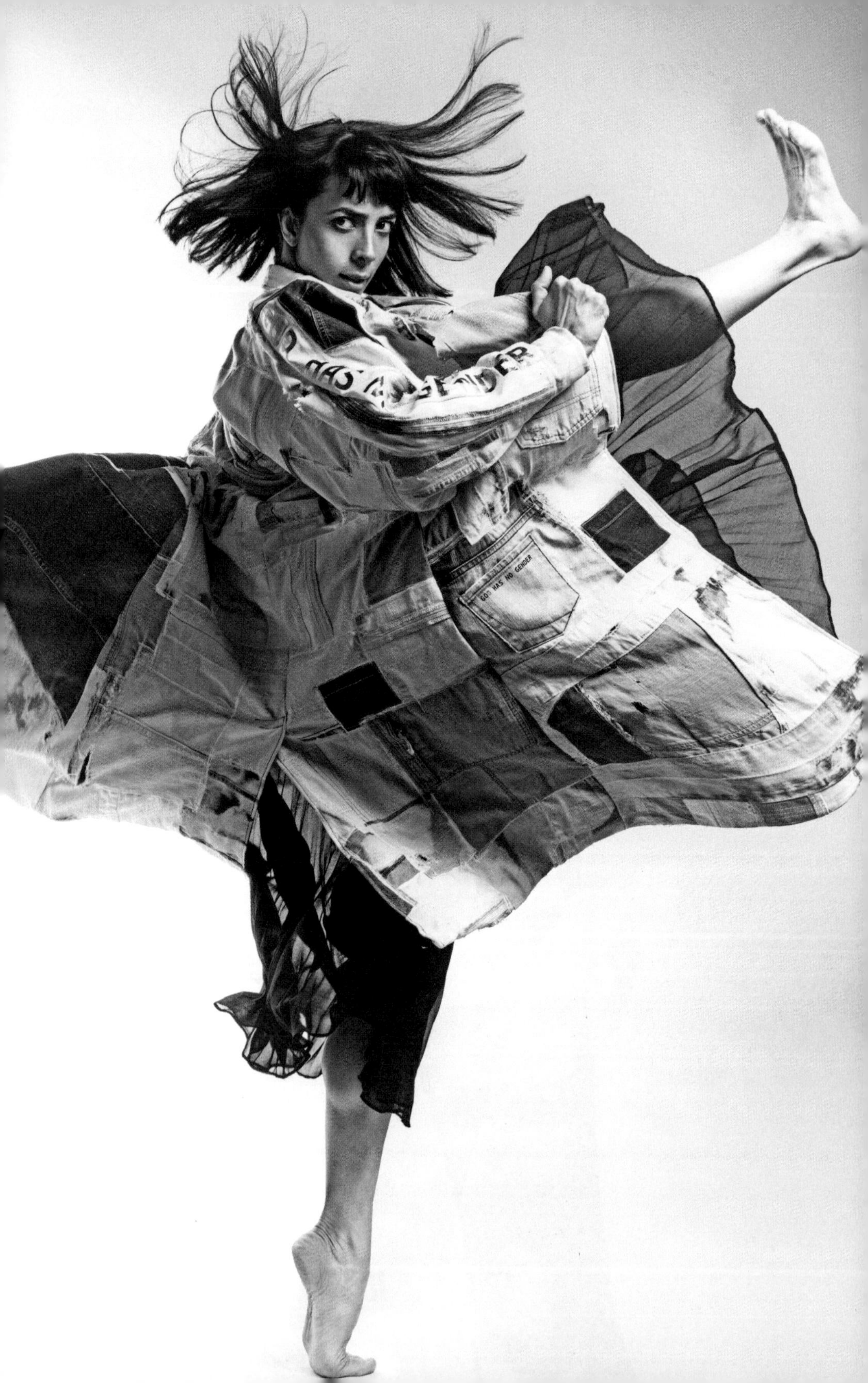
GOD HAS NO GENDER

1

Observa lo que tienes, en lugar de lo que no posees

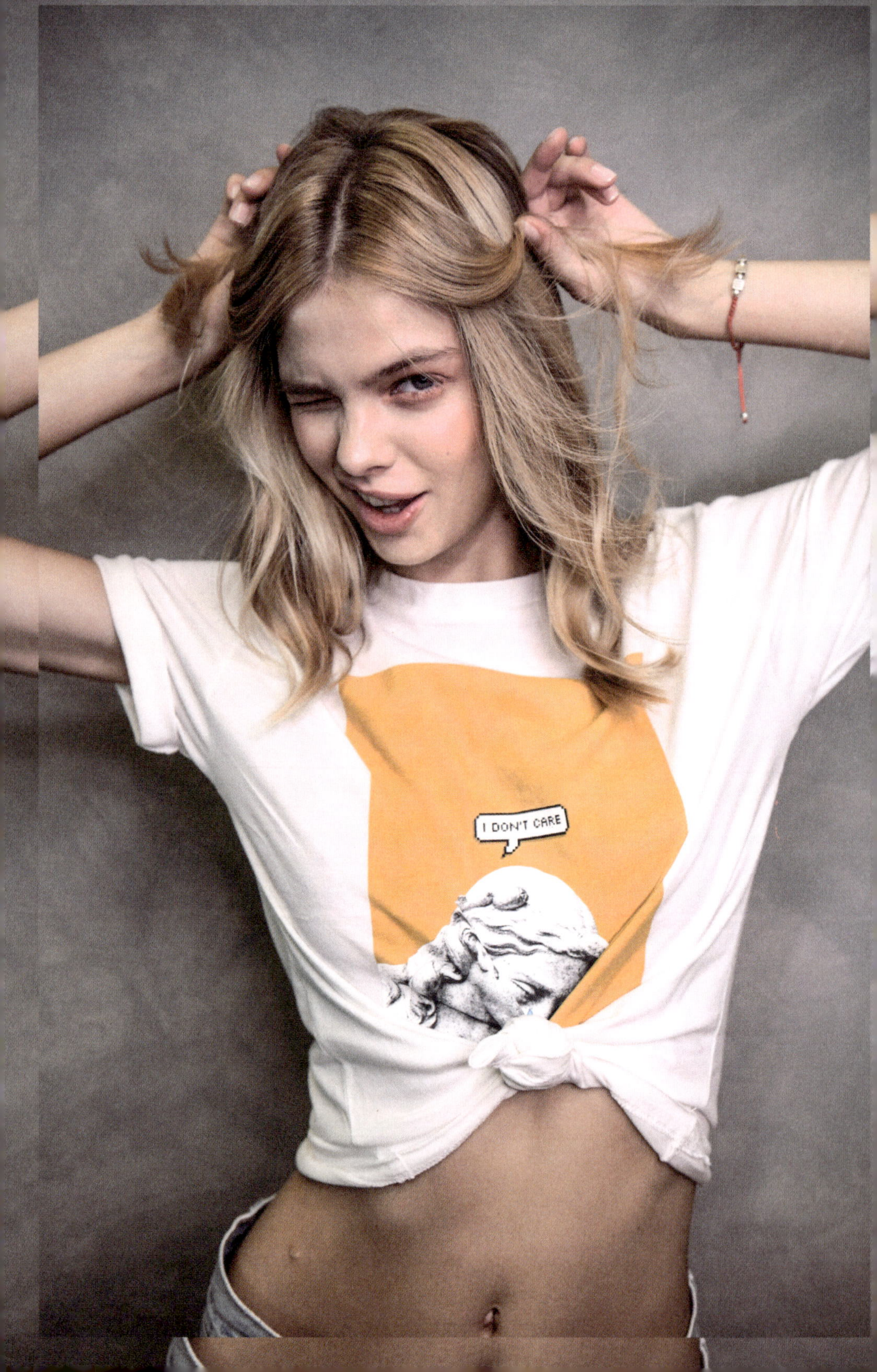
I DON'T CARE

Tu reflejo

La mayoría de las mujeres y una buena cantidad de hombres miran su reflejo en el espejo con frustración, deseando algo diferente de lo que la naturaleza les dio. Mucho se ha culpado a las revistas de moda por ello, pero está comprobado que éstas viven de inspirar y hacer soñar a sus lectores, lo mismo que los *bloggers*, y nadie está interesado en comprar una publicación cuya portada es una mujer o un hombre poco atractivo, nada famoso, ni exitoso. Todos queremos leer sobre la vida espectacular de una estrella, un millonario o una princesa, de la misma manera que compramos una revista de decoración porque deseamos ver casas más lindas que la nuestra o de autos para soñar con un modelo más nuevo y lujoso que el que tenemos.

El problema está en tratar de encontrar una chica o un chico de portada en nuestro espejo, olvidando que las celebridades y ciertos *bloggers* enfocados en la moda o en el culto de su belleza son personas que, en algunos casos, tienen un físico privilegiado para empezar, pero que, aunque no fuera así, dedican gran parte de su tiempo, atención y recursos a su cuidado. Eso sin contar con que todos ellos se han beneficiado del trabajo de un equipo profesional para maquillarlos, peinarlos, vestirlos, iluminarlos, fotografiarlos y retocarlos. Esto nos coloca inmediatamente en desventaja, por lo tanto, no sólo es un punto de partida equivocado e injusto para evaluarnos, sino que ha probado ser nocivo para la autoestima y la salud de muchos.

Nuestro propósito en este libro es que te sientas feliz con tu cuerpo, conozcas las reglas para poder vestirlo y favorecerlo, pero que también te des el lujo de romper tus propios esquemas para divertirte, construir un estilo propio y con personalidad, al pasar por alto los paradigmas dictados por la sociedad.

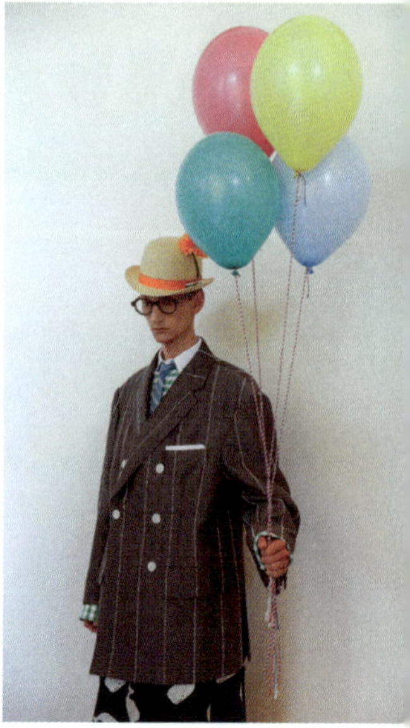

Así que el primer paso consiste en verte al espejo con un solo propósito: mirar lo que tienes y no obsesionarte en lo que no posees. Es decir, no pienses en que quisieras tener las piernas más largas, los brazos más esbeltos y la cintura más marcada; concéntrate en observar, con objetividad y una buena dosis de cariño, lo que te brindó la naturaleza.

No hay cuerpos imperfectos, sino personas que no han aprendido a aceptarse, a quererse y a sentirse felices consigo mismas. Hay siluetas que pueden mejorar con una adecuada alimentación o más ejercicio, pero, definitivamente, pensar en bajar una decena de kilos o someterte a una estricta rutina de ejercicio llevará su tiempo y no tienes un minuto que perder para empezar a amar lo que posees y a vestirte para reforzar tu autoestima. Lo mismo va para aquellos que están pensando en hacerse una cirugía para afinar su figura: no esperes a llevar a cabo la *lipo* o ponerte implantes para ser feliz con tu físico, hazlo a partir de hoy. Te aseguro que, con el estímulo que te dará la ropa, te sentirás más atractivo y seguro.

DATOS DE TU FÍSICO

En general, sabemos el tipo de cuerpo que tenemos. Quizá con la única excepción que corresponde a una persona que ha perdido o ganado mucho peso en poco tiempo. Por alguna razón, en estos casos, la mente se tarda más en adaptarse al cambio físico, por lo que alguien que ha bajado 50 kilos, por ejemplo, se sorprende cuando se ve en el espejo y sigue pensando en sí mismo como si tuviera esos kilos de más.

Otro cambio en el cuerpo es el que se experimenta después de un embarazo. Las futuras mamás esperan volver a sus *jeans* después del alumbramiento, y la mayor parte de ellas se decepcionan terriblemen-

NO HAY
MALA
FISONOMÍA,
SÓLO
PERSONAS
QUE NO SE
ACEPTAN NI
SE QUIEREN
TAL COMO SON

Que NO *parezca* que se encogió la ropa

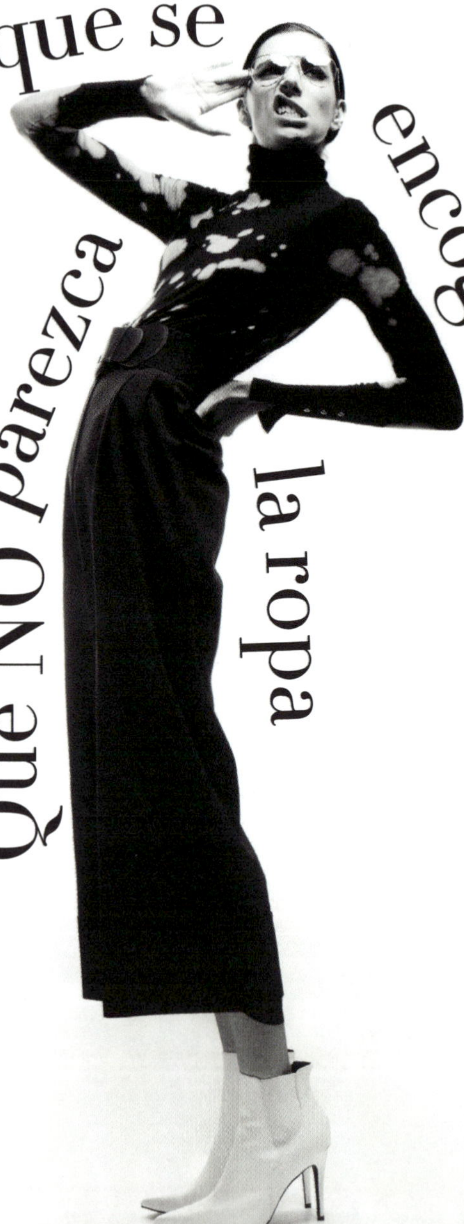

te cuando descubren que su cadera es más ancha, perdieron la cintura y bajaron dos medidas de pecho después de la lactancia. Con la edad, también hay transformaciones severas. Se gana o se pierde peso. Definitivamente, la gravedad surte efecto y con ella llega la flacidez. Los años también suelen reducir algunos centímetros de altura.

Todo esto es importante porque, de alguna manera, tenemos que apelar a la flexibilidad mental y de actitud, de modo que seamos capaces de aceptar los cambios con buen ánimo y una dosis de compasión (mas no lástima).

Hoy nos vamos a concentrar en tu presente. No en lo que fuiste hace un año o lo que serás en una década. En esa persona que se para frente al espejo y quiere lucir mejor que nunca.

Así que, en principio, ¿cómo eres tú?

ALTURA

Se refiere a la medida que hay entre las plantas de los pies y la coronilla de la cabeza.

Hombres

El hombre promedio en México, según datos de la Cámara de la Industria del Vestido, mide 1.64 metros de altura. Con menos serás considerado bajo de estatura y alto si estás por arriba.

Mujeres

La mujer promedio en México, de acuerdo con la misma fuente, mide 1.58 metros de altura. Serás considerada baja de estatura con menos y alta si superas esa marca.

Estatura alta

Un cuerpo con más de 1.75 metros de altura generalmente aguanta más peso porque hay más área donde distribuirlo. La ropa suele verse favorecida por una estructura larga con extremidades prolongadas porque las telas caen con mayor gracia y este tipo de cuerpo soporta más volúmenes, texturas y estampados. Si es tu caso, puedes aprovechar que a ti te lucen las prendas más complicadas: los pantalones pescador, las prendas *over size* y las botas hasta los muslos.

Además, la estatura alta logra un efecto psicológico en los demás porque se les adjudica mayor presencia y capacidad ejecutiva, lo que los lleva a verse beneficiados con salarios más altos y puestos laborales de mayor relevancia.

Una persona alta suele ser bien aceptada e incluso aplaudida en nuestra sociedad. Para nadie es nuevo que la ropa luce fantástica cuando hay muchos centímetros que la elevan. El punto a cuidar es que nunca te veas excesivamente grande para la ropa que llevas.

Estatura baja

La falta de centímetros puede ocasionar que el cuerpo se vea saturado cuando hay sobrepeso, porque no existe gran superficie corporal para repartirlo. Lo mismo sucede cuando se le cubre con excesiva cantidad de tela, textura o volumen: todo se abarrota por falta de espacio. Aquí lo importante es que la ropa nunca domine a tu cuerpo. Es decir, que no luzcas muy pequeño en relación con lo que te pones. Por eso, hay que recurrir al camuflaje con la intención de estilizar tu figura, ser cuidadoso en la elección de las prendas para no saturar ni desproporcionar la silueta.

La diferencia entre una persona de baja estatura y otra *petite* tiene que ver con que la segunda, a pesar de compartir los pocos centímetros de altura, guarda una buena proporción: el talle y las piernas se equilibran, al igual que los brazos y las piernas. También hay que reconocer que las personas *petites* suelen dar la idea de que son más jóvenes, como si la estatura baja aparentara tener menos años.

Para verse más alta, el mejor recurso es la piel: mostrar los brazos desnudos, bastante pierna y un poco de escote, para estilizar la figura. Atuendos monocromáticos funcionan para ambos sexos. Ellas pueden ponerse un vestido, del mismo color de las medias y los zapatos de tacón y con el frente terminando en punta. Ellos: un traje o una combinación en el tono de sus zapatos.

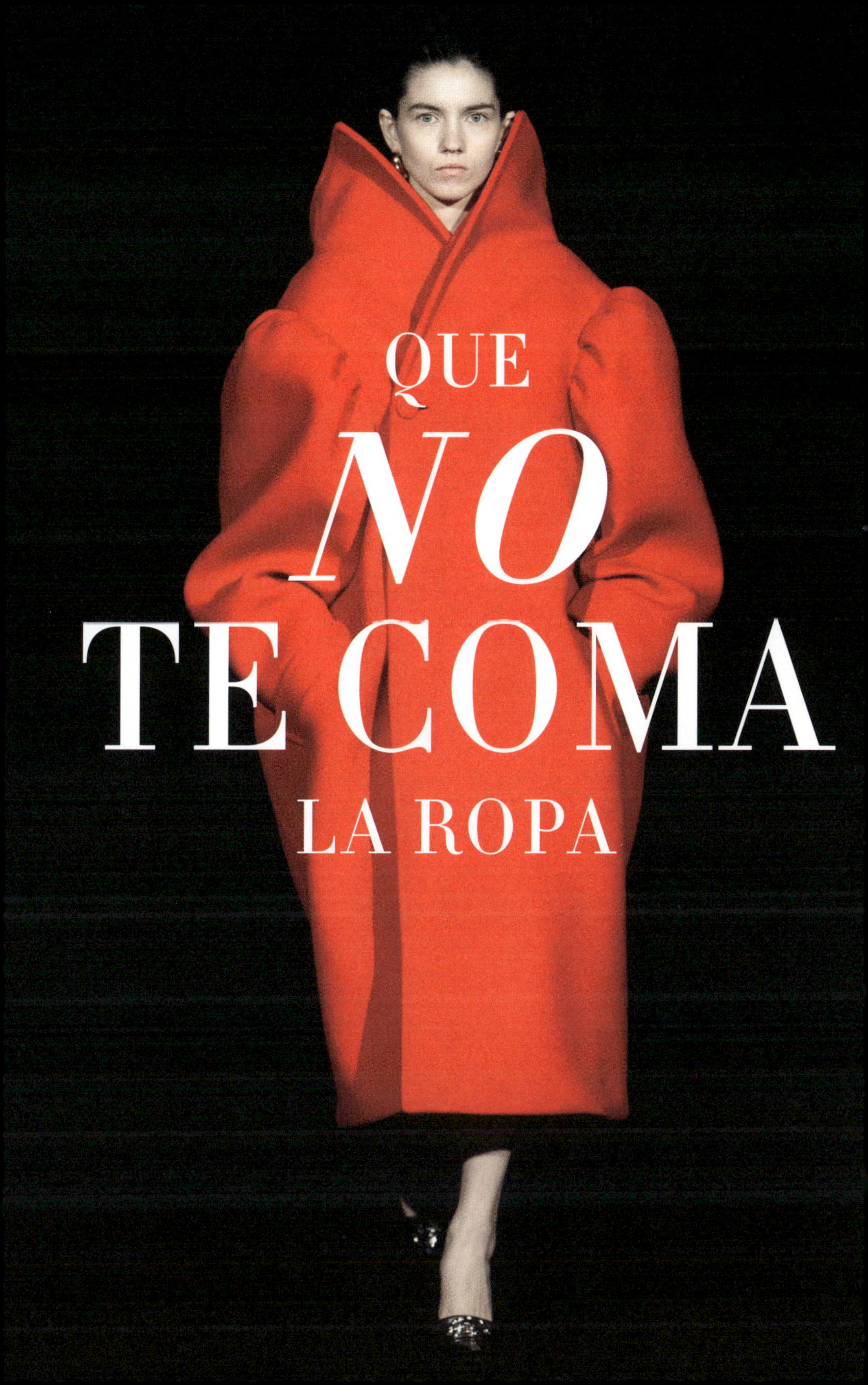
QUE
NO
TE COMA
LA ROPA

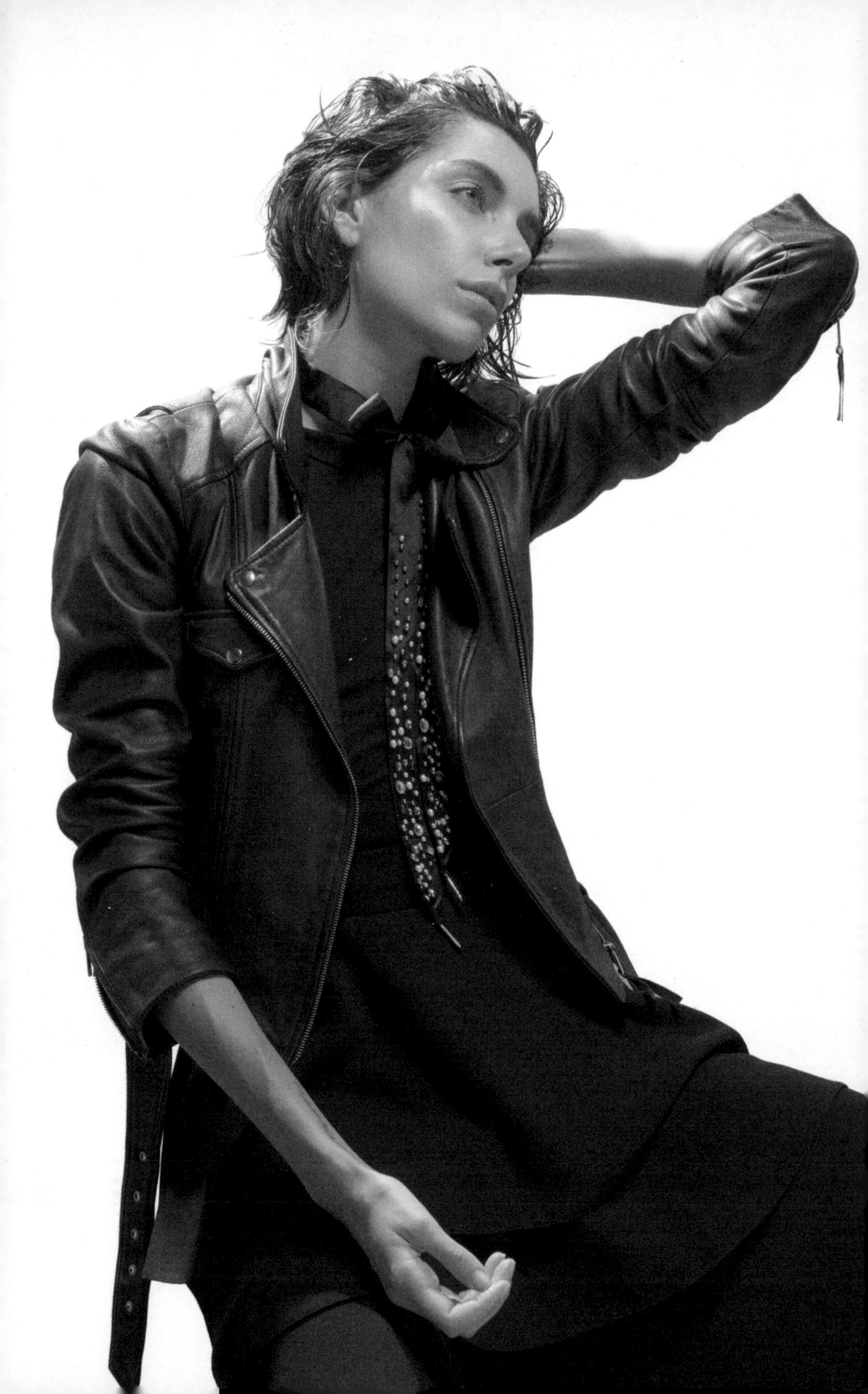

Los estampados grandes, las prendas con mucha tela o excesivamente holgadas no son favorecedoras. Tampoco son recomendables los pantalones a la cadera ni las valencianas en los pantalones.

COMPLEXIÓN

Ésta es una palabra que se refiere al aspecto de una persona en cuanto a peso, aunque también se utiliza para describir color de piel o estado de salud, pero nosotros nos concentraremos en la primera acepción.

Delgada o delgado

Se es delgado cuando la cantidad de grasa es escasa en un cuerpo. Hay casos extremos, como en el trastorno alimenticio llamado anorexia, pero en una situación normal la silueta esbelta está relacionada con una buena alimentación, una rutina de ejercicio y, por consiguiente, estupenda salud. Pero existen organismos privilegiados que conservan la figura en forma sin ejercicio ni una alimentación adecuada.

Si tu cuerpo es esbelto, será como un lienzo en blanco para vestir como quieras y verte increíble. Si eres una mujer delgada, tu fisonomía te permitirá jugar con estampados, texturas, volumen y cambios de proporciones en las prendas.

Los hombres delgados pueden aprovechar todas las siluetas, texturas y tendencias luciendo su esbelta figura. No obstante, la falta de kilos puede ser confundida con debilidad y poca musculatura. Esto puede contrarrestarse con sacos, chaquetas y suéteres con volumen y hombreras, así como eligiendo pantalones con pliegues.

Robusto o robusta

Se dice de una persona que luce fuerte, incluso de aquella que está a punto de tener sobrepeso. Estas personas muestran exceso de grasa o una musculatura importante que agrega volumen a su silueta.

Verse fuerte para un hombre puede resultar atractivo, lo cual no siempre aplica para una mujer. Pero se puede contrarrestar el efecto con prendas más suaves, como un blusón totalmente femenino para ella y una camisa tipo Mao en lino para él.

El hombre robusto goza de un aire de masculinidad que lo hace parecer fuerte, varonil y resistente. Si la silueta tiene músculos, las camisetas y suéteres ceñidos al cuerpo los marcarán aún más. Aunque, cuando se trata de vestir formalmente, hay que tener cuidado para que no parezca que hay sobrepeso en lugar de glúteos firmes, grandes bíceps y fuertes pectorales.

Tal vez, por ser una mujer robusta, tu aspecto sea masculino, por lo que se recomienda que optes por prendas que digan justo lo contrario: materiales volátiles y suaves como la seda, el chifón y el encaje. Estampados pequeños, pero románticos. Ornamentos como aplicaciones, alforzas, bordados, pedrería, holanes y fantásticos cuellos.

Si tienes sobrepeso, el problema seguramente será el área abdominal. En este caso los colores oscuros ayudan, lo mismo que las prendas con buen *fit* (nunca demasiado holgadas ni ceñidas) y cierta estructura. Los sacos son mejores que las chaquetas y estas últimas, preferibles a los suéteres.

Con sobrepeso

A veces una cantidad excesiva de grasa en el cuerpo se reparte por igual en tronco y extremidades, pero en otras deforma las proporciones de la silueta al acumularse en un área en específico, como es el caso del abdomen en los hombres y en cadera, abdomen y glúteos en mujeres. La cintura suele ser lo más ancho del cuerpo.

Aquí el secreto está en sentirte atractivo y sexy con lo que llevas puesto. Si se trata de disimular el peso, hay que elegir prendas con estructura, telas firmes y colores oscuros. Tienes que darles prioridad a los hombros, cuello y piernas para disimular la cintura. Los outfits en un solo color favorecen. Para contrarrestar el sobrepeso, los colores oscuros siempre se ven bien. Funciona de maravilla ponerte una camiseta/blusa/camisa clara debajo de un saco para que, al mantenerlo abierto, visualmente parezca que la dimensión del cuerpo es únicamente la franja visible de en medio.

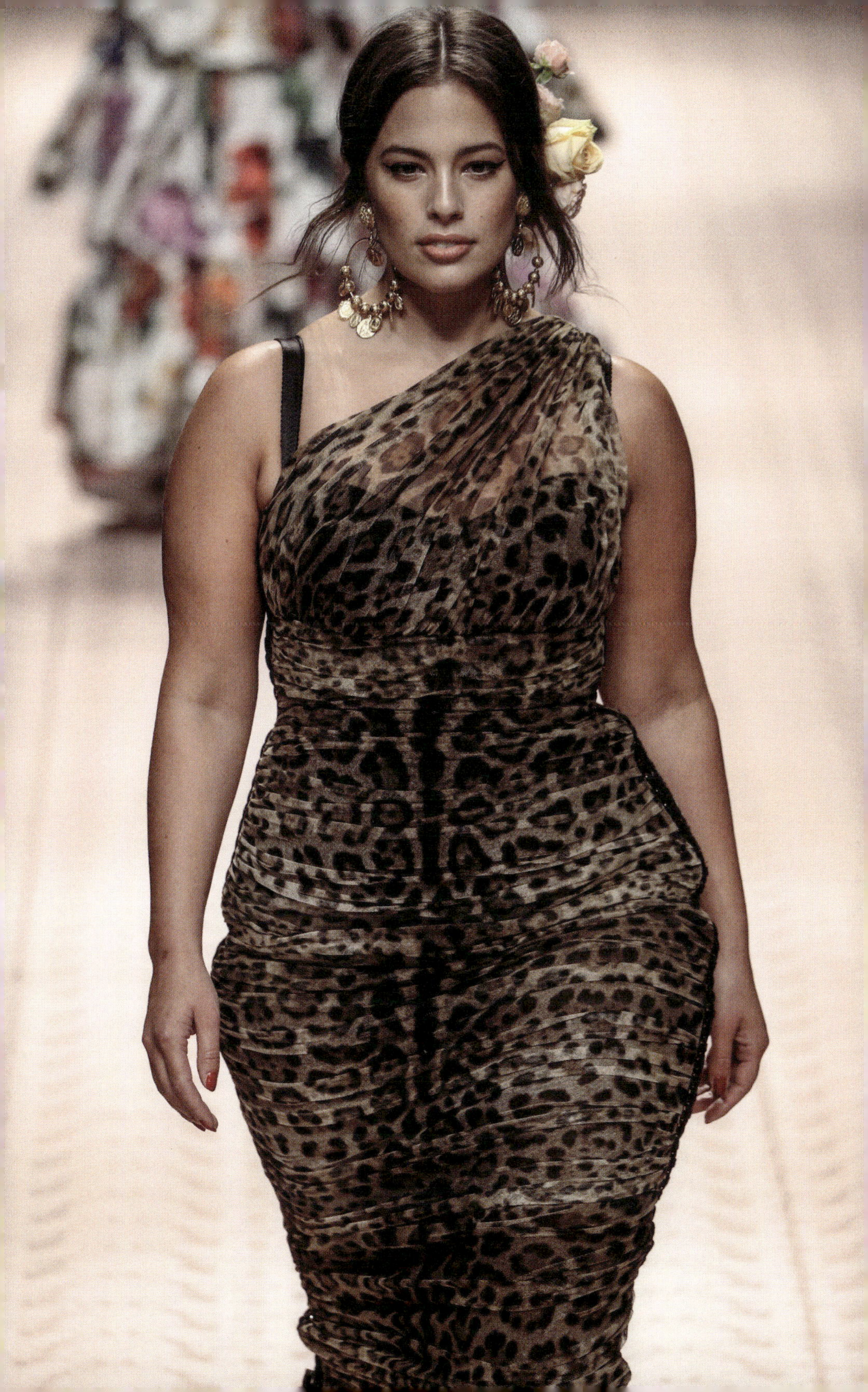

Dicho lo anterior, es mejor tener seguridad que un cuerpo escultural. Por ello es muy importante que te aceptes como eres, comiences a vestirte bien para la silueta que tienes y te ames así, tal cual. Sentir vergüenza o ponerte ropa para ocultar peso no te va a aportar nada y le resta diversión a la vida y al estilo. Deja de lamentarte por lo que no tienes y viste formidablemente bien tus curvas.

LOS PREJUICIOS

- **Ser delgado:** la impresión que dan estas personas es que son disciplinadas, controladoras e incluso infelices.
- **Ser robusto:** dan una sensación de fortaleza, de mayor estatura y de masculinidad. Lucen saludables y resistentes.
- **Tener sobrepeso:** los que tienen kilos de más se enfrentan al prejuicio de que son personas con poco autocontrol y se asocia el exceso de grasa con sobrealimentación, falta de ejercicio, pereza e incluso ineficiencia en el trabajo.

Mujeres con curvas

Hay varias posibilidades para que una mujer tenga curvas:

- Senos grandes
- Brazos carnosos
- Abdomen abultado
- Cintura angosta seguida por una cadera amplia
- Cadera ancha
- Cadera prominente con glúteos pronunciados
- Muslos más anchos que la cadera (es lo que coloquialmente llamamos chaparreras)
- Muslos gruesos que se van haciendo un poco más angostos al llegar a la rodilla
- Muslos generosos redondeados, seguidos por una rodilla angosta y una pantorrilla generosa
- La combinación de senos, brazos, abdomen, cadera, muslos y glúteos, todos ellos prominentes

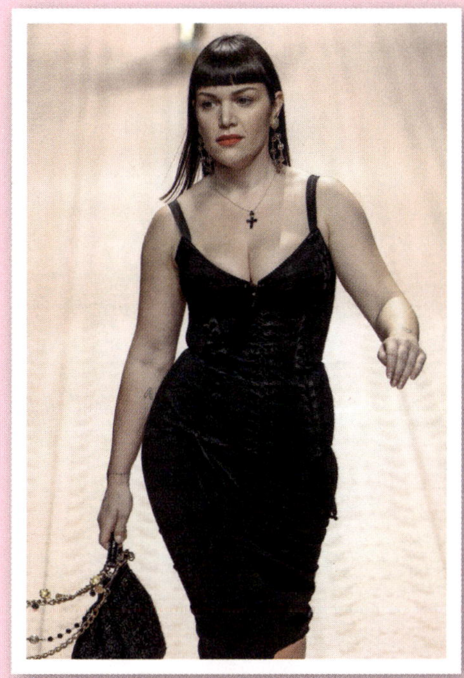

Una persona

ROBUSTA

da la sensación de

FORTALEZA

y de ser saludable

Una persona

DELGADA

da la sensación de ser

DISCIPLINADA

y controladora

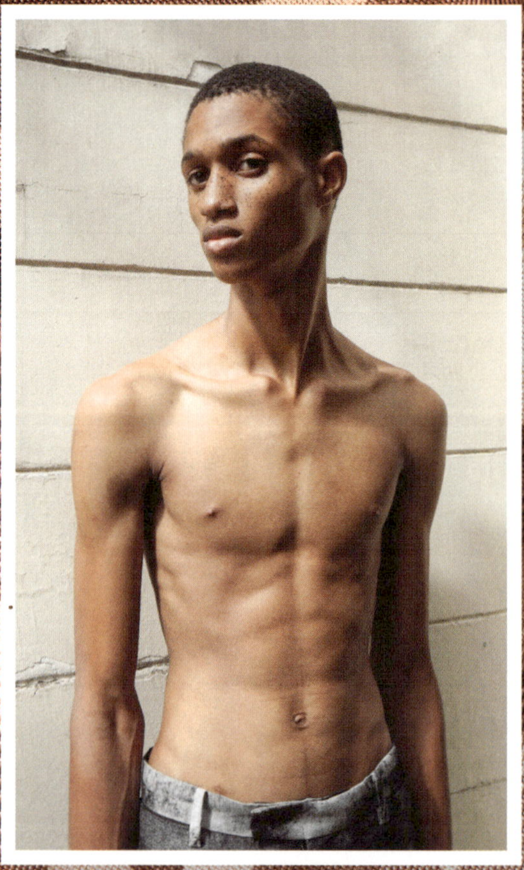

Donde sea que la mujer tenga curvas, éstas no deberían ser un problema, sino un reto para vestirlas con gracia. No se trata de ocultarlas, aunque se vale quitarles protagonismo, pero hay que trabajar con ellas en lugar de en su contra.

Las curvas son sinónimo de feminidad, pero, cuando se resaltan todas a la vez, pueden impactar con un golpe de vulgaridad. Por eso hay que dosificarlas. La manera de lograr este efecto es como sigue: ponte un vestido estructurado que marque tu figura y un saco suelto que sirva de contraste o usa un escote recatado en la blusa y una apertura un poco más generosa para la falda.

Hombres con curvas

Los hombres tienen un cuerpo menos curvilíneo que las mujeres. De hecho, su silueta ideal implica tener hombros amplios seguidos por una cintura más angosta y cadera estrecha, a manera de triángulo invertido, es decir: líneas rectas. Sin embargo, hay dos condiciones básicas por las que un hombre puede desarrollar curvas: por hacer pesas que le aportarán una masa muscular redondeada y tener peso en exceso. En el primer caso, los hombros, los bíceps, los pectorales, el abdomen, los glúteos y las piernas se recubren de un músculo firme y curvo. En el segundo, la grasa se distribuirá equitativamente, pero siempre con un énfasis en el área abdominal.

Lo peor que puede hacer un hombre con abdomen prominente es ceñirse excesivamente la camisa. Tampoco funciona del todo ponerse una camisa amplia y sin fajar. El mejor recurso es ayudarse con una prenda estructurada, un saco o una chaqueta, que proporcione líneas rectas y firmes a la silueta, como un pantalón recto, así como un saco *sport* o un *blazer* de manufactura impecable para verse formal. Debe evitar a toda costa los sacos cruzados.

Hombres sin curvas

Como ya mencioné, el cuerpo masculino está compuesto por líneas más rectas, y aunque un hombre tenga hombros marcados y glúteos generosos, por ejemplo, puede seguir luciendo delgado si conserva su cintura y cadera estrechas. El hombre cuyo torso mantiene sus líneas rectas impecables suele ser una percha formidable para la ropa, especialmente las camisetas ceñidas al cuerpo o los trajes formales.

Mujeres sin curvas

A pesar de que las curvas son femeninas y fueron mucho más apreciadas en otras épocas, hoy en día el típico cuerpo de modelo es más recto, lo que en gran medida se debe a la falta de grasa corporal.

Las mujeres sin curvas suelen tener los hombros, la cintura y la cadera del mismo ancho o muy similares. Este cuerpo funciona como una buena percha para la ropa, por lo cual es común en las chicas que desfilan en la pasarela. No obstante, esta silueta puede parecer infantil o incluso masculina en algunas ocasiones.

Las curvas pueden simularse a través de detalles que hacen la figura más femenina, como cinturones, plisados, pliegues, holanes, estampados llamativos y volumen en las áreas en que se requiere expandir visualmente una zona.

El polo norte

El cuerpo de una persona se divide visualmente en dos: el torso o talle, que comprende de la cintura para arriba, que aquí llamaremos polo norte, y las piernas, que, aunque incluyen en su segmento a la cadera, llamaremos polo sur, suelen tomarse como si ocuparan de la cintura para abajo. A la frontera que divide los polos la llamaremos ecuador. Un cuerpo proporcionado debe tener un balance armónico entre el talle y las piernas.

Hombros anchos

Ésta es una característica que ayuda mucho a que un hombre luzca masculino y, por tanto, la ropa caiga como anillo al dedo. Lo curioso es que pocas veces pensamos que las mujeres quisiéramos esta silueta a la "Barbie". Sin embargo, si los hombros parecen más amplios que

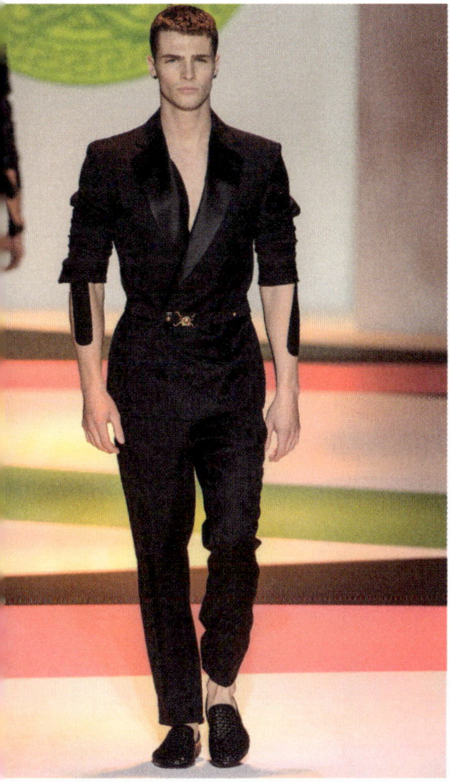

la cintura, cadera y glúteos, el ojo visualiza más larga y delgada esa silueta.

En ocasiones los hombros anchos vienen acompañados con una acumulación de peso en cuello, pecho, abdomen y espalda, dejando la cintura indefinida y la ausencia evidente de cadera y glúteos. En estos casos lo ideal es tratar de distraer la mirada, concentrándola en tu zona más esbelta. Evita las hombreras, charreteras, bolsillos tipo parche en blusas y camisas, así como los sacos cruzados. Usa prendas oscuras, lisas y fluidas. Las rayas verticales y los cuellos en V favorecerán tu figura.

Talle largo

El tronco luce más largo en relación con las piernas. Es fantástico para lucir las prendas como tops, blusas, suéteres y vestidos acinturados, porque su longitud estiliza la figura y puede remarcar la cintura. No obstante, siempre está el riesgo de que, al enfatizar este tipo de talle, las piernas luzcan demasiado cortas para guardar la proporción ideal.

Talle corto

Se ve más reducido que la zona de las piernas. Básicamente hay muy poco espacio entre el pecho y la cintura, lo que provoca que el área se sienta congestionada si agregamos ornamentos como corbatas, holanes, cinturones gruesos o volumen en las mangas. De ahí que para las mujeres sea un gran recurso utilizar el talle imperio, que marca el límite de los senos, pero deja a la imaginación dónde está la cintura. A los hombres también les ayuda elegir una corbata más angosta y lisa. Si tienes esta figura no es conveniente usar cinturones anchos, jaretas, talles altos en falda y pantalón.

Pecho grande

Las mujeres de senos prominentes no sólo cargan unos kilos extras que les pesan a sus espaldas, sino que a veces lucen más robustas o con sobrepeso, cuando puede tratarse sólo de un desafortunado efecto visual. Especialmente si la mujer es de estatura baja, el volumen propiciado por los senos queda tan cercano a la cintura que parece que la curva se prolonga hasta ahí. Sin embargo, el pecho voluminoso es una característica muy femenina y para algunos incluso sexy; el tema es saberlo favorecer.

En estos casos suele recomendarse un bra de buen soporte y los escotes moderados, aunque sí es efectivo lucir un poco de piel. Es decir, que muestren parte del cuello y una porción sutil de pecho para resaltarlo, sin hacerlo obvio o vulgar.

Si el volumen resulta provocativo o aumenta visualmente el peso de la mujer, se sugiere usar tops y blusas sin estampado, nada de volumen ni ningún tipo de ornamentación.

Pero, ojo: las mujeres no son las únicas que pueden tener el pecho grande, hay hombres que también tienen músculos en los pectorales o simplemente grasa que aumenta su dimensión. Se recomienda el mismo *tip*: usar pocos adornos, favorecerse mostrando un poco de piel y evitar los volúmenes o estampados exagerados.

Asegúrate de que si usas prendas con botones al frente, caigan holgadamente y los ojales no se vean forzados. Elige los sacos con costuras verticales y se recomienda permitir que se muestren tu cuello y escote para dar una sensación de holgura. Prefiere los materiales ligeros que no aumentan volumen y ten cuidado con los gruesos, como suéteres pesados o telas cuya caída es densa.

Pecho pequeño

Al hablar de este tema, en referencia a las mujeres, vamos a concentrarnos en los senos. Quienes tienen poco busto lucen más delgadas y en raras ocasiones pueden parecer un tanto masculinas. No obstante, este tipo de pecho permite que una chica pueda usar un escote profundo sin verse vulgar y, en general, dará la impresión de ser delgada, aunque tenga grasa en otras zonas de su cuerpo. También se dará el lujo de usar prendas sin bra.

Una chica que desee balancear su figura deberá compensar la ausencia de senos por medio de holanes, hombreras, mangas amplias, volumen en la blusa a través de pliegues, bolsillos, estampados y cuellos tipo chimenea.

Muchos bras incluyen copas estructuradas, pero también hay copas sueltas para rellenarlos. Si éste es tu tipo de cuerpo, aprovecha que puedes ponerte vestidos y blusas sin espalda, sin soporte frontal.

Cuando decimos que un hombre tiene pecho pequeño, no tiene que ver con el volumen de sus pectorales, sino con la circunferencia de la zona a la altura de sus pezones. Su angostura lo puede hacer lucir enclenque o con poca masculinidad. Pero a cambio le permitirá darse el lujo de ponerse toda clase de estampados, texturas, volúmenes y adornos, además de verse impecable con los sacos cruzados, que no a cualquier chico le quedan bien.

Cuello largo

Tienes amplio espacio entre los hombros y tu cabeza, cuando usas camisas o suéteres con cuello alto queda gran parte de la piel expuesta. Vivienne Westwood asegura que "si tienes un cuello suficientemente largo, puedes salirte con la tuya en lo que quieras". No se equivoca porque esta característica hará que la gente vea en ti a alguien elegante y distinguida sólo por esos centímetros extras.

Tú puedes darte el lujo de usar blusas, camisas y suéteres con cuellos altos, holanes y detalles alrededor del cuello como gargantillas y aretes colgantes. El pelo largo será también fenomenal. Las mascadas, bufandas, collares gruesos y aretes largos fueron hechos para ti.

Cuello corto

Tienes poco espacio entre tu rostro y tu clavícula, lo que te hace ver como si te hiciera falta aire en esa zona. Si tienes este físico, los cuellos de tortuga o de las camisas suelen topar con tu mentón y te rozan o se manchan de maquillaje. Por eso hay que despejar lo más posible

LA PRETINA

sirve para modificar

LA UBICACIÓN DEL

ECUADOR.

Úsala más arriba

para alargar las piernas

o baja para favorecer

EL TALLE.

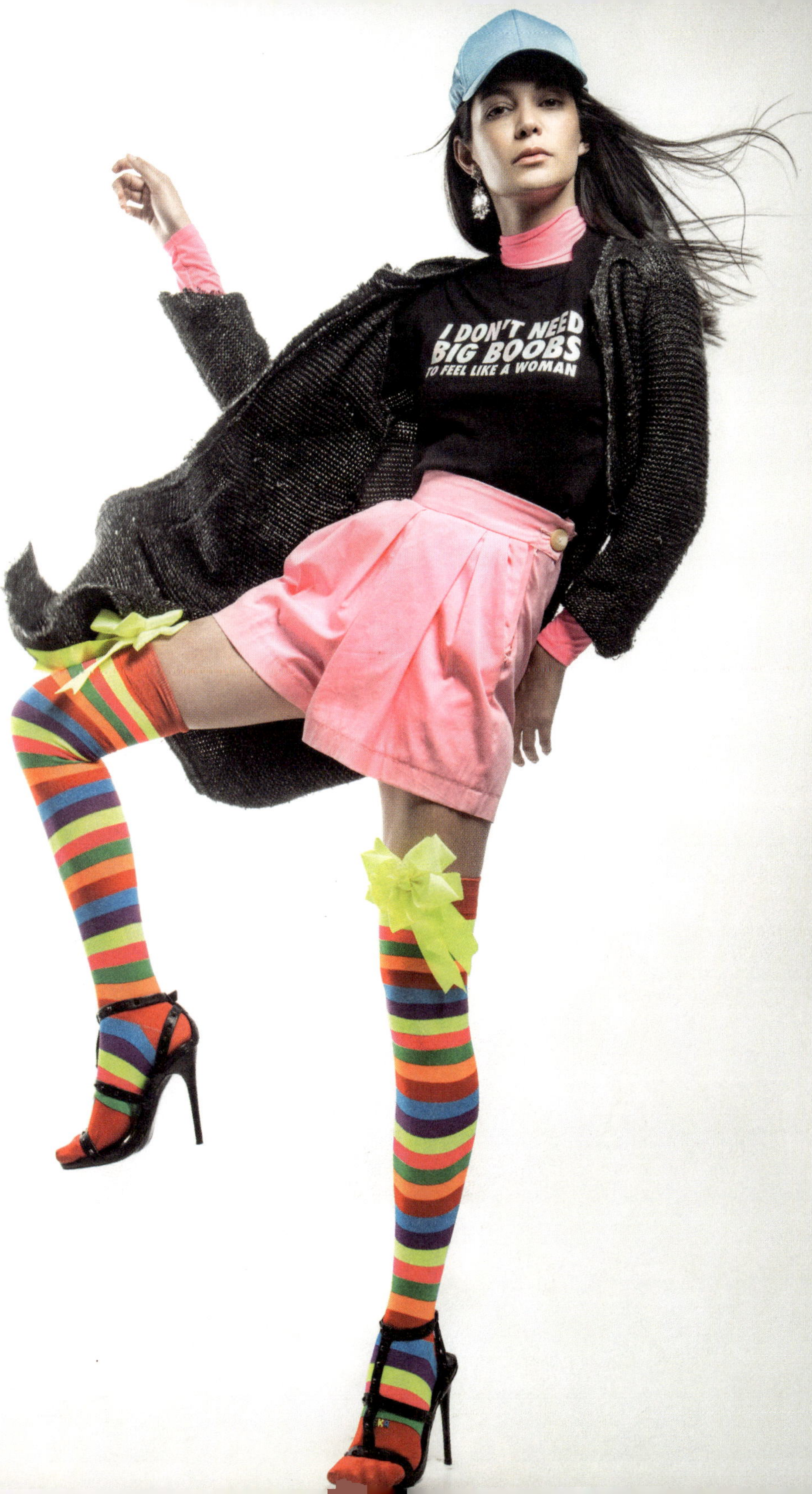
I DON'T NEED
BIG BOOBS
TO FEEL LIKE A WOMAN

tu cuello y mostrar piel. Para ti lo mejor son los escotes profundos, así como las blusas, camisetas y suéteres sin adornos en esa área. Para las chicas los collares largos y aretes cortos son ideales. Si usas mascada prefiere las angostas o, mejor aún, evítalas. A los señores les quedan bien las corbatas esbeltas y los nudos pequeños. El pelo corto es recomendable para ambos sexos. Desecha las gargantillas, las mascadas o nudos de corbata voluminosos y cuellos de tortuga. El pelo agrega volumen en el área, por lo que debes dejar libre de rizos o volumen el cuello.

El ecuador

Demarcando la mitad del cuerpo está la cintura que, en una situación ideal, se estrecha para dividir claramente el norte del sur.

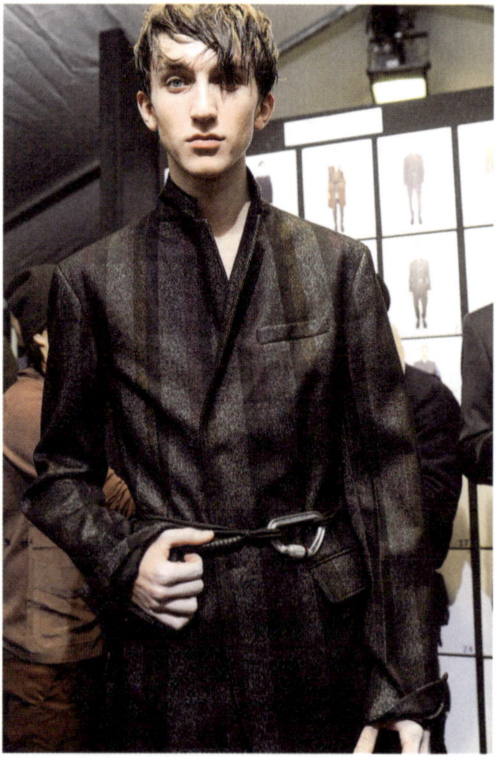

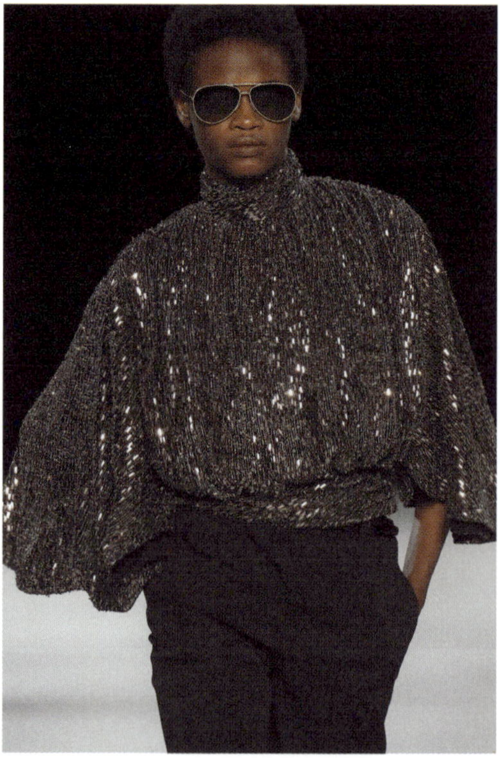

Abdomen prominente

La zona central de tu torso es más ancha que el resto de tu cuerpo. De hecho ése es el lugar preferido para que la grasa se deposite en los hombres, pero las mujeres no están libres de esa posibilidad y, desafortunadamente, los senos se suman aportando aún más volumen. En todo caso esa área debe quedar lo más despejada posible. Es decir: evitar a toda costa materiales gruesos, estampados, holanes, pliegues, tablas, adornos, cinturones, etcétera. También funciona bien mostrar piel a la altura del cuello, y si tus brazos o piernas están firmes, puedes descubrirlos para captar la atención ajena.

Cintura marcada

Tanto en los hombres como en las mujeres, la cintura esbelta es el pasaporte para verse estilizado, ya que enfatiza la zona más angosta del torso.

Los afortunados que gozan de una cintura angosta pueden omitir los cinturones o utilizarlos para hacer patente su buena suerte. Pero con sólo ponerse prendas ceñidas quedará claro cuál es la parte más breve de su cuerpo.

Sin cintura

Muchos hombres y algunas mujeres no muestran cintura, a pesar de ser delgados. Otros acumulan grasa en esta zona y tienen que lidiar con el reto de delimitar el centro del torso por el que se dividen las dos zonas del cuerpo: talle y piernas. Hay, por fortuna, trucos para aparentar tener cintura, como llevar un cinturón delgado, ponerse dos prendas de distintos tonos cuyo contraste hará patente esa zona a subrayar o utilizar prendas cuyo sutil drapeado dirija los ojos hacia ese punto. Como verás, no se trata de evadir el tema, sino de darle la vuelta con soluciones creativas.

Para enfatizar los hombros, es ideal usar una camisa o blusa amplia, con o sin hombreras, fajada en un pantalón o falda angosta. Los estampados grandes, las mangas amplias y los colores claros en las prendas de arriba funcionan mejor.

El polo sur

La zona baja del cuerpo incluye las áreas que comprenden cadera/glúteos y piernas. En el mejor de los casos, su conjunto debe equilibrar al talle en longitud. Sin embargo, las variantes son múltiples y, después de leer este libro, todos deberíamos saber compensar visualmente las proporciones para lograr el efecto deseado.

Cadera ancha

Ésta es una característica frecuente en las mujeres latinas que cargamos la mayor parte de nuestra grasa en la cadera, los glúteos y los muslos, a veces incluso en el abdomen. Sin embargo, los hombres tampoco quedan exentos de esta condición física. La comúnmente llamada por los asesores de imagen forma de pera o triángulo tiene la peculiaridad de que el talle luce más angosto que el área de la cadera, con lo cual no importa si las piernas son largas o no, la zona inferior del cuerpo se ve menos estilizada y parece más corta.

El reto, una vez más, no consiste en intentar tapar el sol con un dedo, al tratar de ocultar esta parte del cuerpo, sino en decidir qué se debe hacer con ella. Uno de los recursos más socorridos para favorecer esta zona consiste en cubrirla con ropa oscura, de corte recto (no holgado ni ceñido), estructurado (con una confección impecable) y sin mayor adorno. Otra forma de equilibrar el norte con el sur es agregar interés a las prendas de arriba con estampados, texturas, colores, ornamentos y volumen. Los tops demasiado cortos pueden aumentar el impacto de tu cadera, por lo que es mejor que cubran parte de ésta, aunque no totalmente. Elige los pantalones de pierna recta, en lugar de amplia o de tubo. También puede considerarse el cambio de proporciones, utilizando prendas largas y sueltas, tipo kimono, o batas de fumador, para cambiar el foco de atención hacia otro punto.

Cadera angosta

Éste sería un atributo deseable para cualquier hombre y no siempre es

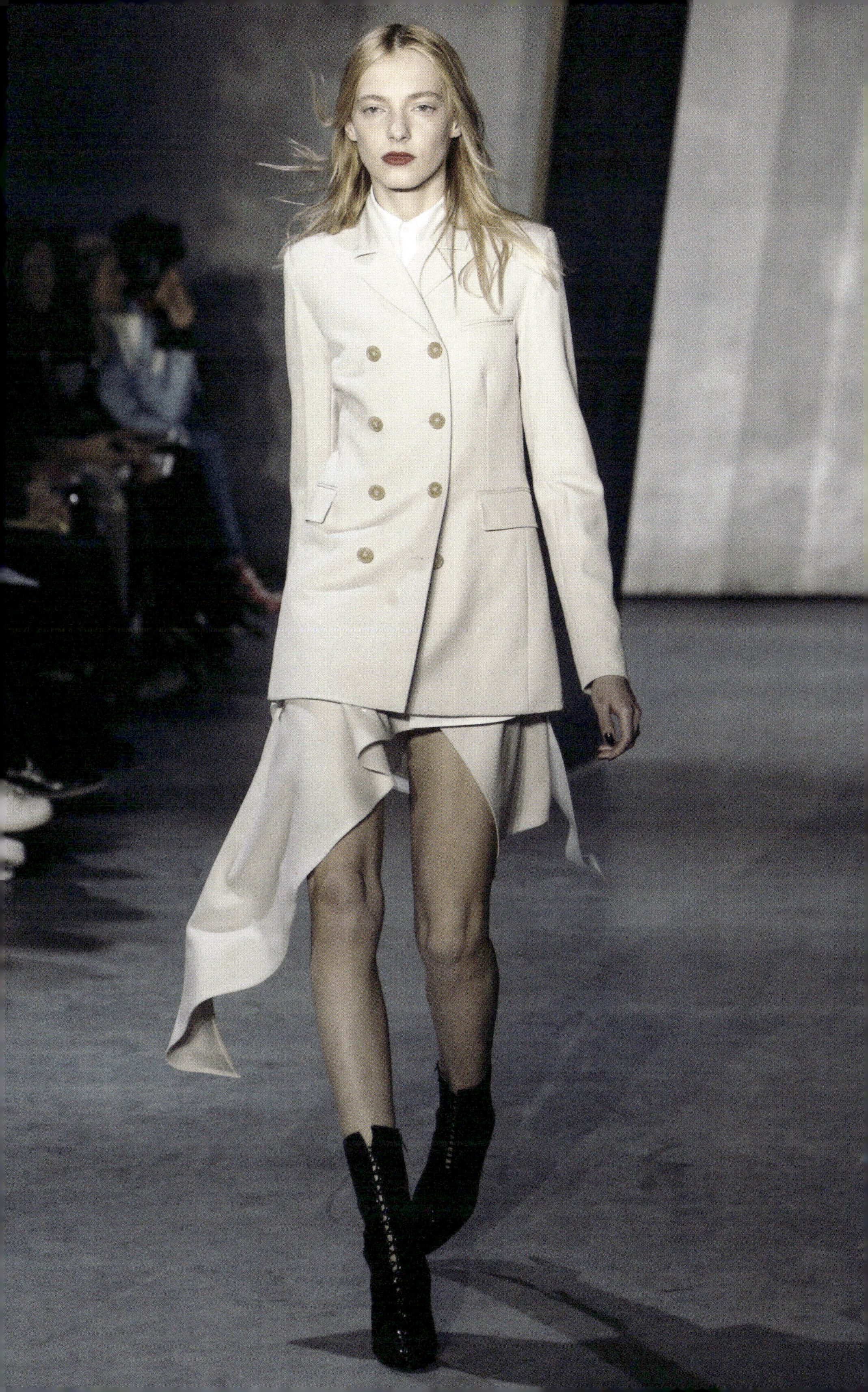

un anhelo para las mujeres, pues, efectivamente, la cadera angosta se relaciona con la masculinidad. Esto no obsta para que haya innumerables chicas que modelan en las pasarelas internacionales gracias a sus diminutas caderas, dejando que la ropa caiga como cascada de tela sin la interrupción de las curvas.

Un hombre con cadera angosta puede darse prácticamente todos los lujos de la moda en esa área de su cuerpo. En el caso de la mujer que tiene esa característica y quiere balancear su figura tendrá que utilizar pantalones, faldas y vestidos que aporten interés a la cadera a través de drapeados, plisados, estampados, texturas, volumen y adornos que ocupen un espacio visual para compensar la proporción.

Derrière voluminoso

Aunque la noción de tener glúteos de buen tamaño siempre resulta atractiva, a veces esta cualidad puede hacerte ver vulgar o con sobrepeso en esa área. Pero no se trata de ocultar "el problema", pues mientras más trates de cubrirte, más obvia será esa curva. Es mejor que la prenda superior baje hasta la mitad de tu *derrière*, de manera que lo cortes por la mitad.

EXTREMIDADES

Brazos largos

Si notas que las mangas de suéteres, camisas o blusas te quedan siempre cortas, es porque tienes los brazos largos, lo cual es buena noticia, ya que los hombres y las mujeres que gozan de ese privilegio suelen verse más estilizados y atractivos. Con esos brazos puedes optar por todo tipo de mangas, puños y usar varias pulseras.

Brazos cortos

Cuando todas las mangas te quedan largas, incluso las que supuestamente son ¾, no quedará duda de que tienes los brazos cortos. Para ti, es mejor mostrarlos desnudos que cubiertos, pero si vas a optar por usar mangas, elige aquellas que no tienen volumen ni estampados y son rectas y lisas para estilizarte más. Jamás lleves las mangas excesivamente largas.

Brazos gruesos y alas de murciélago

Los brazos gruesos en un hombre lucen atractivos si tienen musculatura. Pero tanto en ellos como en mujeres, cuando es un exceso de grasa, generalmente vienen acompañados de flacidez y hasta una dosis de celulitis.

La solución para disimular esta característica son las mangas. Toma en cuenta que una sisa más alta te favorecerá más porque estilizará tu figura. Cuida que ésta sea suficientemente amplia para que la tela caiga recta en tus blusas, camisas y sacos.

Evita las hombreras o las mangas excesivamente anchas a la altura de los hombros, como las mangas de jamón. Si usas manga larga, asegúrate de que se ciña a la altura de la muñeca, pues dará el efecto de delgadez. No uses mangas cortas a la altura del bíceps, que es la zona más compleja. Usa mangas ¾ o largas, pero si piensas omitirlas, puedes usar una chalina o un saco ligero de algodón para cubrir las alas de murciélago.

Si amas la joyería, es preferible que uses piezas delgadas y que no se peguen a tu brazo, como pulseras en lugar de brazaletes.

Piernas largas

Es una gran noticia si tus piernas son largas, te verás siempre más estilizado y tendrás fantásticas oportunidades para lucir las tendencias que favorecen a quien las lleva y también las difíciles. Tu único pendiente será intentar proporcionar un poco más tu figura, haciendo que el torso no se vea extremadamente corto. Más adelante hablaremos de cómo remediarlo.

Piernas cortas

Tener más largo el torso que las piernas puede hacerte parecer desproporcionada y más baja de estatura. Así que es necesario que tomes medidas para dar el efecto de alargamiento. Las mujeres podemos optar por nuestro recurso favorito, que son los tacones, y si son color piel

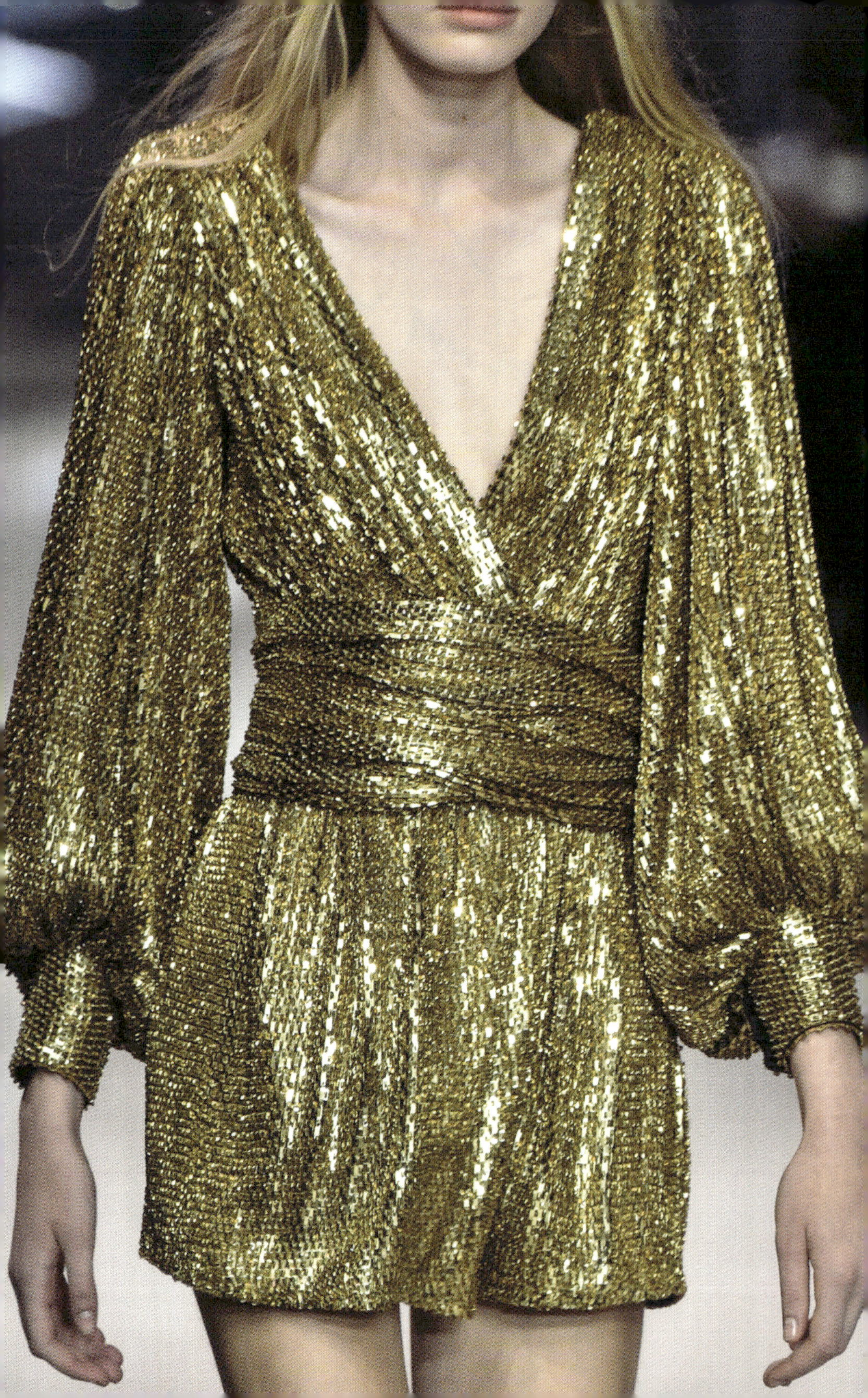

o metálicos, mejor será el remedio. También ayuda ponerse faldas y pantalones rectos o angostos, en lugar de amplios y con exceso de tela. Los hombres generalmente usan pantalones de pierna moderada en lugar de ancha, lo cual ayuda mucho, así como llevar zapatos del mismo tono que el pantalón.

Piernas gruesas

Si tienes muslos, pantorrillas o tobillos anchos, sabes de lo que te estoy hablando. Es preciso que evites los pantalones ceñidos, los cortos o las mallas. Tampoco te favorecen los botines ni los zapatos con tiras alrededor del tobillo o pantorrilla.

A las mujeres les vendrán mejor las faldas a la altura de la rodilla que las minis. Elige colores oscuros para las prendas inferiores y usa medias oscuras.

Hombres y mujeres se beneficiarán de no usar prendas excesivamente pegadas de la cintura para abajo. Opten por piezas rectas y de tela fluida.

COMPENSAR PARA BALANCEAR

Identifica qué parte de tu cuerpo es más delgada, alargada y tonificada para llevar las miradas hacia ese punto, agregando interés a través de un cinturón, un cuello de chimenea, prendas ceñidas o zapatos protagónicos. En el caso contrario, evita los elementos llamativos donde quieras ocultar sobrepeso, flacidez o el área que parece más corta de lo deseado.

Talle corto y piernas largas

Este físico ayuda a que te veas más largo y delgado. No obstante, si tu tronco es desproporcionadamente corto, puedes lucir muy pesado en esa área, incluso cuando el problema no es tan severo.

Usa:

- Blusas, camisas, camisetas y suéteres sueltos cuyo largo caiga debajo de la cintura

- Blusas y camisas a rayas verticales
- Túnicas
- Vestido con cintura abajo, como los *chemise*
- Cuellos en V
- Pantalones a la cadera
- Pantalones con valenciana
- Botines y botas
- Zapatos de piso

Evita:

- Prendas con cintura alta
- Tops estampados o con mangas de mucha tela y pretinas gruesas

Talle largo y piernas cortas

Esta figura parece achaparrada y en caso de haber sobrepeso, éste se acumula en la cadera, glúteos y muslos. Si perteneces a este grupo, seguramente tienes que acortar tus pantalones o hacerles dobladillo.

Usa:

- Camisas, blusas, camisetas o suéteres a rayas horizontales o en colores claros
- Blusa, camisa o camiseta por dentro del pantalón o falda
- Detalles en las piezas superiores, como estampados, holanes, mangas de jamón, etcétera, para llamar la atención a esa área
- Cuellos redondos o en V no escotados
- Sacos y chaquetas cortos
- Sacos de un solo botón o cruzados
- Cinturón y zapatos del mismo color que el pantalón
- Outfits monocromáticos
- Muestra tus brazos desnudos

Evita:

- Pantalones o faldas con volumen o bolsillos grandes, pantalones con valenciana o estampados, faldas muy largas, bermudas o pantalones tipo capri, botines y botas por arriba del muslo

IDENTIFICA

QUÉ PARTE DE TU CUERPO

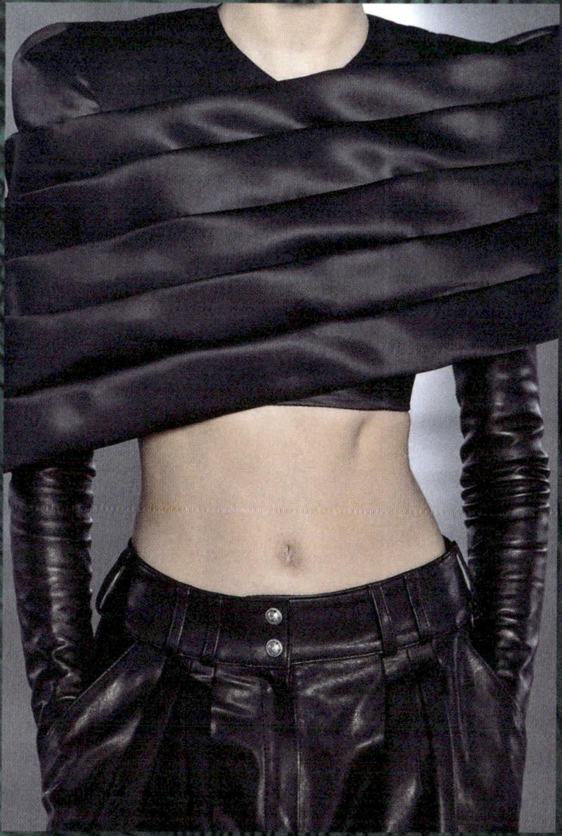

ES MÁS DELGADA

Y TONIFICADA PARA LLEVAR LAS MIRADAS HACIA ESE PUNTO

Tres cosas que debes lograr para favorecerte

1. Conoce tu cuerpo

Todos tenemos un cuerpo único y original que, en la mayor cantidad de casos, dista de ser perfecto. Pero eso no importa, porque nuestros retos serán parte de la diversión.

Has venido leyendo sobre los detalles específicos del cuerpo. En la última sección de este capítulo puedes hacer un análisis personal para identificar específicamente tus rasgos particulares. Una vez que cuentes con la "fotografía hablada" de tu figura, estarás lista para trabajar con los diversos recursos y encontrar formas de favorecerte.

Sin embargo, está la posibilidad de que te hayas adjudicado un defecto o una virtud que no te corresponde objetivamente. Por ejemplo, puede ser que las mangas de las prendas regularmente te queden largas, pero eso no necesariamente significa que tus brazos se vean cortos en relación con tu figura. Es probable que necesites una talla *petite* y no que estés desproporcionada. ¿Cuál es un buen método para encontrar estos errores? Pregúntales a tres personas que te conozcan bien y tengan la confianza necesaria para ser sinceras contigo. Repasa con ellas tus apuntes y modifica lo que no coincide con su visión de ti.

2. Balancea tu figura

Hay pocas personas que nacieron con un cuerpo de proporciones perfectas, el resto de nosotros tenemos que aprender a usar la ropa para obtener ese balance estético. De hecho no importa si eres alto, delgado o las dos cosas, puede que sufras porque tus piernas sean cortas en relación con tu talle. De la misma manera, está la posibilidad de que tu cuerpo sea de estatura pequeña y que tengas incluso un poco de sobrepeso, pero tu figura sea proporcionada.

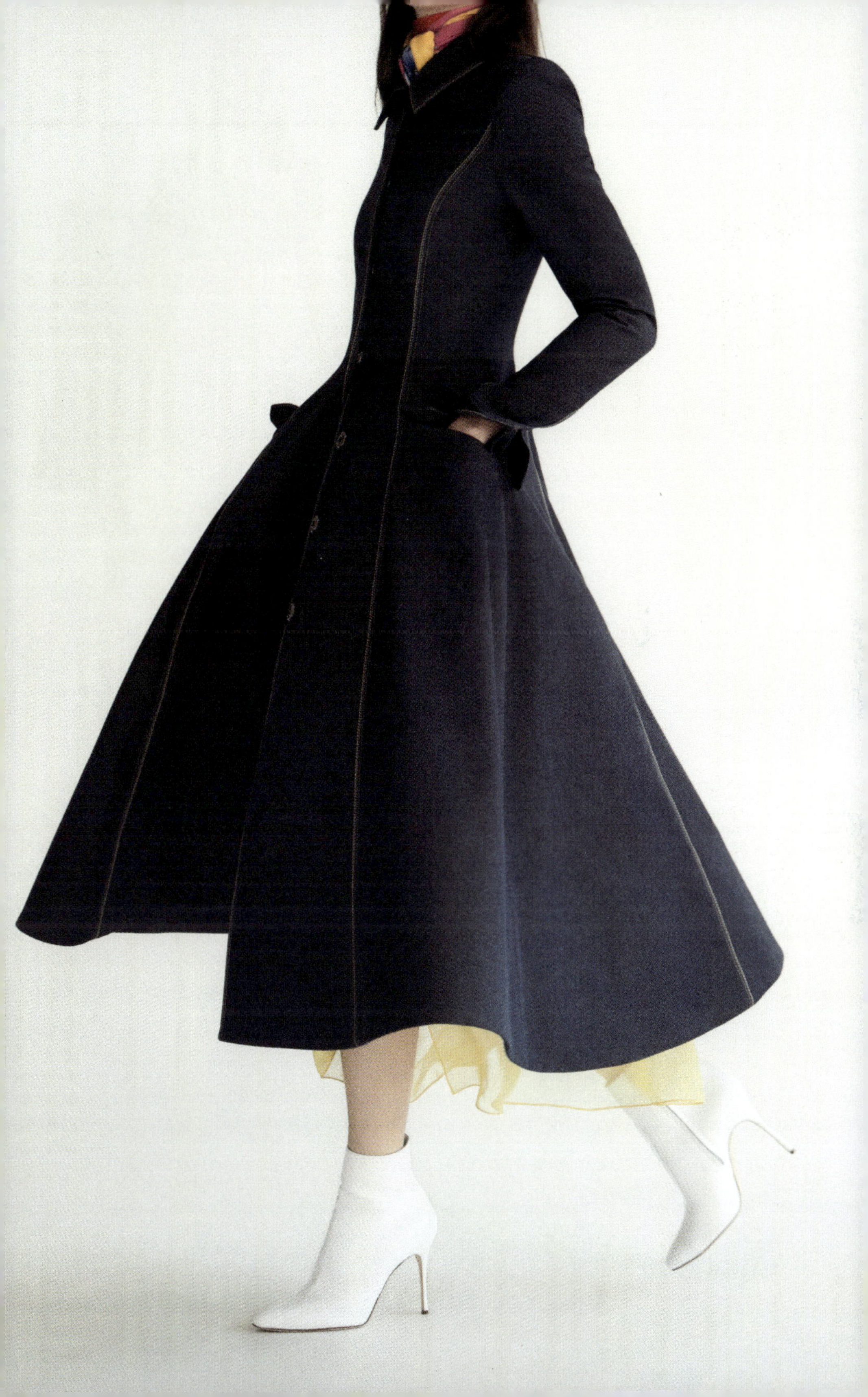

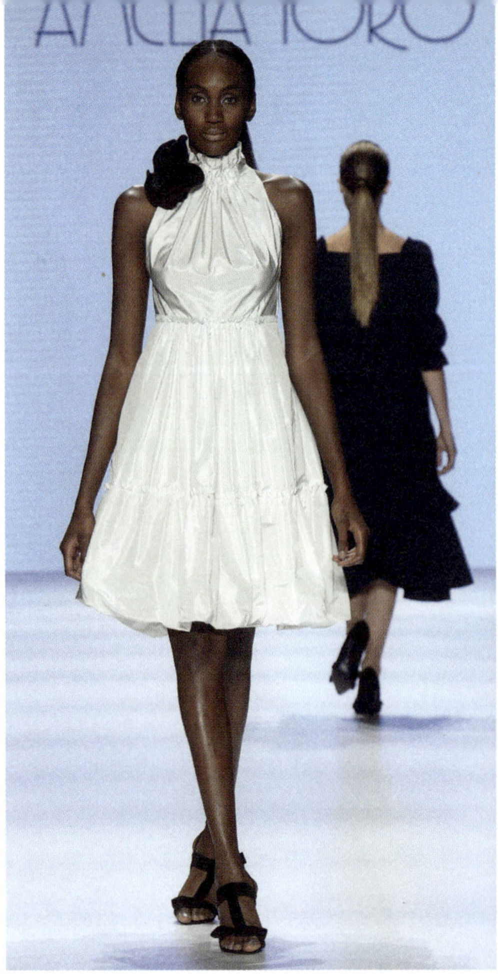

La proporción es la relación espacial entre las diferentes partes de tu cuerpo: la longitud de tus piernas respecto de tu torso, la anchura del tórax en comparación con las caderas, la altura de tu pecho y dónde se sitúa tu cintura, así como su estrechez.

Balance es equilibrio. Lograr este efecto puede ser fundamental para favorecerte. Tu objetivo: verte proporcionada. El desequilibrio acentúa las imperfecciones físicas, mientras que el equilibrio las neutraliza.

Una persona de cuerpo triangular, por la dimensión más ancha de su cadera y muslos, por ejemplo, requiere balancear la zona de su talle para verse proporcionada. ¿Qué debe hacer para conseguirlo?

- Aumenta volumen donde tienes menos. Ejemplo: agrega pliegues a la falda, si tienes senos grandes y cadera estrecha.
- Evita agregar tela o detalles interesantes en la zona ancha. Ejemplo: no coloques holanes sobre un abdomen prominente.
- Utiliza la piel para despejar las áreas. Ejemplo: para dar la sensación de que tu cuello es más largo.

Si tu figura es justo lo contrario y necesitas compensar tu cadera angosta, entonces tendrás que adquirir volumen visualmente a través de ropa con hombreras, mangas amplias, prendas superiores con volumen, estampados, bolsillos, etcétera.

3. Estiliza tu silueta

Uno de los recursos más importantes para favorecerte es hacerte lucir más alto y esbelto. No en vano los colores oscuros, los tacones y los cinturones suelen ser los favoritos para quien se quiere ver así.

Estilizar, como ya vimos antes, tiene que ver con lograr que nuestro cuerpo se vea proporcionado en su talle (polo norte), cintura (ecuador) y zona de las piernas (polo sur). Los recursos más eficientes son los que ayudan a alargar visualmente lo que es corto. Así, unos pantalones negros tipo cigarrillo y unos botines de tacón alto del mismo color serán un par de herramientas útiles para conseguir un efecto que prolongue las piernas y consiga que te veas más proporcionada. Si los botines terminan en punta, en lugar de con curva, mucho mejor.

El cinturón o la pretina, el contraste entre dos prendas de diferente color o un drapeado en la cintura pueden indicar o simular el punto en donde queremos situar al ecuador. Pongamos este recurso a la altura que nos convenga.

Los talles largos tipo *chemise* o los pantalones a la cadera funcionan de maravilla para que el torso se prolongue visualmente.

Mostrar la piel también favorece el efecto de alargamiento cuando una mujer de baja estatura, por ejemplo, se pone una minifalda o un hombre que no tiene mucho espacio entre sus hombros y su cabeza opta por un suéter de cuello V en lugar de uno de tortuga.

Recursos para estilizar la figura

- Prenda superior corta con una inferior larga
- Top largo y la prenda baja corta si es falda, y ceñida, si es pantalón
- Prenda superior ancha y la inferior angosta
- Top ceñido y prenda baja amplia
- Atuendo monocromático
- Piezas que perfilan la figura en lugar de ceñirla
- Faldas cercanas al cuerpo, como la tipo lápiz
- Pantalones rectos
- Largo de faldas, *culottes* (falda pantalón) y bermudas algunos centímetros arriba o debajo de la rodilla
- Faldas largas, sólo en materiales ligeros

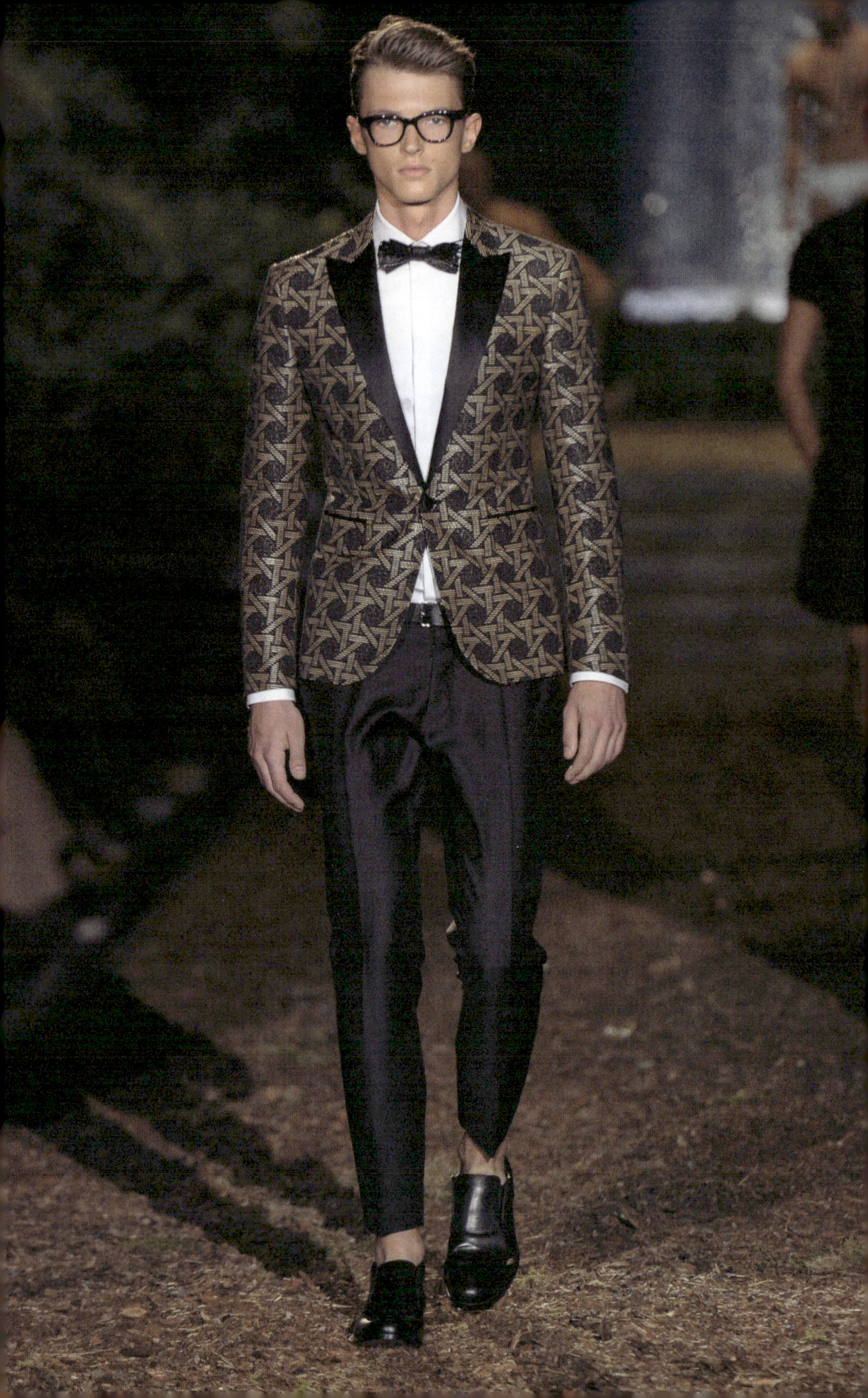

Cinco objetivos para vestir bien

1. Un estupendo *fit*

Quizá tienes la misma talla que muchas personas, pero no el cuerpo idéntico a ellas, de ahí que el *fit* sea la manera en que le queda la ropa a tu figura. Lo ideal sería que compraras sólo lo que te va de maravilla. Pero eso resulta complicado cuando el tallaje industrial se basa en medidas estándares que probablemente no coinciden en todos los puntos con tu silueta. Hay que hacer uso del sastre y modificar todo lo que necesita ser más ceñido u holgado.

2. Vestir adecuadamente para la ocasión

Tienes que elegir tu ropa según con quién vas y a dónde. Se espera que tu elección sea coherente con el evento, la formalidad o informalidad requerida y también con tu estilo personal.

Por ejemplo: si te invito a un desfile de moda de Chanel, en París, puedes acudir vestida de pies a cabeza de la marca o traer un traje sastre formal, pero de ninguna manera deberías llegar con ropa para hacer ejercicio.

3. Tener confianza en tu elección

Este requisito es difícil de lograr sin mucha práctica. Incluso los que nos dedicamos a la moda algunas veces quisiéramos gozar de una segunda oportunidad y poder cambiar nuestro atuendo. Pero es importante que te sientas seguro con lo que elegiste y, una vez fuera de tu casa, no dudes de lo que llevas puesto.

Hay personas que, para evitar que esto les suceda, se prueban todo antes de empacar para salir de viaje o hay quienes llevamos varias opciones para poder tener alternativas, dependiendo de la actividad, el clima y el estado de ánimo.

4. Que sobresalgas tú y no la ropa

Si la ropa se nota más que tú, estás eligiéndola mal. La ropa está a tu servicio, úsala para que te haga ver y sentir increíble.

5. Ser tú, pero mejor

Una buena coordinación de moda logra sacar lo mejor de ti al favorecerte, para que ni la ropa ni los accesorios sobresalgan más que tú y, algo muy importante, para que no te incomoden. Sin duda, no se trata de que te disfraces de alguien más, sino de que seas tú misma estilizada.

El *styling* correcto es como un perfume, se siente natural y es fiel a tu personalidad.

Efectos visuales

Ganar altura

- Look monocromático
- Menos volumen en la ropa
- Escotes profundos
- Colores oscuros
- Rayas verticales
- Líneas diagonales
- Prendas estructuradas
- Zapatos altos

Perder peso

- Un *fit* estupendo (ni ceñido ni holgado)
- Colores oscuros
- Prendas estructuradas o que perfilen la silueta
- Telas lisas
- Simulación de cintura

Alargar cuello

- Escotes moderados o profundos

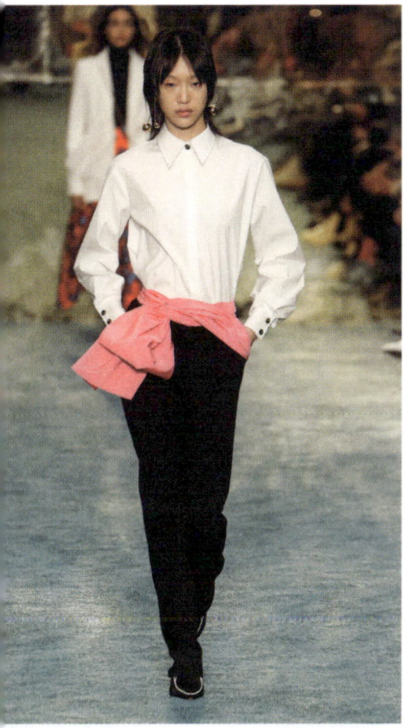

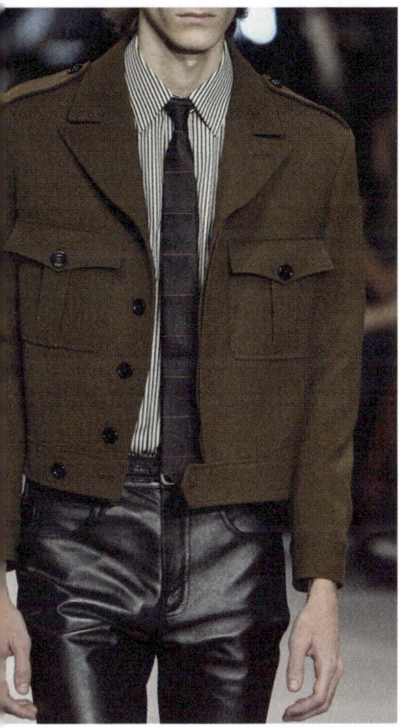

- Pelo corto o recogido
- Aretes pequeños
- Ausencia de adornos en hombros y cuello
- Collares largos

Prolongar talle

- Prendas superiores largas
- Blusas o camisas que lleguen por debajo de la cintura
- Ablusar top por encima de la pretina de falda o pantalón
- Pantalones a la cadera
- Cinturones a la cadera
- Cinturón del color del top
- Cadena como cinturón
- Escote frontal

Resaltar cintura

- Uso de cinturón
- Jaretas en pantalones y vestidos
- Prendas bajas con pretinas
- Combinación de prenda superior e inferior en tonos contrastantes
- Drapeado hacia la cintura
- Vestidos envolventes que marquen el ecuador

Disimular cadera

- Hombreras
- Prendas estructuradas
- Bra con relleno
- Cuello tipo barco o resbalado por los hombros

- Solapas anchas
- Blusas y camisas holgadas o semiholgadas
- Faldas rectas
- Pantalones rectos
- Eliminar pliegues y bolsillos de prendas bajas
- Evitar volumen en el área
- Telas lisas
- Colores oscuros

Alargar piernas

- Pantalón del mismo color que el zapato
- Pantalones ceñidos oscuros
- Cortes de pantalón o falda con cintura alta
- Cinturón ancho
- Minifaldas
- Shorts
- Talle imperio o alto
- Zapatos metálicos o color piel

LO QUE PUEDES APLICAR

¿Cómo eres?

Ha llegado el momento de la verdad. Empieza por dar una descripción lo más objetiva posible sin hacer juicios ni valoraciones.

Te doy mi ejemplo: soy una mujer de estatura baja, 1.56 metros, delgada, pero con curvas marcadas en el área de cadera, glúteos y muslos. Mi cuello no es muy largo, pero tampoco excesivamente corto. En cambio, mi talle es corto, tengo poco busto y mi cintura es muy estrecha. Tengo brazos cortos, muy delgados en la zona del antebrazo y con mayor volumen en la zona del bíceps. Mis muslos son más anchos que mis caderas y adelgazan drásticamente en la rodilla; mis pantorrillas son firmes y marcadas. Mi área conflictiva es la de la cadera, glúteos y muslos. Lo que me favorece es mi cara angulosa y mi torso angosto, por lo cual la parte superior de mi cuerpo me hace lucir más delgada de lo que soy.

Ahora te toca describirte.

¿Cómo eres?

____

____

____

¿Qué te gusta de ti?

____

____

____

¿Cuál o cuáles son tus áreas conflictivas?

____

____

____

¿Qué tipo de ropa te favorece más?

____

____

____

¿Qué necesitas aprender a aceptar y a querer de tu figura?

____

____

____

¿Cuál es tu mayor atractivo?

¿Conoces tu cuerpo?

Éste es el primer requisito para poder favorecer tu figura: conocer tu cuerpo. Estar consciente de los pros y contras es importante, especialmente cuando tratas de disimular lo que no te favorece y subrayas lo que te hace verte increíble.

Además de los rasgos que ya identificaste en el ejercicio anterior, es preciso que contestes lo siguiente:

¿Qué es lo primero que resalta de ti?

¿Quieres que ése sea el primer impacto que la gente ve?

¿Cómo harás para resaltarlo u ocultarlo?

Balancea tu figura

¿Qué requiere tu cuerpo para verse balanceado?

¿Con qué tipo de ropa o accesorios podrás lograrlo?

¿Qué necesitas para conseguirlo que no tienes en tu clóset?

Estilizarte

¿Qué te hace verte más alta o delgada?

¿Cómo puedes acentuar tu cintura?

¿Qué prenda o silueta te aporta estilo y por qué?

¿Qué efectos visuales pueden serte útiles?

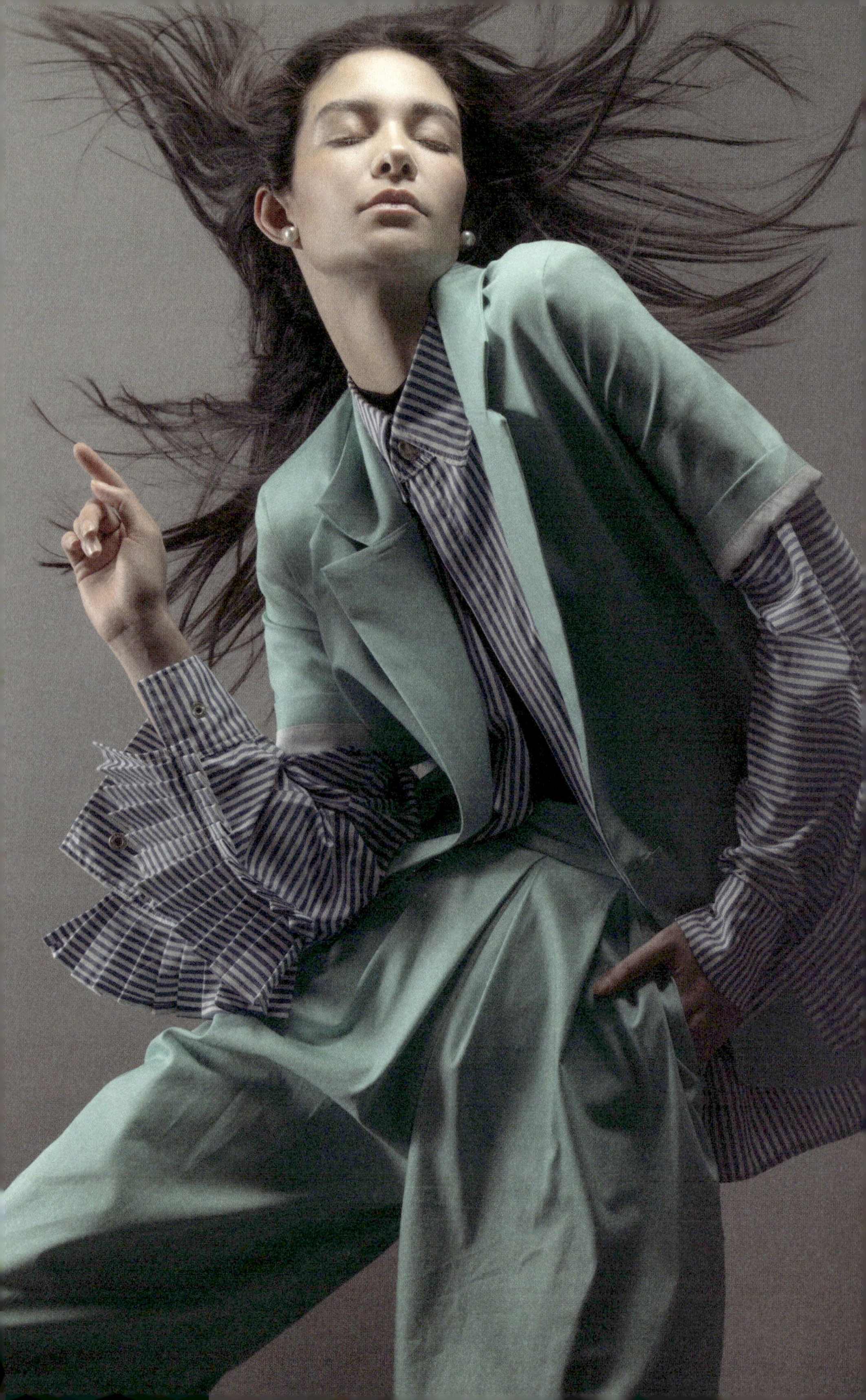

2

La ropa, tu mejor herramienta

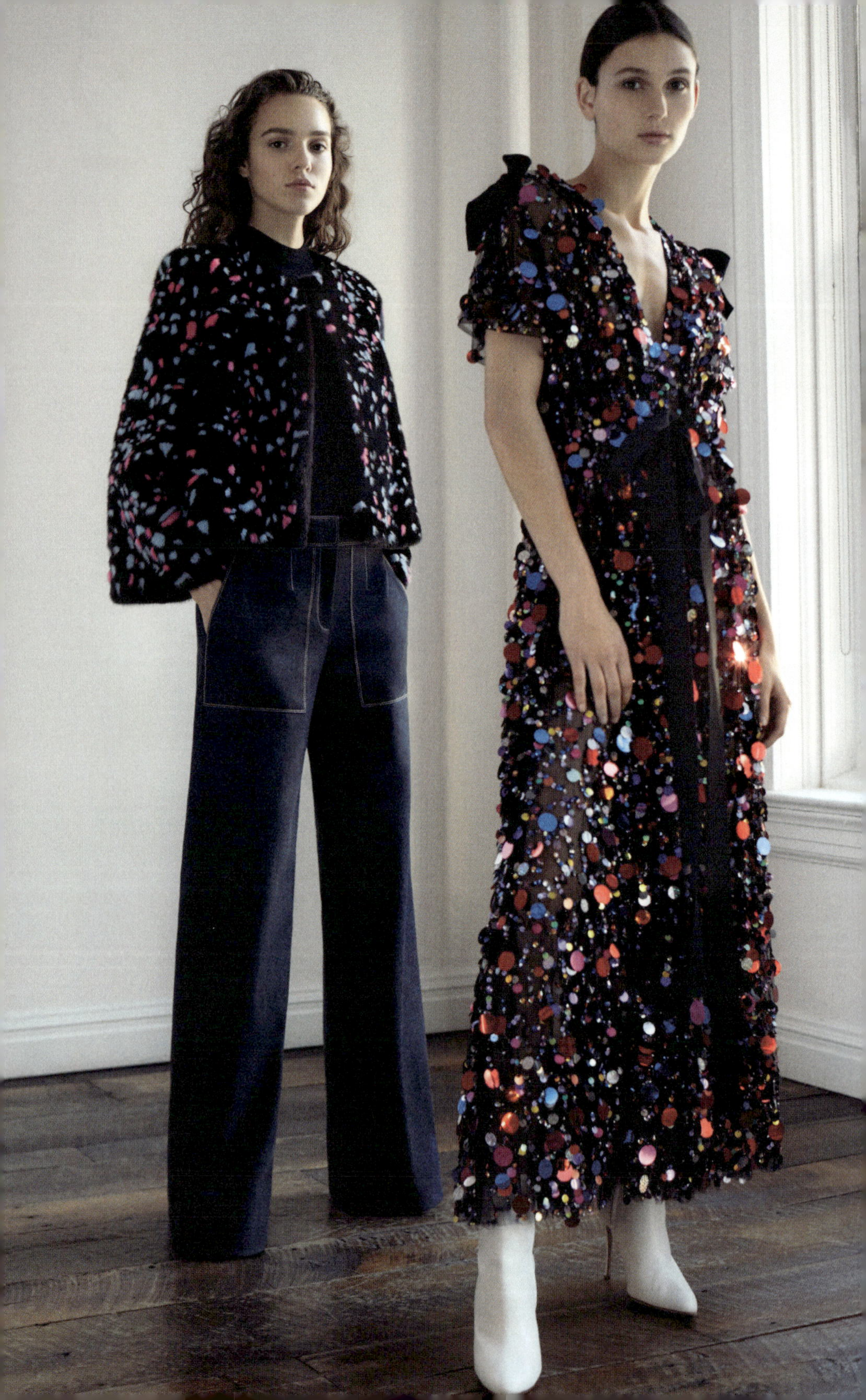

El guardarropa

El guardarropa de una persona que tiene estilo debe ser funcional y bien pensado. No se trata de mantener un clóset abastecido, sino de que lo que haya en él te favorezca, te estimule y te dé poder.

¿Cómo lograr esta trilogía? Necesitas editar tu clóset y acomodarlo para que sea práctico, que puedas ver lo que tienes y nada se maltrate. Y que lo que decidas conservar se vea fino, hermoso y sea práctico para tu estilo de vida.

Ropa

La cantidad de prendas no es importante, lo relevante es su calidad y que cumpla con los siguientes requisitos. Que sea ropa:

- Limpia
- Bien cuidada
- Favorecedora
- Coherente con tu profesión
- Apropiada para tu edad
- Cómoda
- Que luzca valiosa
- Acorde con tu estilo personal
- Que te haga sentir increíble

CONFORMACIÓN DEL GUARDARROPA

1. Básicos

Son las prendas que no pasan de moda, esos clásicos que pueden viajar de una temporada a otra y que, al no tener grandes detalles, se con-

vierten en prendas ideales para mezclar con otras más protagónicas.
Suelen ser:

- Lisos
- Neutros
- De buena calidad
- Discretos
- Versátiles

2. Prendas distintivas

Son esas piezas que, por su material, color, textura o silueta, llaman la atención y dan interés a tu outfit.
Suelen ser:

- Llamativos
- Coloridos
- Impactantes
- Interesantes
- Memorables

Materiales que buscan individualidad

- **Mezclilla.** La urdimbre que constituye la mezclilla deja entrever una parte clara y otra oscura en la misma tela. Esos matices, que son más contrastantes con el desgaste o algunos acabados, la convierten en un material en el que la mirada se posa. Quizá sea ésta una de las razones por las cuales funciona combinar una prenda de denim con otras variedades de materiales, en lugar de buscar un look total en mezclilla. No obstante, a pesar de tener múltiples tonos, una prenda de esta tela suele ser un comodín que recibe bien otras materias primas para coordinarse.
- **Cuero.** Con una superficie lustrosa que, irremediablemente, transmite lujo, el cuero tiene una presencia importante en cualquier atuendo. De hecho, su impacto es tan fuerte que es mejor dosificarlo en una pieza que vestir en la totalidad con este material.
- **Ante.** Similar al cuero, aunque con una textura que a todas luces se ve y se siente más suave, roba demasiada atención como para

conformar un look completo. Una prenda o accesorio es suficiente para fascinar.

- **Charol.** Sin importar si se trata de piel genuina o plástico, la superficie reluciente y firme del charol suele impresionar a cualquiera, pero usarlo en exceso, como en un look entero, termina por verse barato o exagerado, en lugar de moderno y estético.

3. Piezas de conversación

Hay prendas y accesorios que atraen las miradas y estimulan conversaciones por su gran atractivo o, incluso, por ser de pésimo gusto. Si llevas un abrigo de zorro rosa es lógico que la gente te hará preguntas y comentarios al respecto y, cuando te alejes, entre ellos dirán su honesta opinión sobre tu atuendo. Pero, como se dice frecuentemente, no importa que hablen mal o bien de ti, mientras seas tema de conversación.

Obviamente se espera que utilices este tipo de recursos poderosísimos para llevar la conversación sobre ti hacia lo positivo, lo cual lograrás hacer con buen gusto y estupendo tino, al elegir una pieza de conversación fabulosa para el momento clave en que quieres llamar la atención.

Los fashionistas que aman ser fotografiados por *paparazzi* afuera de los desfiles de moda utilizan este recurso infalible para aparecer en todo tipo de publicaciones y blogs, gracias a su pieza de conversación. Suelen ser:

- Protagónicas
- Memorables
- Irrepetibles
- Originales
- Fotogénicas
- Audaces

4. Iconos de poder

Algunas marcas y piezas en particular tienen un halo de lujo y prosperidad reconocible. Las alhajas, por ejemplo, son sinónimo de riqueza y poderío. Los zapatos altos y de punta afilada resultan efectivos para darle fuerza femenina a quien los lleva puestos. No digamos los accesorios que todos reconocemos como caros y llenos de prestigio, como el bolso Birkin de Hermès, la maleta con monograma Louis Vuitton, por sólo nombrar dos casos, que comunican un estatus alto y un evidente interés por cuidar la imagen de prosperidad.

Utilizar este recurso tiene un efecto inmediato y efectivo si queremos que nos traten como si viajáramos en primera clase. Es como si dijéramos, a través de nuestro outfit, que nuestro nivel es alto y nuestro poder, contundente.

El efecto se desvanece por completo si lo que vemos es piratería. Quizá el que lleva puestas esas copias puede pretender degustar el lujo de esos iconos de poder, pero a los conocedores no se les puede engañar con piezas hechas en China, ni con personas que prefieren usar un bolso falso que llevar el que pueden pagar con dignidad.

Suelen ser:

- Finos
- Legítimos
- Identificables
- Caros
- Coleccionables
- Admirables
- Envidiables

5. Complementos

Justamente son las piezas de carácter utilitario que están diseñadas para completar un outfit. Si cumplen correctamente con su cometido, deben favorecer y darle el toque final al atuendo. Así, un ensamble (abrigo de verano), un impermeable, un rompevientos, un paraguas, unas medias o unos calcetines de lana.

Suelen ser:

- Funcionales
- Combinables
- Prácticos
- Coleccionables
- Versátiles

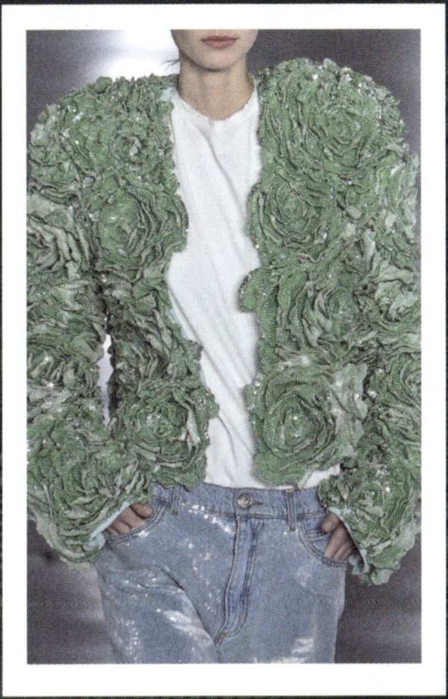

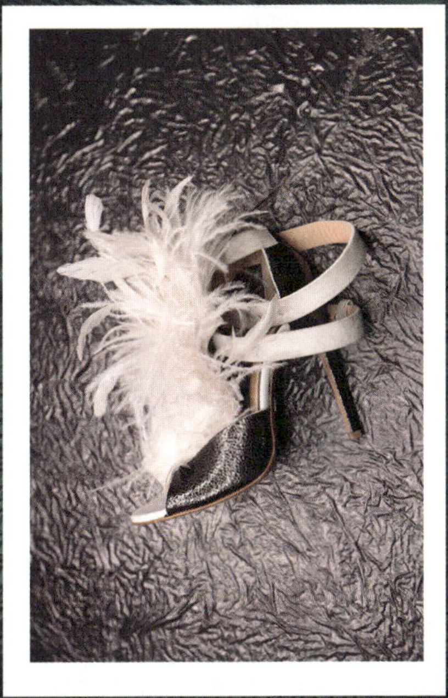

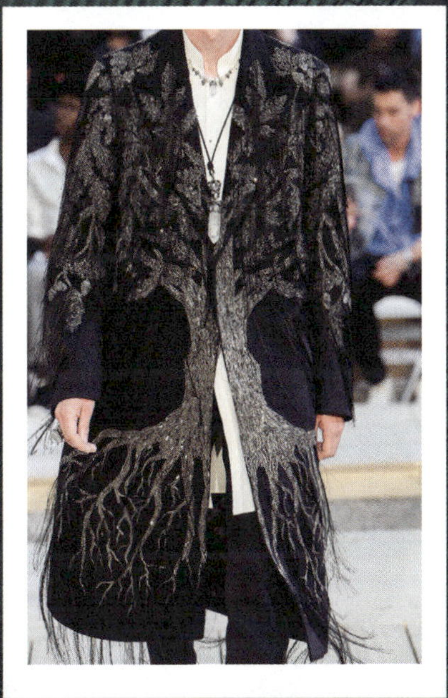

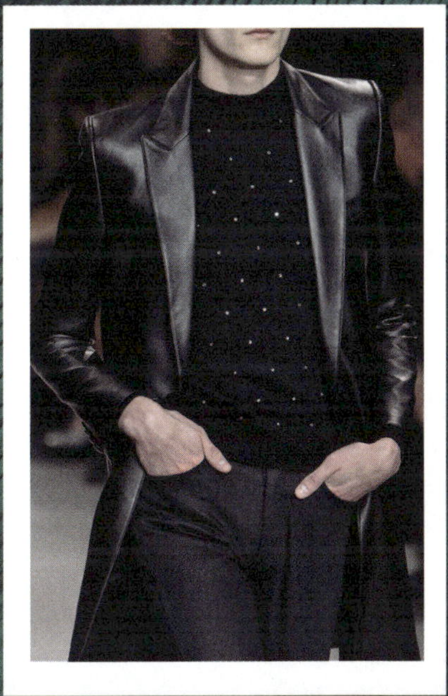

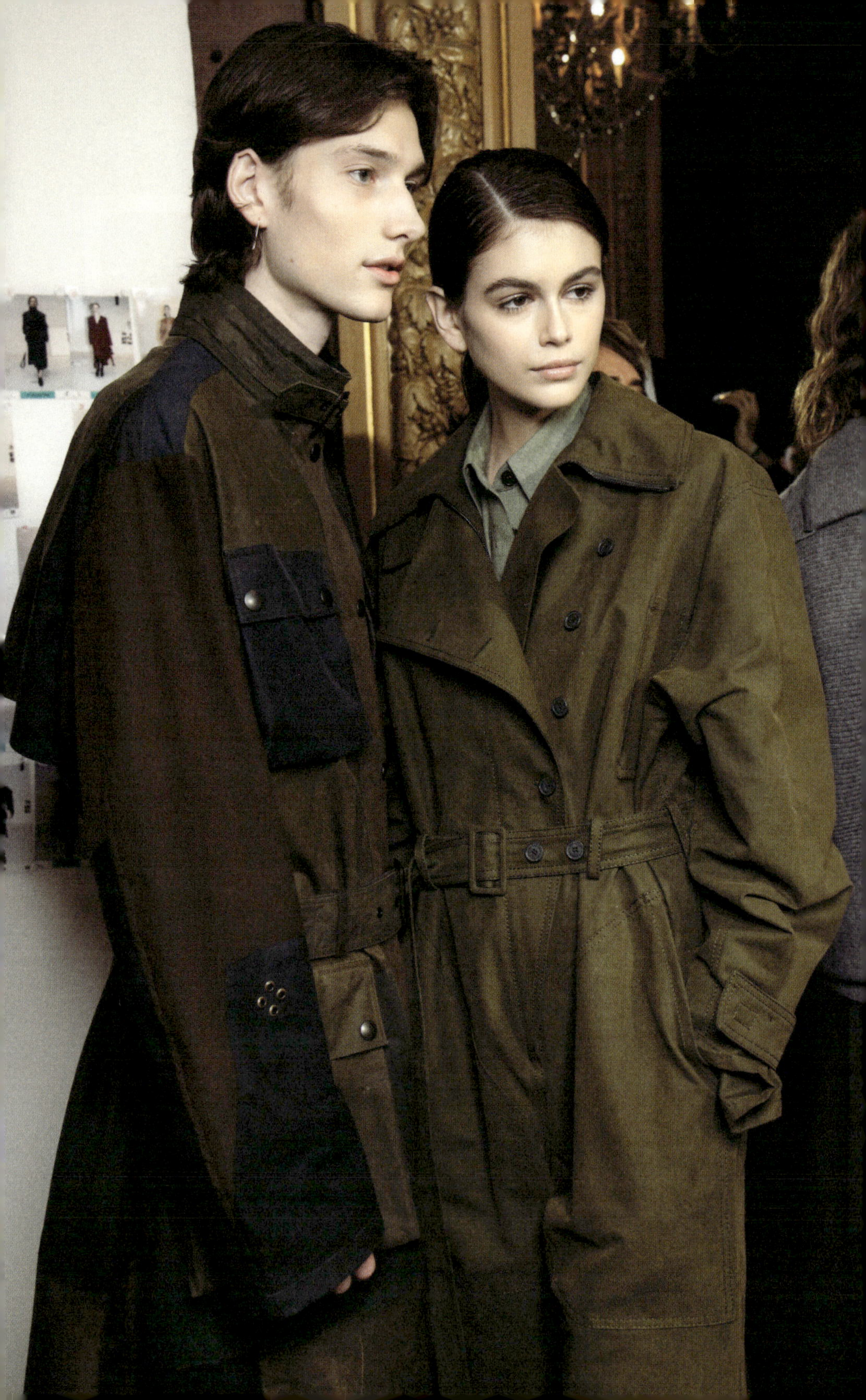

Ropa interior

Si para los hombres la ropa interior puede ser importante, para las mujeres es increíblemente relevante. Se trata, ni más ni menos, de lo que da estructura al cuerpo y resulta de lo más efectiva cuando se busca sumar o restar centímetros al cuerpo. Un bra con relleno, por ejemplo, balancea la silueta sin necesidad de nada más.

Mujeres

La mayor complicación que presenta la lencería es que generalmente las mujeres no la usan en su talla correcta. De ahí que veamos marcas de los resortes que cortan la silueta u observemos que los senos se desbordan con poca contención. Por eso es indispensable que la compra de ropa interior se haga con ayuda de las personas que la venden, para que midan y sugieran la talla de bra y calzón que se debe usar.

La tecnología nos ha auxiliado con la creación de fibras y prendas que facilitan el control, favoreciendo a quienes requieren fajas para estilizar sus muslos, cadera o abdomen, dar firmeza cuando se necesita para una prenda ceñida o delgada, así como para otorgar soporte a la ropa y que se mantenga en su sitio.

Asimismo, es recomendable recurrir a los fondos, cuya función es no permitir pasar la luz cuando se usan vestidos o faldas transparentes y evitar la estática que produce el roce de ciertas telas.

Hombres

Está comprobado que, a pesar de que pueda sonar contradictorio, la camiseta es ideal en lugares cálidos porque absorbe el sudor, mientras que en lugares fríos protege del frío.

Los calzoncillos tienen diferentes diseños y materiales. Las preferencias de los chicos varían, aunque los médicos suelen recomendar los *boxers* para aquellos que desean tener hijos, pues, al ser holgados, propician una mejor producción de espermatozoides. Así las cosas, hay quienes prefieren los calzoncillos pegados, conocidos como trusas, que no hacen volumen debajo del pantalón.

Atención, chicos: ¡también hay *shapewear* para ustedes! Me refiero a las prendas elásticas que amamos las mujeres para contener el abdomen, hacer más cintura y proporcionar firmeza cuando así lo requerimos. Son muy prácticas.
Suele ser:

- En colores neutros
- Elástica
- Cómoda
- Absorbente
- Contenedora

Debe ser:

- Correcta para tu silueta
- Sin que se note bajo la ropa
- De material opaco para no revelar el cuerpo

6. Accesorios

Ahora vamos a concentrarnos en los magníficos elementos que pueden neutralizar o darle un nuevo impulso e interés al outfit. Me refiero a los zapatos de ante rojo, al cinturón de hebilla protagónica, al portafolios borgoña o a la fabulosa bufanda de seda dorada, que reviven cualquier atuendo aburrido.

La gran virtud de los accesorios es que son intercambiables con los looks y pueden usarse tan seguido como quieras, por el tiempo que tú decidas. Además, al utilizarlos, puedes cambiar completamente el aspecto y la función de la ropa: pasar de día a la noche, o de lo casual a la elegancia total.
Suelen ser:

- Combinables
- Versátiles
- Coleccionables
- Distinguidos
- Coloridos

Bolsos de mujeres

- Estructurados y pequeños: *cocktail* o gala
- En satén, chaquira o pedrería: noche
- Estructurados y medianos: citas de trabajo
- Medianos con estructura suave: casual o trabajo relajado
- Suave y grande: para libretas, papeles y computadora
- Extragrande: viaje o vacaciones

Bolsos de hombres

- *Clutch:* para ocasiones formales o semiformales, pero no de etiqueta
- *Cross body:* casual
- *Messenger bag:* viaje o vacaciones
- Medianos con estructura suave: casual o trabajo relajado
- Suave y grande: para papeles y la computadora
- Extragrande: viaje o vacaciones
- Portafolio suave: trabajo creativo o relajado
- Portafolio estructurado: trabajo ejecutivo

Zapatos para él

- Tenis: casual o deportivo
- Sandalia de caucho: casual o vacaciones
- Sandalia de cuero: bohemio o vacaciones
- *Top siders:* playa o vacaciones
- Mocasines: casual o semiformal
- Zapatillas: casual o formal
- Zapatos de agujetas: formal
- Zapatillas de charol o satén: gala
- Botines: casual
- Botas: equitación o en invierno

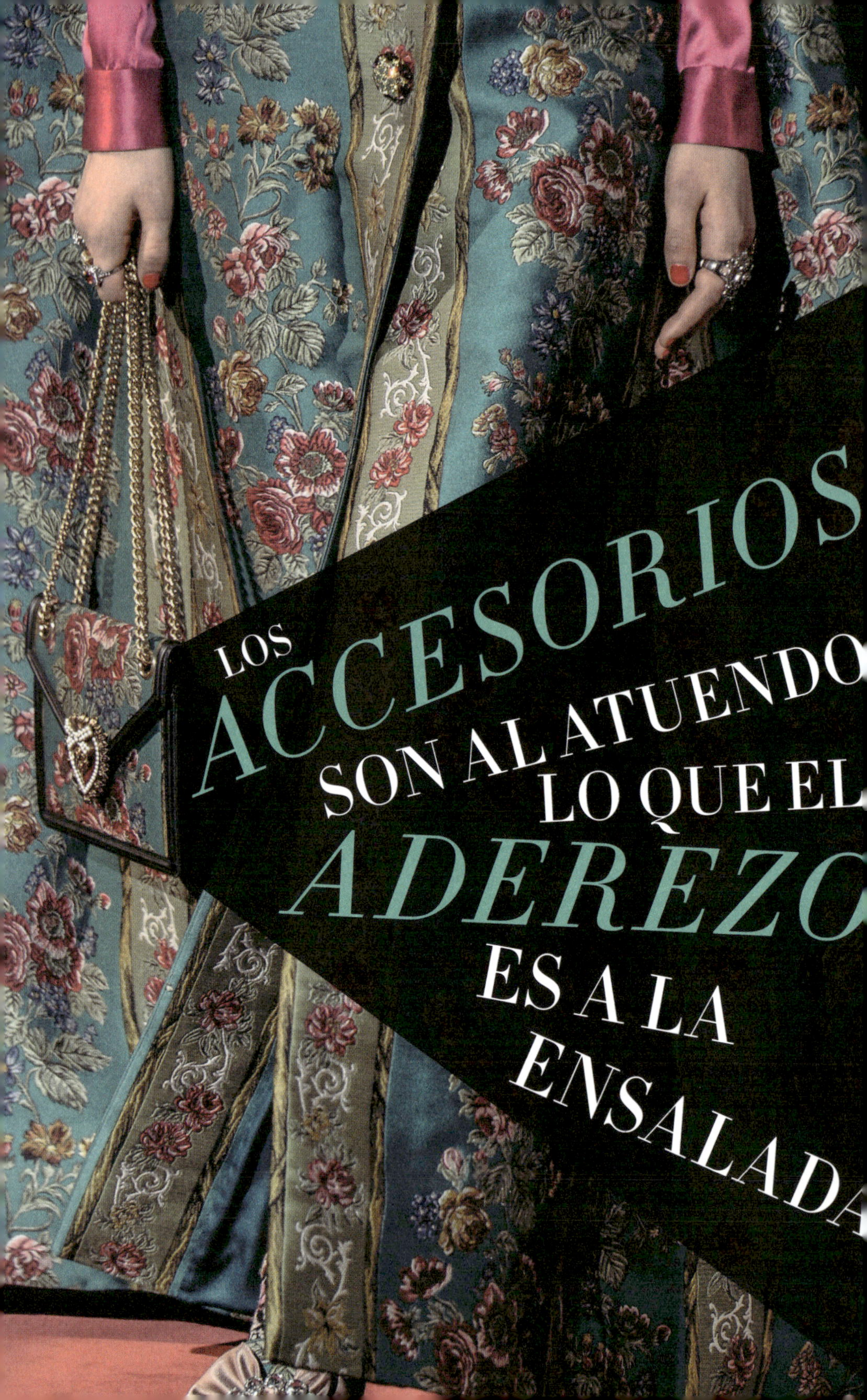
LOS
ACCESORIOS
SON AL ATUENDO
LO QUE EL
ADEREZO
ES A LA
ENSALADA

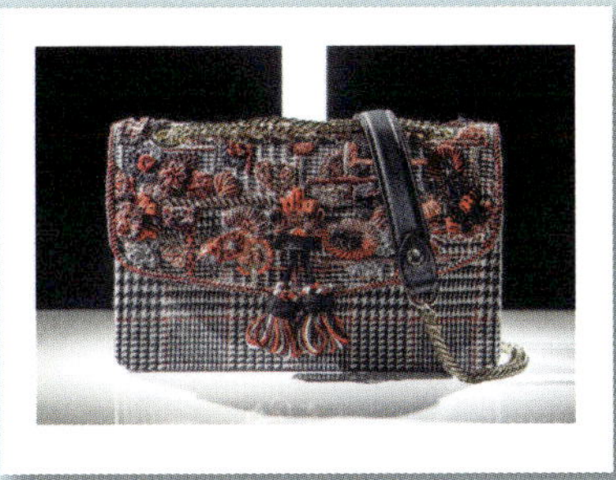
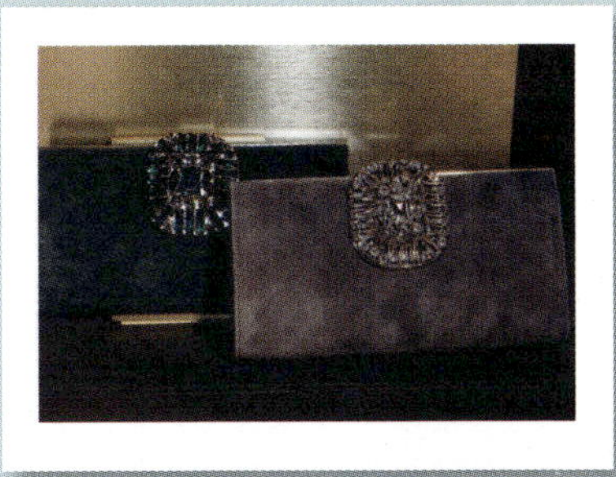
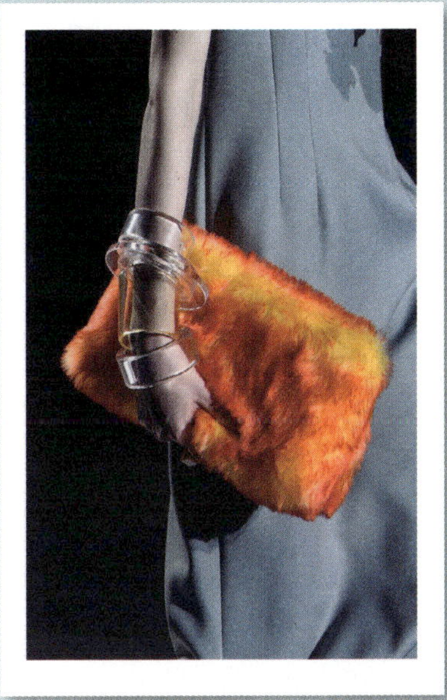
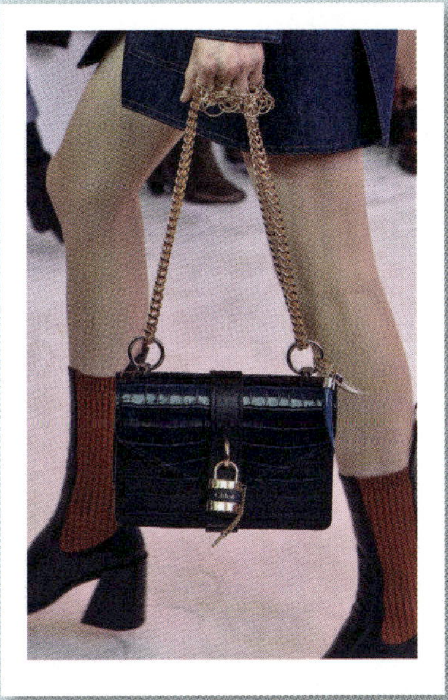
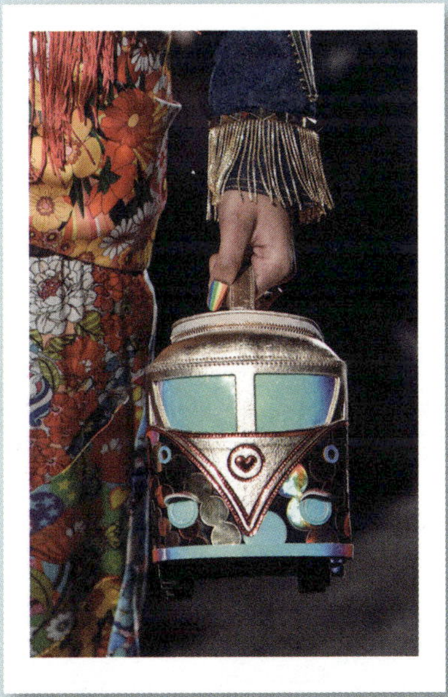
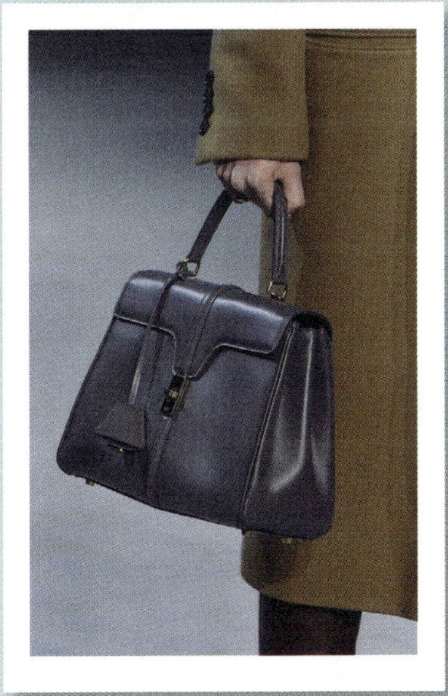

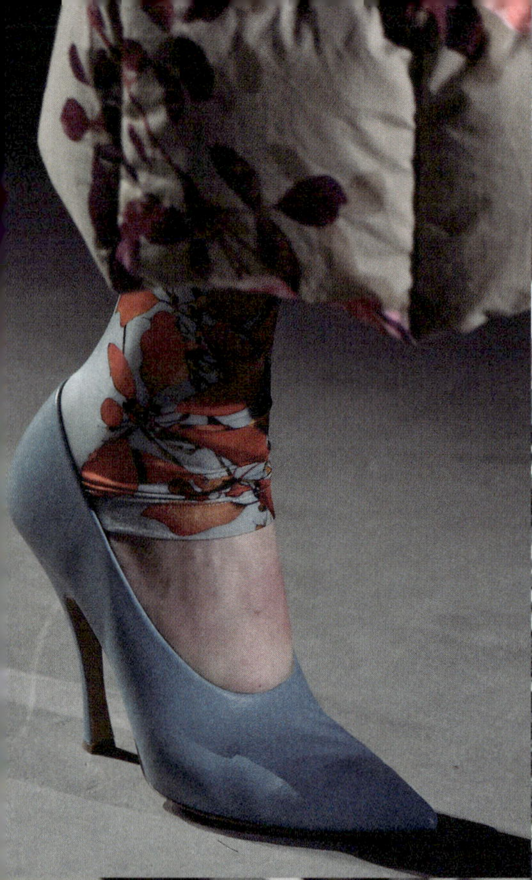
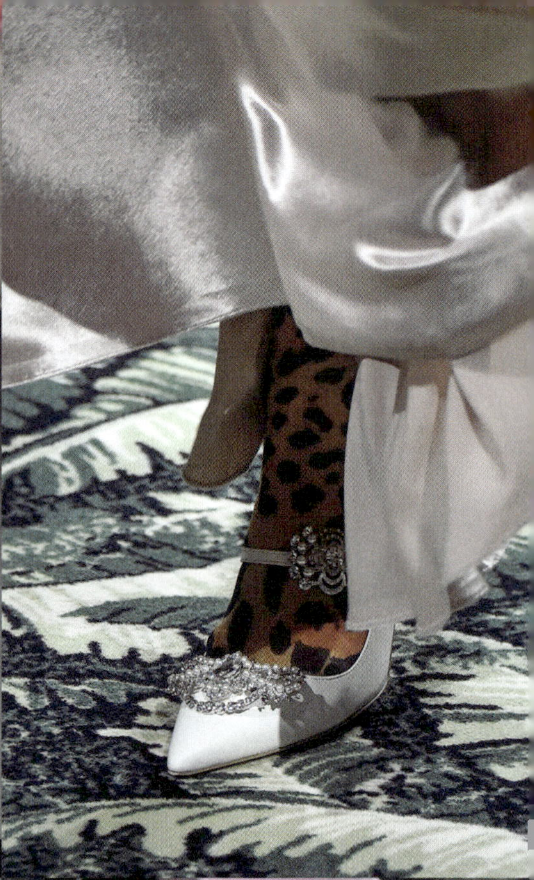
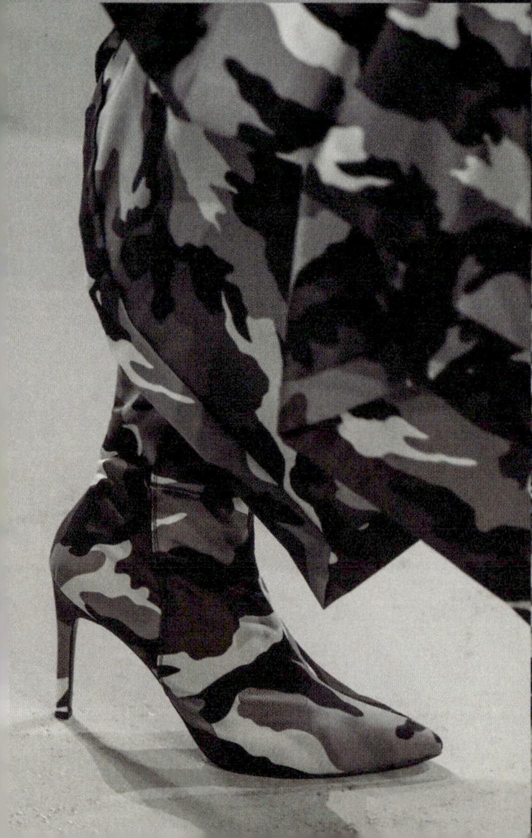
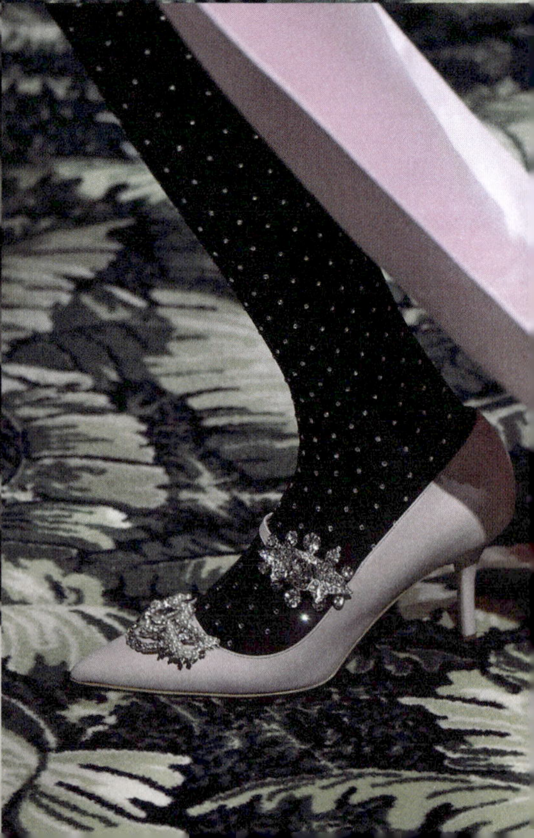

Zapatos para ella

- Tenis: casual o deportivo
- Sandalia de piso: bohemia o vacaciones
- Sandalia de tacón: casual, semiformal o formal
- Flats: casual o viaje
- *Ballerinas:* casual chic
- Tacón medio: trabajo relajado o casual
- Tacón alto de piel: trabajo ejecutivo o formal
- Tacón alto de satén: *cocktail* o gala
- Tacón pedrería: gala
- Botín: casual
- Bota: trabajo o casual en otoño-invierno
- Botas arriba de la rodilla: semiformal y noche
- Botas de satén o brocado: para usarse como pieza de conversación durante el día o en un *cocktail*

LA VIRTUD DE LOS
ACCESORIOS
ES QUE SON
INTERCAMBIABLES
CON LOS LOOKS Y PUEDEN USARSE
TAN SEGUIDO COMO
QUIERAS

ELLAS

Primavera-verano

- Tenis
- Sandalias de piso
- Sandalias de tacón
- Flats
- *Ballerinas*
- Tacón medio
- Tacón alto
- Plataformas

Otoño-invierno

- Flats
- *Ballerinas*
- Tenis
- Tacón medio
- Tacón alto
- Plataformas
- Botín
- Bota
- Botas arriba de la rodilla
- Botas de satén o brocado

ELLOS

Primavera-verano

- Tenis
- Sandalias de caucho
- Sandalias de cuero
- *Top siders*
- Mocasines
- *Sleepers*
- Zapatos de agujetas
- Zapatillas de charol o satén

Otoño-invierno

- Tenis
- Mocasines
- *Sleepers*
- Zapatos de agujetas
- Zapatillas de charol o satén
- Botines
- Botas

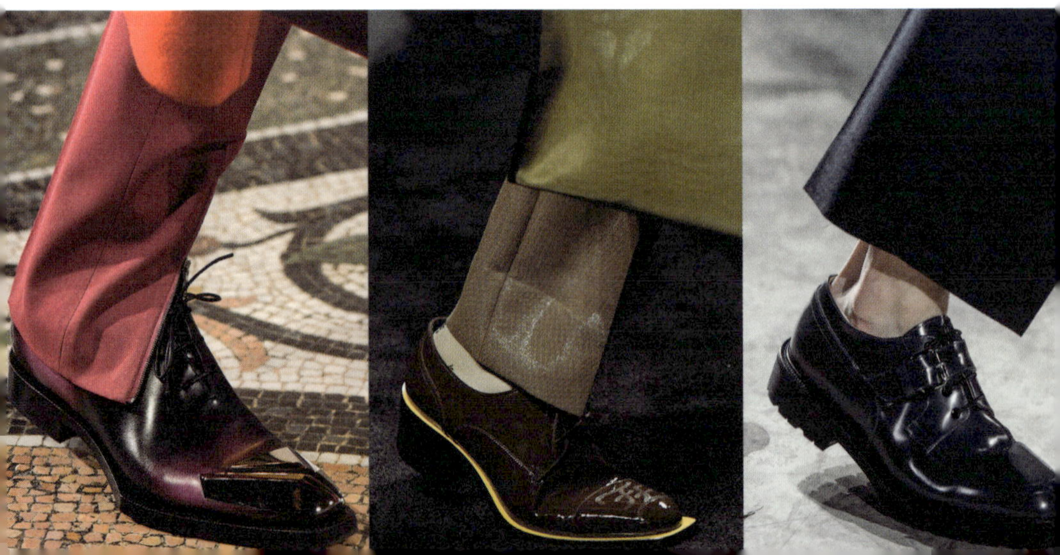

Joyería

Ya sea bisutería o joyería fina, los relojes, collares, aretes, anillos y brazaletes son fenomenales para adornar y agregarle lujo a la ropa.

- Las piezas sencillas, como los broqueles, las cadenitas y las alianzas de matrimonio, son ideales para entrenar a las personas que no acostumbran a usar ropa protagónica. Éste es el paso uno para quienes no están acostumbradas a hacer coordinaciones de moda complicadas. Las piezas sutiles son elegantes y no tienen ningún riesgo y, ante la duda o el miedo a equivocarse, lo sencillo es la opción.
- Las piezas pequeñas suman, sutilmente, personalidad a tu atuendo. El tamaño de esta joyería no significa que sean insignificantes ni deban ir solas. De hecho, usar varias de estas piezas juntas, como pulseras apiladas o diversas cadenas con dijes en el escote, puede crear un efecto por demás interesante.
- Las piezas grandes van bien con las personalidades enormes. Éstas son las que preferimos para fotografías en las revistas, pero en la vida real no todo el mundo se siente cómodo con ellas. En ocasiones parecen demasiado protagónicas, robándole importancia a quien las lleva puestas. Otras veces simplemente matan el outfit o estropean el impacto. Sin embargo, lucir una joya enorme no depende de tus proporciones ni de tu estilo, sino de que tu personalidad y seguridad sean más grandes que la pieza en cuestión.

Suele ser:

- Coleccionable
- Versátil
- Combinable con otras piezas
- Atractiva

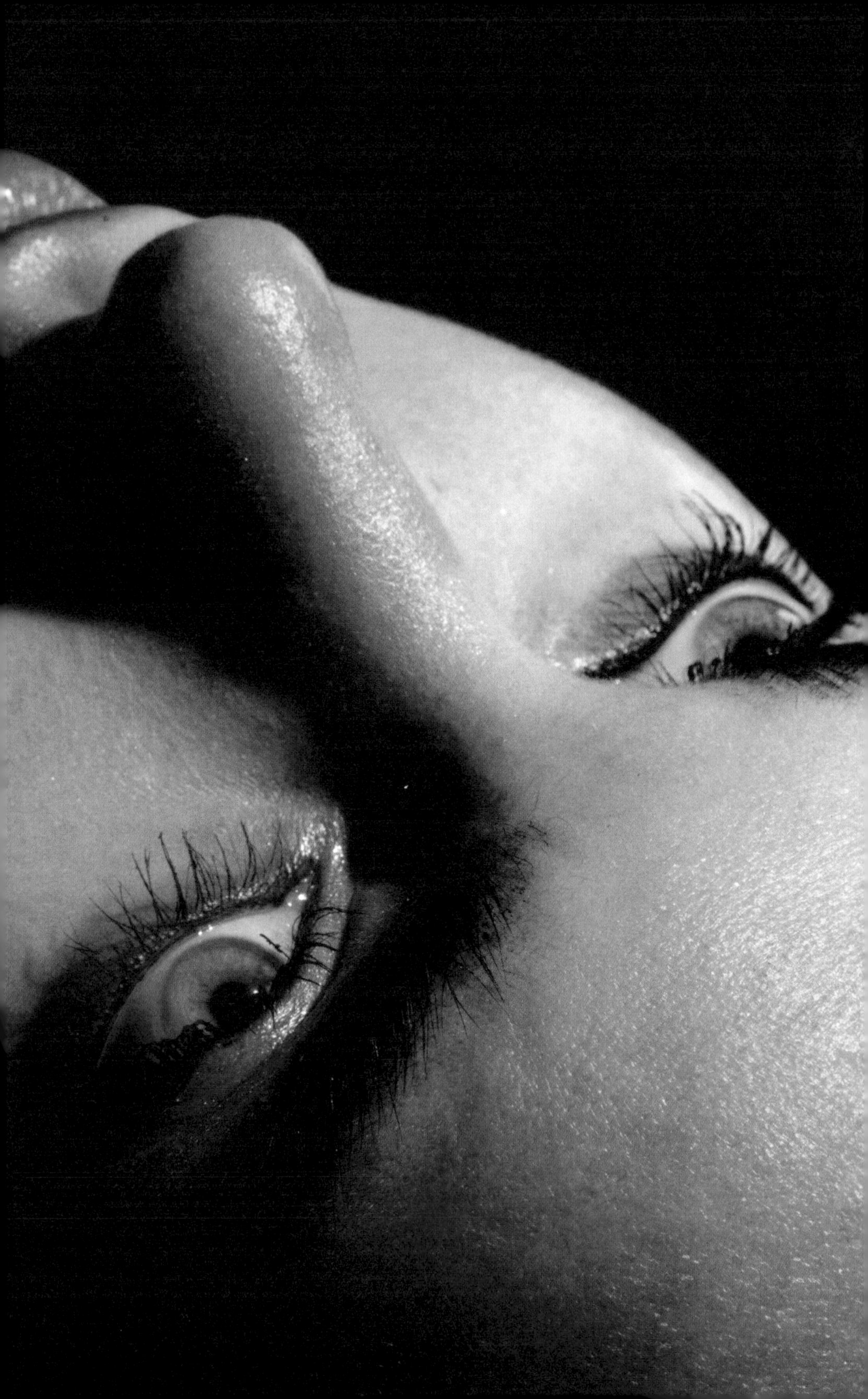

Cuando los ojos viajan

Todos, voluntariamente o no, miramos la ropa de las personas que nos rodean. Nuestros ojos recorren las prendas y accesorios que llevan puestos y sólo se detienen cuando hay un detalle de interés, al cual le llamamos punto focal.

Hay ocasiones en las que el outfit carece de punto focal porque simplemente no hay nada que llame la atención, por lo cual los ojos terminan el recorrido y se retiran con la intención de encontrar algo más entretenido que observar. Otras veces sucede lo contrario: el trayecto en el que las pupilas escanean a la persona y su particular manera de vestir está tan lleno de detalles que resulta molesto y se comienza a buscar una salida fácil para evitar el agotamiento.

Tú puedes intentar que tu atuendo no tenga punto focal para que no distraiga la atención de los que te rodean. Eso es muy útil cuando vas a hablar en público y requieres que tu ropa calle mientras tú hablas.

El que, por el contrario, se viste como si fuera un catálogo de texturas y colores, sin duda llamará la atención, pero será difícil cautivar una mirada sin que la incomode y recurra a huir de ese escenario a la brevedad posible.

En cambio, el punto focal suele tener un efecto sorpresivo que, a la larga, se convierte en un momento de relajación y gozo para los que te miran. Un punto focal bien elegido y ubicado asegura un impacto positivo.

PUNTO FOCAL

- **Da interés al atuendo:** puede quitarle lo aburrido, formal o tradicional a cualquier look.

- **Permite que la mirada ajena descanse:** después del recorrido por el outfit, los ojos se posan en donde hay algo que les llama la atención.
- **Se sitúa en un lugar conveniente:** si quieres llamar la atención a tu rostro, un par de aretes, un collar, una bufanda o una corbata colorida funcionan estupendamente para ser punto focal y direccionar las miradas a tu cara.
- **Es perfecto para hacerte notar:** un único elemento puede distinguirte como ejecutiva, millonaria, fashionista o lo que quieras. Elígelo bien y no te arrepentirás.
- **Puede ser una pieza de conversación:** si se trata de ser protagónico, nada como una pieza que tenga color, textura, volumen, estampado o, simplemente, originalidad para lograrlo.

Más de un punto focal

Definitivamente te invito a que comiences a practicar usando un solo punto focal: ponte el cinturón metálico que reanima al outfit gris, lleva una corbata estampada que le quitará lo solemne al traje o usa un anillo enorme dorado para que admiren tu mano.
Cambia de punto focal con el mismo outfit durante toda la semana, descubrirás la cantidad de looks que puede tener cada prenda.

Una vez que sientas que ya dominas el arte de elegir y ubicar magistralmente el punto focal, da el siguiente paso, incluyendo otra pieza interesante para que sean dos. Después ve por el tercero.

Accesorios para tres puntos focales

- Aretes + anillos + zapatos
- Collar + pulseras + cinturón
- Lentes + corbata + calcetines
- Sombrero + medias + reloj
- Bufanda + guantes + botas
- Lentes + collar + estola
- Prendedor + anillos + botines
- Mancuernas + pin de solapa + zapatos

Prendas y accesorios de dos a tres puntos focales

- Prenda estampada + un anillo
- Falda con volumen + aretes
- Boina + pantalones rotos
- Capa + pulseras + botas
- Guantes + cinturón + abrigo de piel
- Chaqueta estampada + zapatos + anillos
- Pin de corbata + bufanda + pantalones

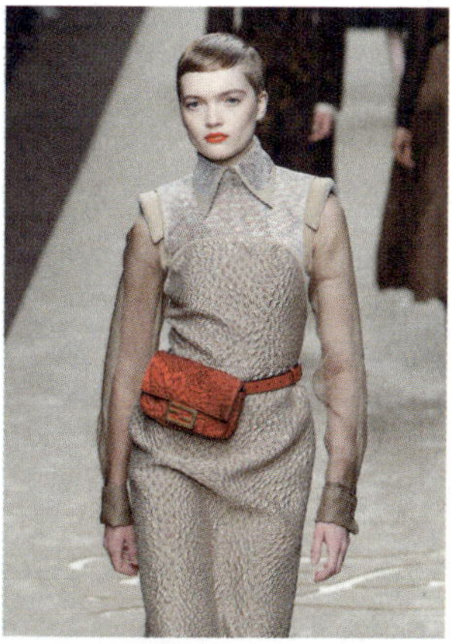

Un punto focal

Crisis de un punto focal

¡Auxilio! Esto es lo que parece decir el par de ojos que miran abrumados un outfit con demasiados elementos compitiendo entre ellos. Imagínate a una mujer con el pelo decolorado que lleva un delineador grueso y sombra azul celeste en los párpados. Ella ha pintado sus labios de azul y trae puestos unos lentes de aviador amarillos, una boina de mezclilla con prendedores, unos aretes asimétricos y un collar de cuero con estoperoles parecido a los que les ponemos a los perros. ¿Cuál crees que sería el punto focal? ¿A dónde dejarías reposar tu mirada para observar lo más interesante de ese conjunto? ¿Verdad que es imposible? La sola descripción ya es suficiente para saturarte y no podrías culpar a tus ojos por querer mirar hacia otro lado. Ésa es una verdadera crisis de punto focal porque toda esa información se autodestruye.

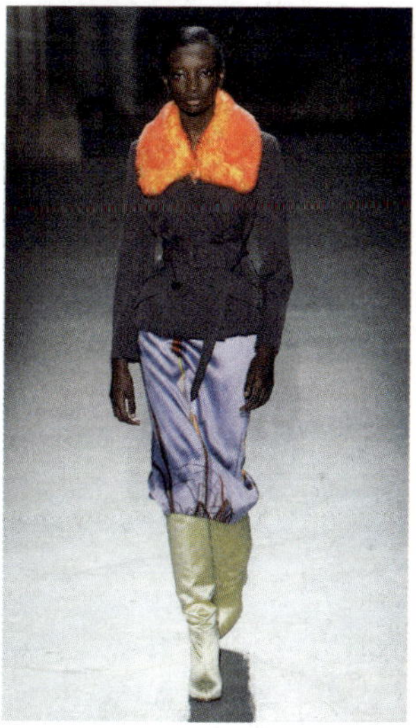

Más de dos puntos focales

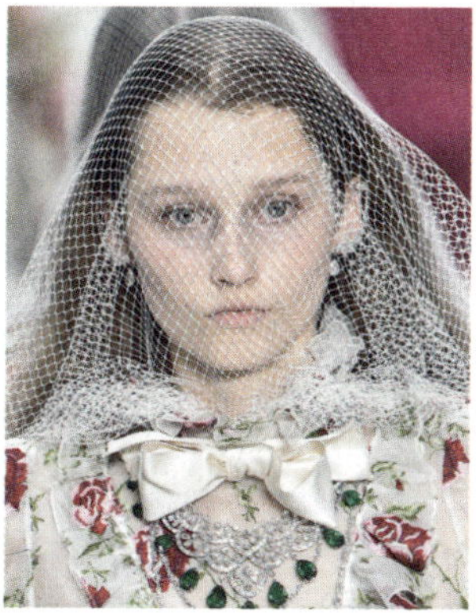

Crisis de puntos focales

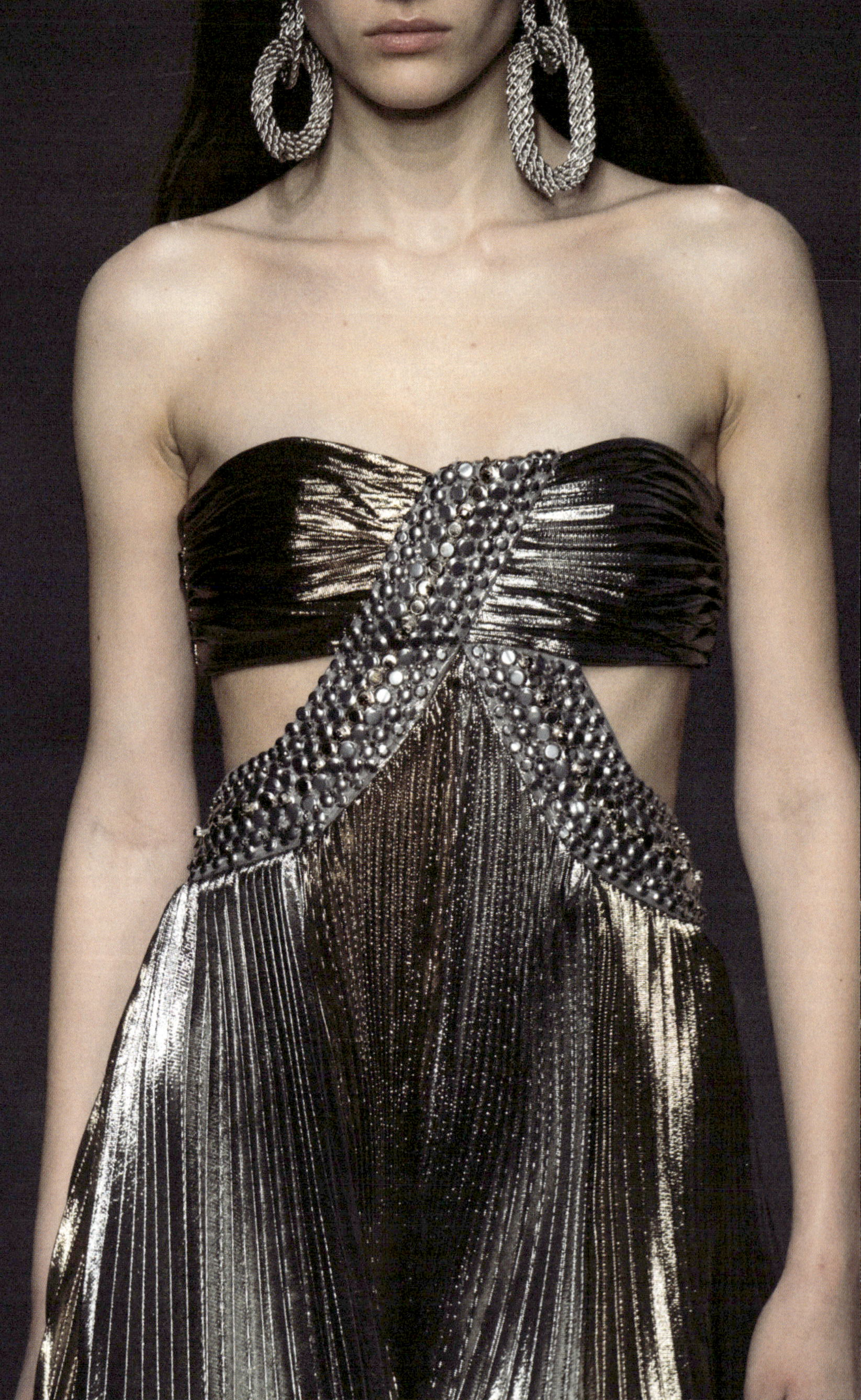

Impacto visual

TEXTURAS

Las texturas de las prendas tienen un valor importante en tu aspecto, pues su peso visual es semejante a la fuerza del volumen o del color. De hecho, incorporar una textura a tu atuendo es equivalente a usar un segundo tono de ropa. De ahí que capitalices su impacto visual a tu favor.

Los tejidos de punto, brocados, *tweeds*, encajes, etcétera, son texturas que atraen las miradas como un imán. Mézclalas entre sí o con prendas lisas para conseguir distintos efectos visuales en tu outfit.

VOLUMEN

Este efecto está proporcionado por la silueta de la prenda y la cantidad de tela que se ha dispensado en su construcción. Una falda plisada, obviamente, tiene más cantidad de material que una recta, y esto lo detecta el ojo humano, no sólo porque lo atrae e indica riqueza visual, sino porque también aporta mayor dimensión en el espacio. Esa característica puede ser fantástica si se usa con maestría, o desastrosa, si se exagera, porque la persona más delgada puede parecer gruesa si se abusa del recurso o no se sabe localizar en el punto clave.

Ejemplos de prendas con volumen son las mangas ajamonadas, los cuellos chimenea, las blusas amplias, los sacos extragrandes, los pantalones *baggy* o con pliegues en la cintura, los pantalones de odalisca, las faldas globo o las corolas y los pantalones de pata de elefante, por mencionar algunas.

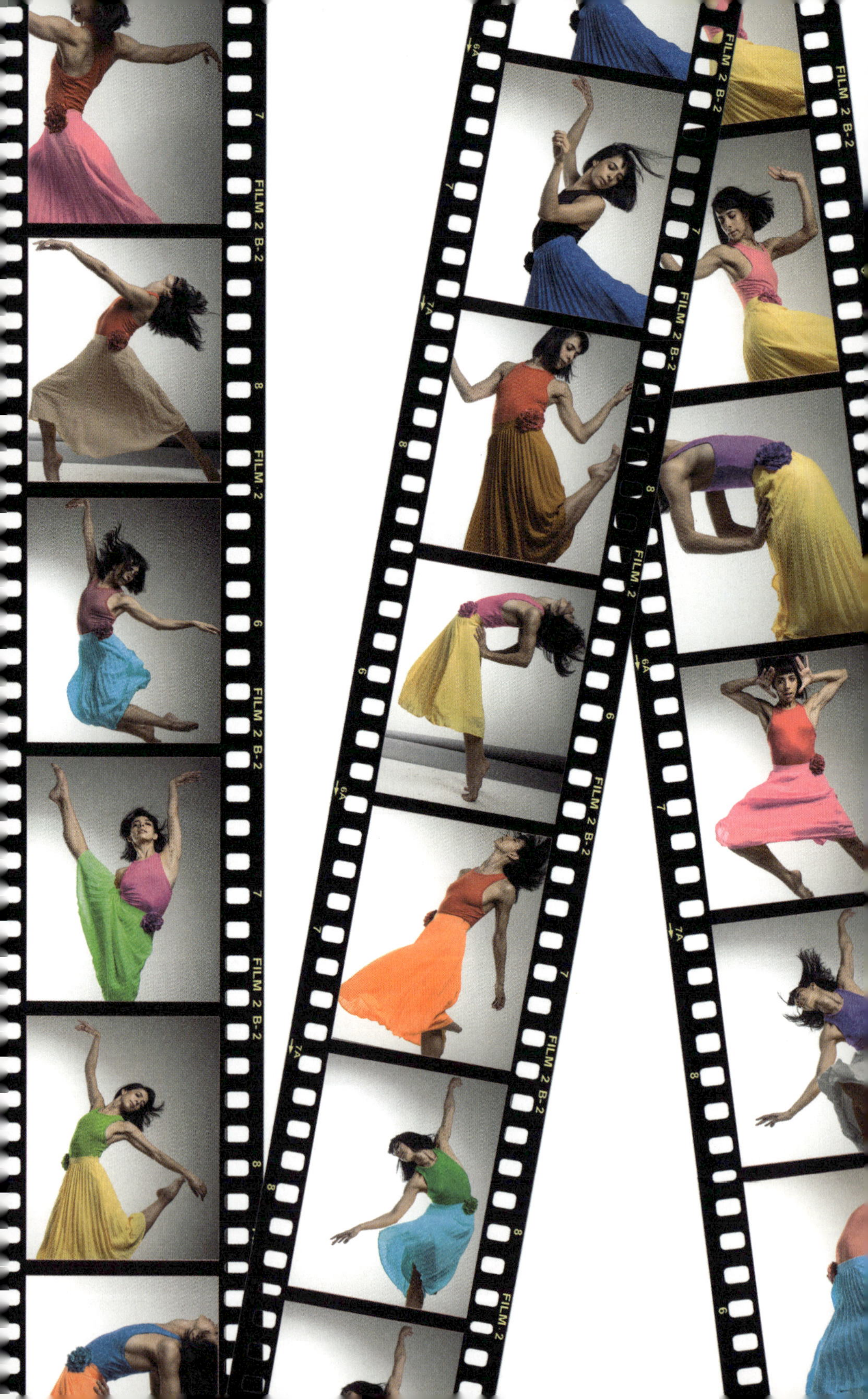
FILM 2 B-2
FILM 2

COLORES

Los colores dan alegría, interés y versatilidad a tu elección al vestir. Pero ¿cuántos son lo máximo que se puede usar? Utilizar uno es una apuesta segura. Dos, cuando contrastan o se complementan, funcionan estupendamente. De hecho la regla tradicional dice que puedes combinar tres a lo sumo.

Si combinar colores no es tu fuerte, opta por ensamblar un atuendo monocromático que conforme una línea vertical definida y favorecedora para después incluir un toque de color que le brinde vida.

El contraste de colores al 50%, que puede hacerse al ponerte un tono distinto entre la prenda superior e inferior, dividirá definitivamente los hemisferios y el cuerpo lucirá partido a la mitad. Esto ayuda cuando quieres marcar una cintura que no existe. Sin embargo, si tu propósito es alargar la silueta, usa un outfit monocromático con un pequeño toque de color, por ejemplo, lleva un traje oscuro con una blusa o camisa blanca, así dejas 75% de un color y 25% de contraste, que sigue funcionando para verte con mayor altura y menor peso, especialmente porque el tono claro forma una línea vertical que te hace ganar altura.

Al combinar colores es importante tomar en cuenta que los tonos oscuros absorben luz, con lo cual no llaman la atención, y los claros la reflejan, por lo que se hacen sumamente protagónicos. Incluso sucede que los tonos oscuros son más efectivos para ocultar los detalles de construcción, como pinzas y costuras, en un atuendo, pero funcionan para disimular el exceso de peso o las curvas no deseadas en el cuerpo.

Coloridos por estaciones

Las cuatro temporadas en que está dividido el año marcan no sólo la temperatura y la flora, sino también los coloridos que son naturalmente utilizados para ir acordes con el paisaje y la época.

- **Primavera: pasteles.** Cuando los días empiezan a alargarse hay una luz suave y cálida, mientras las flores comienzan a surgir

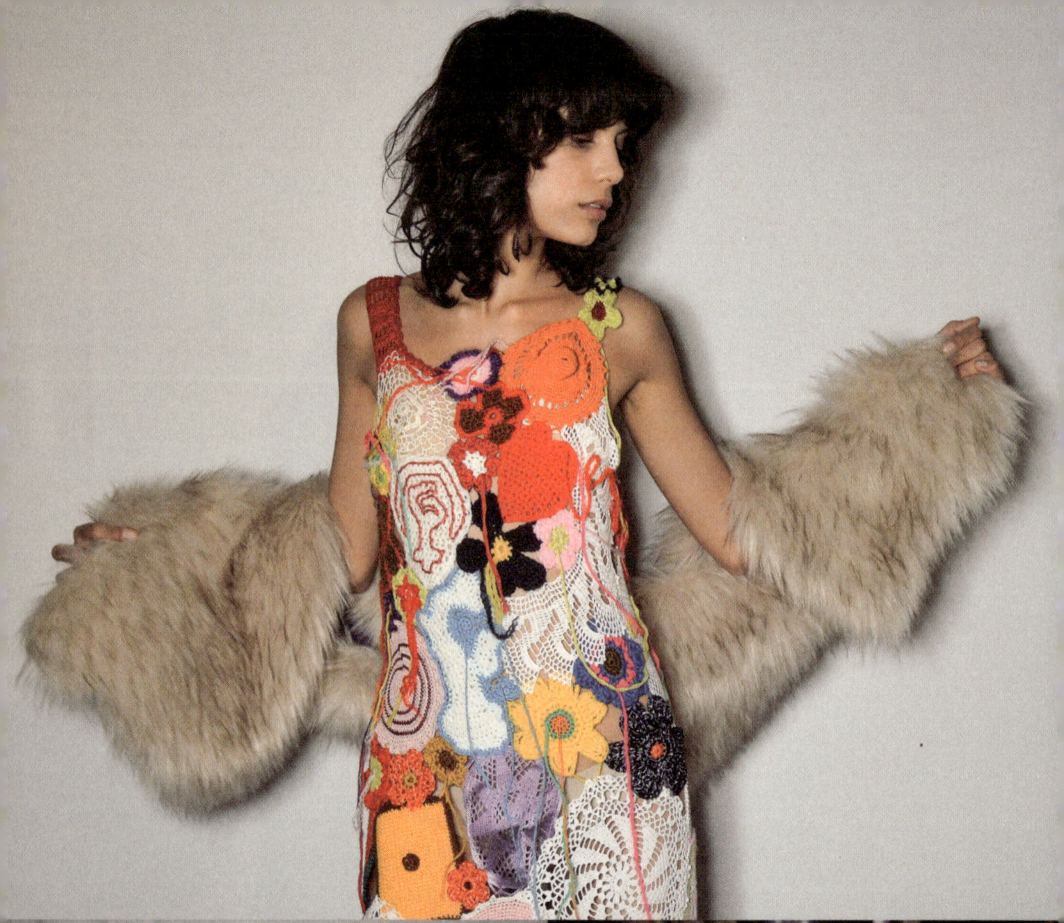
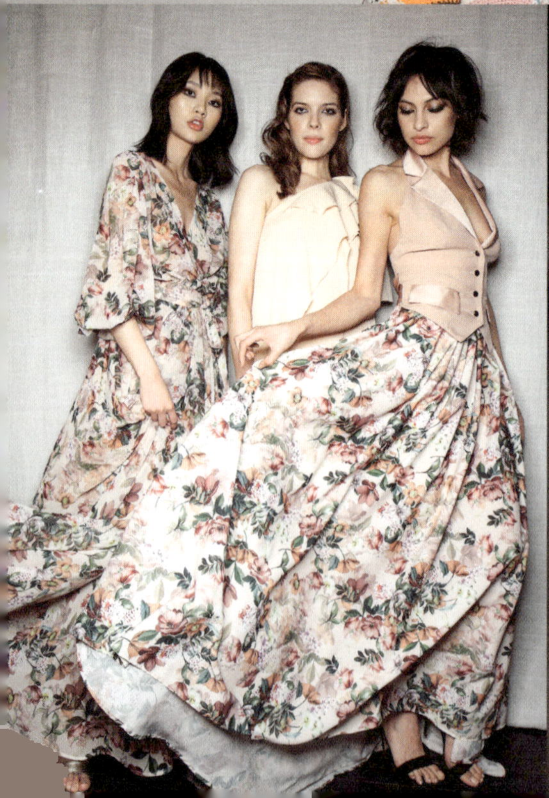
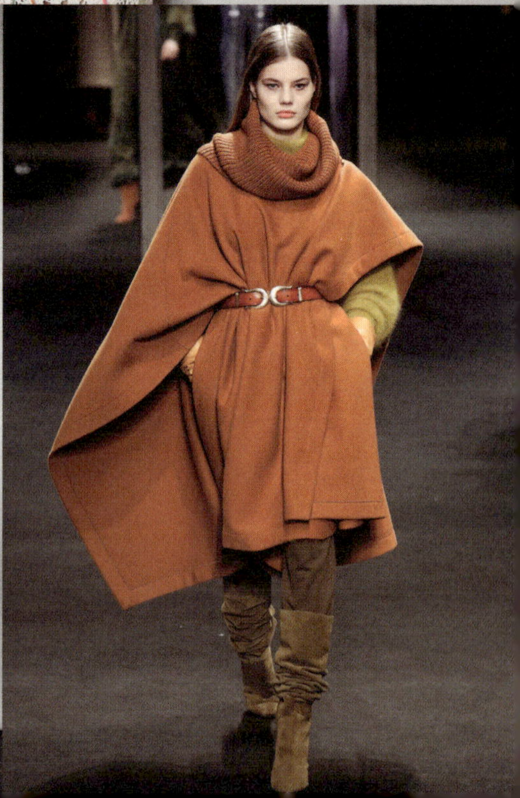

nuestros atuendos toman colores tenues, tan dulces como los pétalos de las rosas. Una camisa rosa convierte a cualquier traje de ejecutivo en un look primaveral. Lo mismo sucede cuando una chica se viste de lila, salmón, azul cielo o amarillo claro.

- **Verano: brillantes.** La temperatura sube considerablemente, la luz del día se prolonga e intensifica, haciendo que cualquier escenario luzca alegre y en plena celebración. ¿Cómo podría sorprendernos que las prendas de vestir y sus accesorios se mimeticen con el turquesa del mar, el naranja del sol o el verde fresco de una limonada? La piel se descubre, pero los colores vibran de felicidad.
- **Otoño: terrosos.** En el momento en que el follaje de los árboles se torna dorado y rojo, cuando la temperatura baja y los días se hacen cortos, nuestra ropa cambia sus tonalidades a los colores que se imponen en el paisaje. Ocres, marrones, musgos y vinos se complementan en un conjunto visual rico y sobrio a la vez.
- **Invierno: neutros.** El negro se corona como el tono elegante, práctico y sofisticado que encabeza la lista de colores carentes de intensidad: blanco, crema, camello, café y gris, los cuales completan una paleta discreta que lo mismo se funde con la nieve que con el fuego de una hoguera.

Lo más fácil

Las combinaciones que no tienen riesgo y que jamás te dejarán mal son las siguientes.

Los oscuros

Preferidos porque son favorecedores al estilizar la figura; además, son versátiles y más fáciles de cuidar, pues no se ensucian tanto.

- Negro
- Azul medianoche
- Azul marino
- Chocolate
- Gris oxford

Si bien es cierto que vestir monocromáticamente, al elegir uno de estos tonos, hará que luzcas más esbelta y clásica, también es posible agregar interés a tu atuendo a través de los accesorios y así darle una variedad importante a tu look. Agrega:

- Joyería en dorado, plata, cobre o colores
- Mascadas, corbatas y pañuelos en tonos brillantes
- Cinturones, zapatos, bolsos y sombreros divertidos
- Bufanda, chalina o chaleco en blanco, crema o marfil

En familias

Utilizar toda una gama del mismo tono:

- Marrón: crema, arena, ocre, avellana, caoba, cocoa
- Gris: ostión, perla, pizarra, gris oxford
- Azul: blanco azuloso, azul bebé, azul cielo, azul marino, azul medianoche.

En pares

- Blanco + negro
- Marino + blanco
- Marrón + beige
- Negro + gris
- Rojo + azul
- *Camel* + blanco
- Militar + rojo
- Gris + marino

En tríos

- Azul + blanco + rojo
- Gris + marino + blanco
- Marrón + camello + crema
- Militar + rojo + beige
- Blanco + negro + rojo
- Negro + gris + blanco
- Marino + caqui + crema

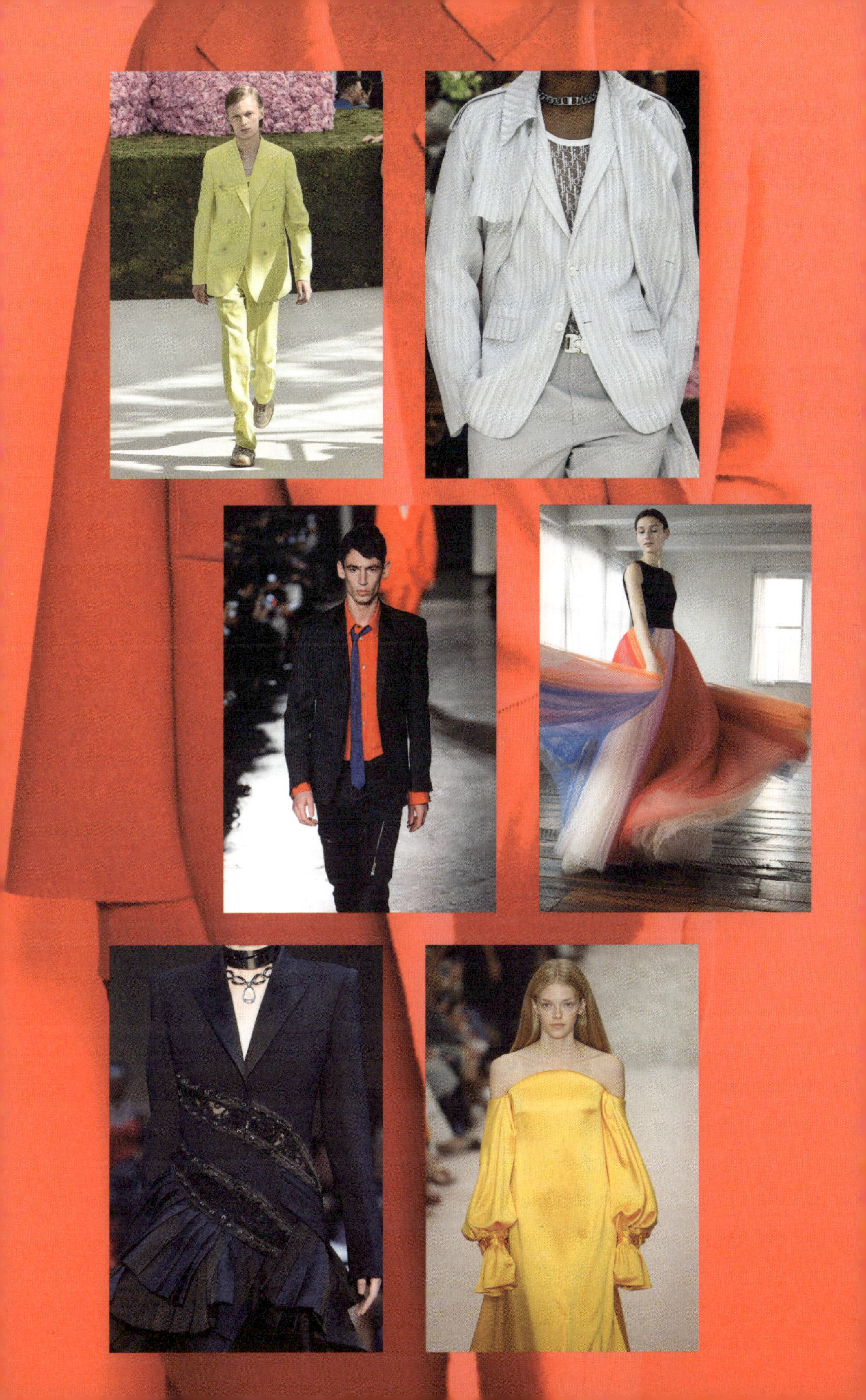

Lo más complicado

Hay combinaciones que difícilmente salen victoriosas. Entre ellas está la coordinación de negros, tratando de hacer un look monocromático, porque varía el tono de fondo de los negros. Algunos son más azules, otros más grises e incluso con matices morados, lo que hace que al juntar prendas negras se vean similares, pero terriblemente diferentes. Algo similar pasa con los grises, los blancos y los azules oscuros.

También hay colores que en lugar de contrastar o contrarrestarse se matan mutuamente, como el gris con marrón, el verde con amarillo y el morado con café; antes se incluía en este grupo al marino con el negro. No obstante, esta última combinación se ha liberado de ese yugo para volverse muy chic cuando está bien ejecutada.

LÍNEAS

Verticales

Cuando el ojo humano se enfrenta con una figura vertical tiende a percibirla como estilizada, estrecha y más larga. De ahí que nos convenga provocar ese efecto en nuestro atuendo.

Estas líneas no necesariamente son estampados, que también aplican, sino puede ser algo tan sencillo como la caída de la prenda, su corte, los detalles de su construcción, como las costuras o pinzas.

Hay sin embargo un efecto que no favorece cuando se trata de rayas verticales en ropa ajustada, y es que las líneas se van ensanchando al unísono con el cuerpo, con lo que se revela cada imperfección en tu silueta. Por eso debes tener cuidado con las lycras, panas o tejidos con esta característica.

Muchas líneas de este tipo forman parte de la construcción de las prendas y ayudan a que la mirada vaya de arriba abajo, favoreciéndote. De ahí que una camisa o blusa con botones al frente o la corbata, cuando cae recta, sea fantástica para propiciar este efecto.

También puedes recurrir al uso de este recurso si te toca compensar una cadera ancha con un detalle de una línea horizontal en pecho u

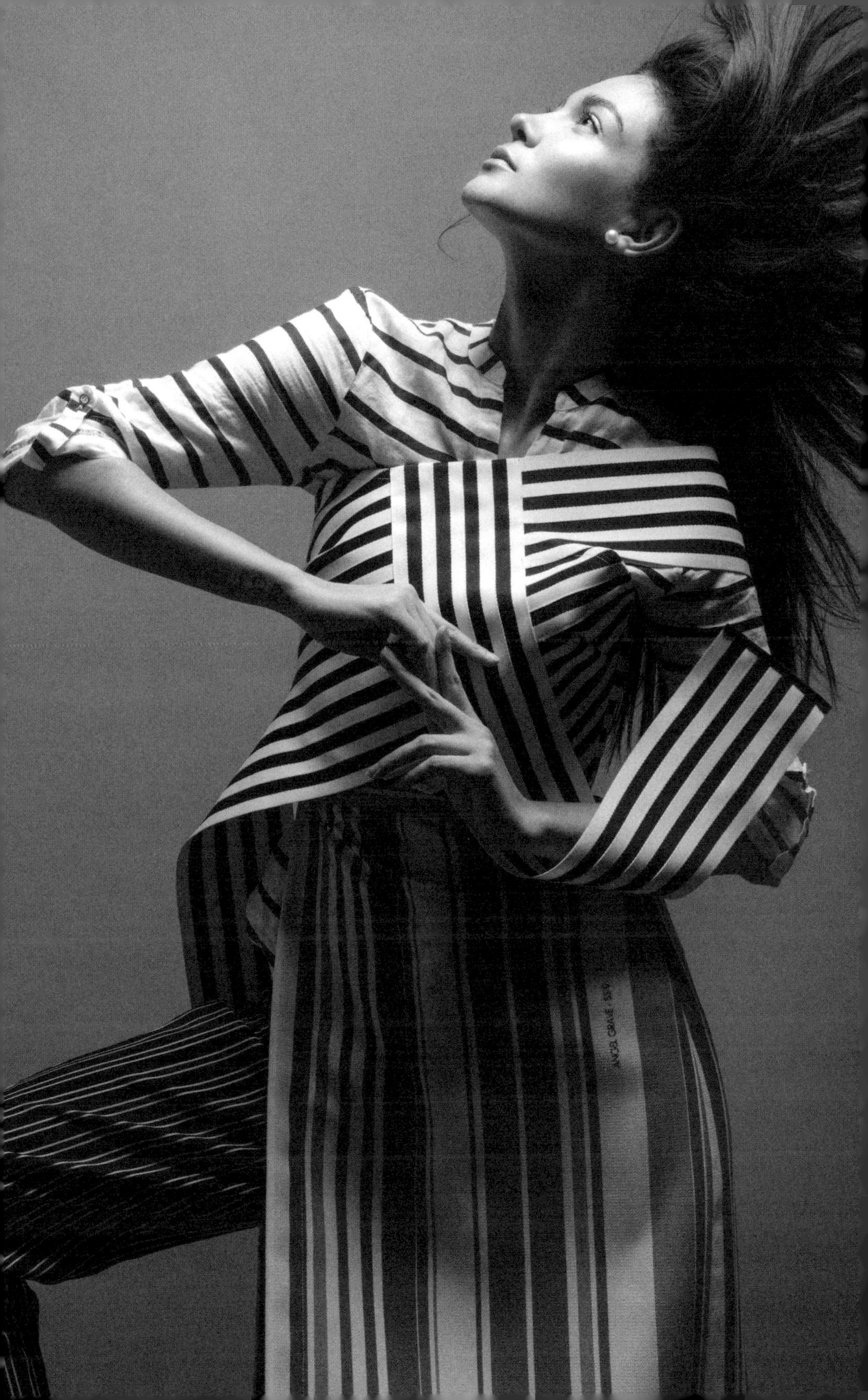

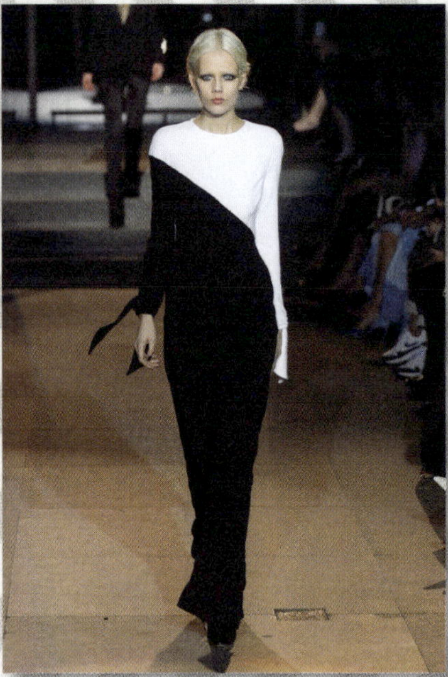

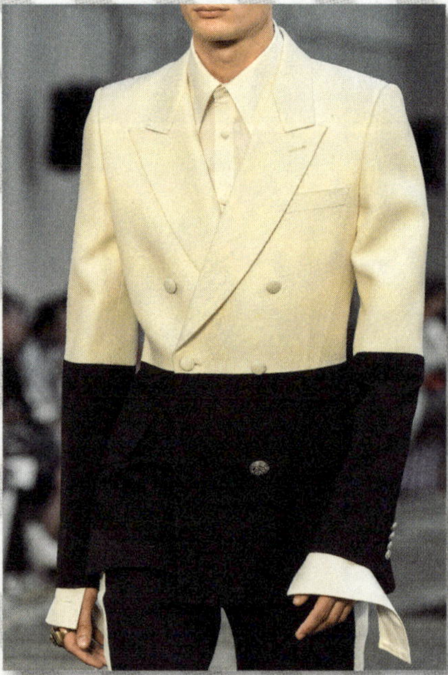

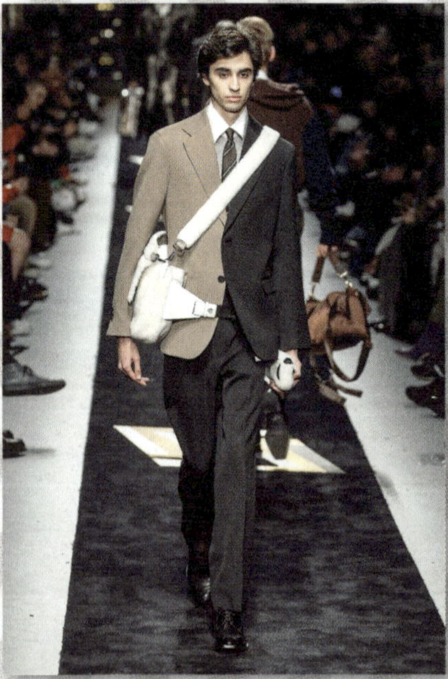

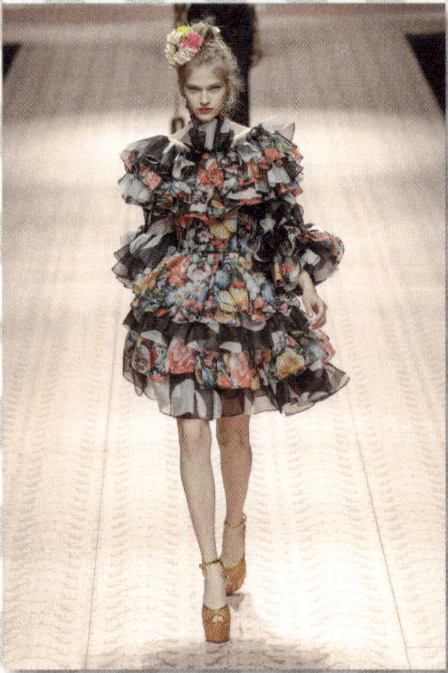

hombros, a través de un bloque de color, una franja de encaje u otro elemento por el estilo.

Horizontales

Contrariamente a lo que sucede con las verticales, provocan que la mirada vaya de un lado a otro, por lo que la percepción parece ensanchar y acortar la prenda y a la persona que la lleva puesta.

Son especialmente complicadas las horizontales anchas o muy espaciadas entre sí, porque la mirada ajena trabaja tanto en apreciarlas que termina dando la impresión de que quien las lleva puestas es más ancho y bajo de lo que es en realidad.

Es inevitable tener líneas horizontales en las prendas, ya que la mayor parte de ellas tienen pretinas, dobladillos y hasta cenefas. Sin embargo, es recomendable mantenerte alejada de aquellas piezas que cruzan una horizontal sobre tu área más ancha, como es el caso de una cadera amplia o un pecho voluminoso.

En algunos casos este tipo de líneas marcadas por una costura puede realizar un corte aparente entre el hemisferio norte y sur, haciendo que tus piernas parezcan más largas si colocas esta división abajo del pecho o da la impresión de alargar tu talle si la ubicas cerca de la cadera.

Diagonales

Llevan el ojo a lo largo del cuerpo, pero con un sesgo, lo que favorece la impresión al estilizarte. Éstas se logran con un cuello en V, un saco que al cerrarse deja un triángulo en el pecho e incluso con faldas en A o pantalones acampanados.

Líneas curvas o círculos

A pesar de ser orgánicas, estas figuras geométricas no son tan favorecedoras porque suman peso visual, con lo que parecerás más ancho y menos alto. Los lunares o las bolas, así como las siluetas que redondean, no son tan populares, aunque, esos sí, no dejan de ser atractivas visualmente.

MATERIALES

También las telas obedecen a la temporalidad. Si la temperatura es baja, el peso del material aumenta, por lo tanto también su aspecto y volumen. Justo a la inversa, cuando hace calor, las telas adelgazan, se hacen ligeras y volátiles, sin aportar ni provocar volumen.

Primavera-verano

- *Ramie*
- Lino
- Algodón
- Rayón ligero
- Seda

Otoño-invierno

- Algodón
- Lana
- Casimir
- Rayón grueso
- Seda
- Nylon

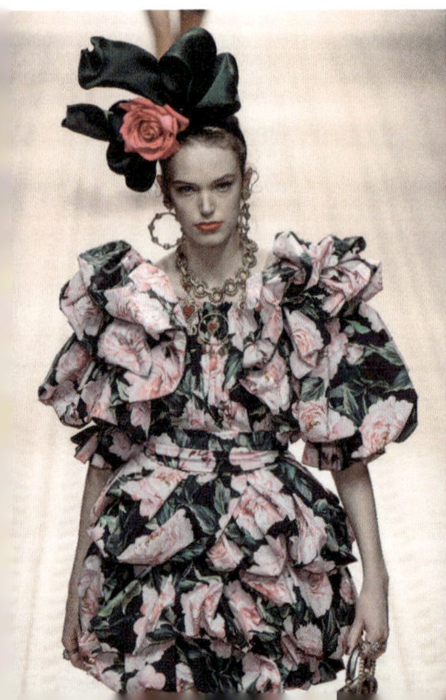
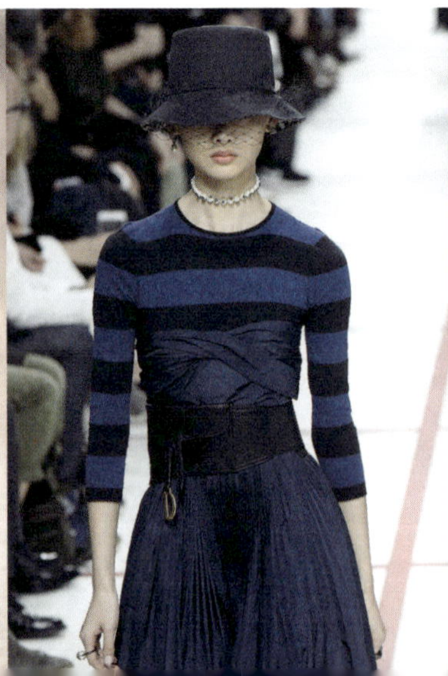
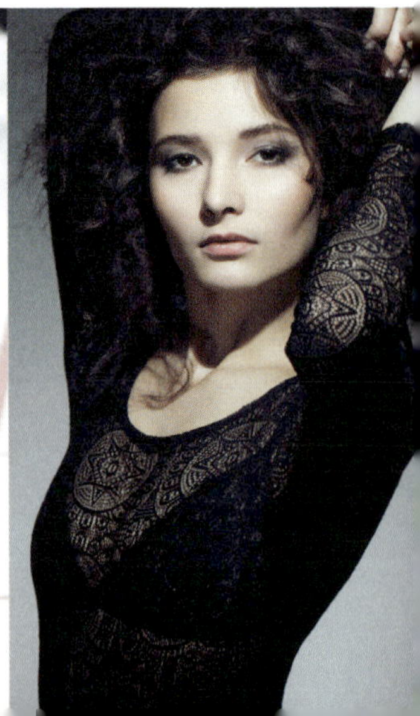

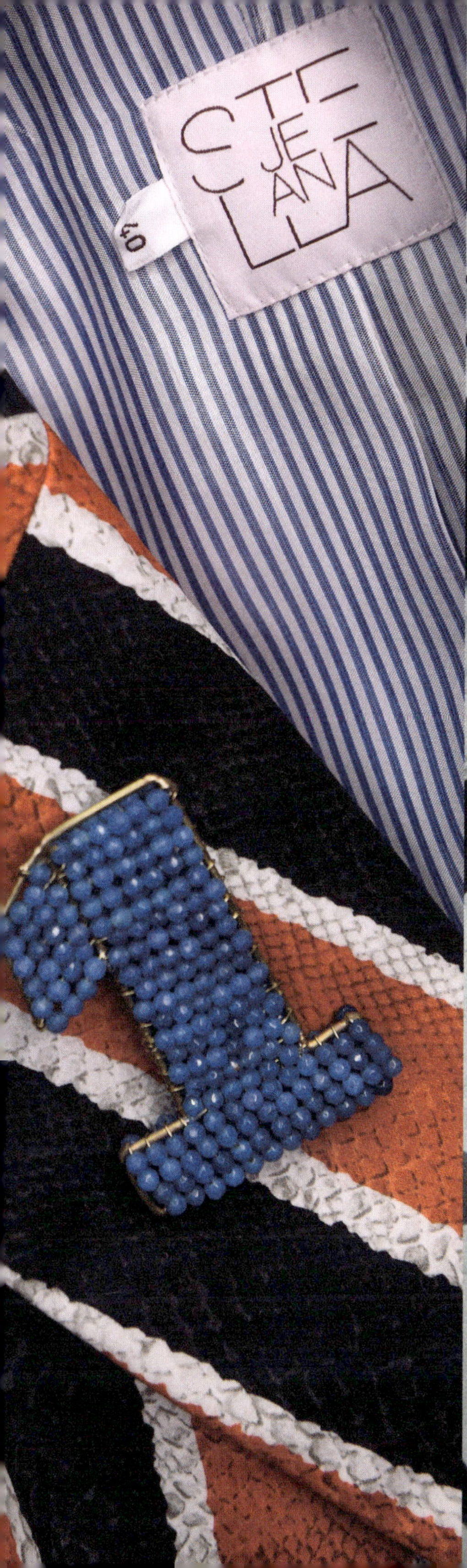

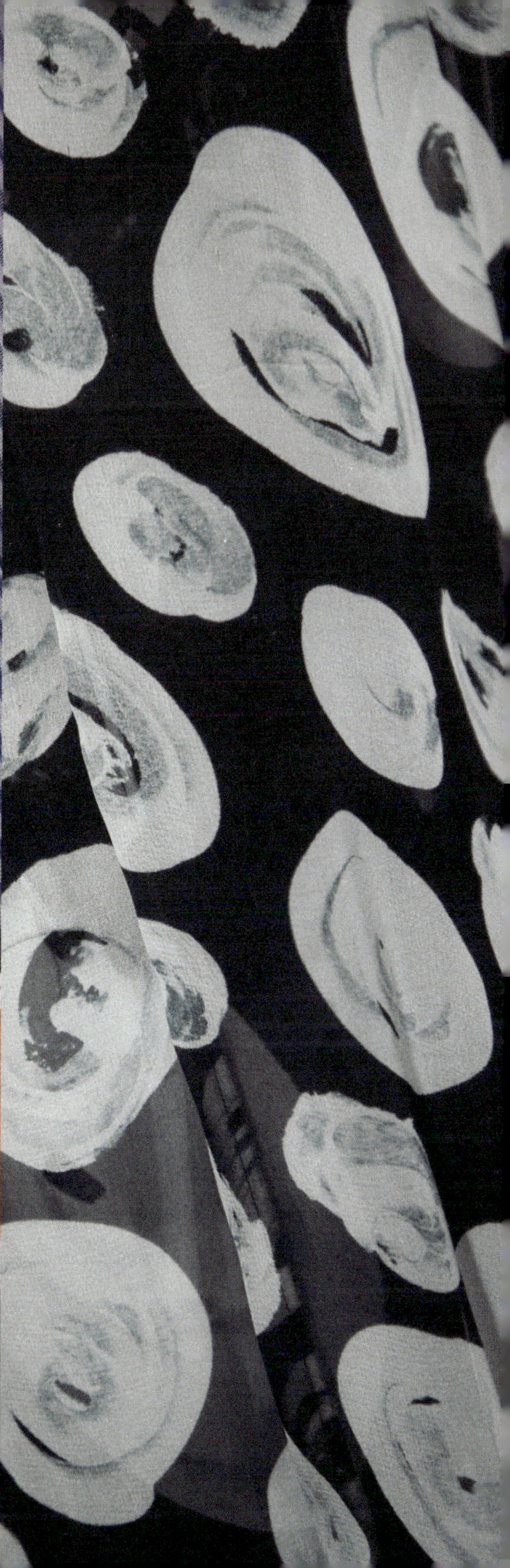

LO QUE PUEDES APLICAR

¿Qué necesita tu guardarropa?

Básicos
Tengo: ______________________________

Me hacen falta: ______________________________

Prendas distintivas
Tengo: ______________________________

Me hacen falta: ______________________________

Piezas de conversación
Tengo: ______________________________

Me hacen falta: ______________________________

Iconos de poder
Tengo: ______________________________

Me hacen falta: ______________________________

Complementos
Tengo: ______________________________

Me hacen falta: ______________________________

Ropa interior
Tengo: ______________________________

Me hacen falta: ______________________________

Accesorios

Tengo:

Me hacen falta:

Joyería

Tengo:

Me hacen falta:

Punto focal

¿Qué puntos focales has logrado posicionar?

¿Qué accesorios o prendas podrían convertirse en tu punto focal?

Ejercicio: prueba usar un mismo outfit y darle diferentes puntos focales.

Combinaciones

Combinaciones a probar:

Dos colores:

Tres colores:

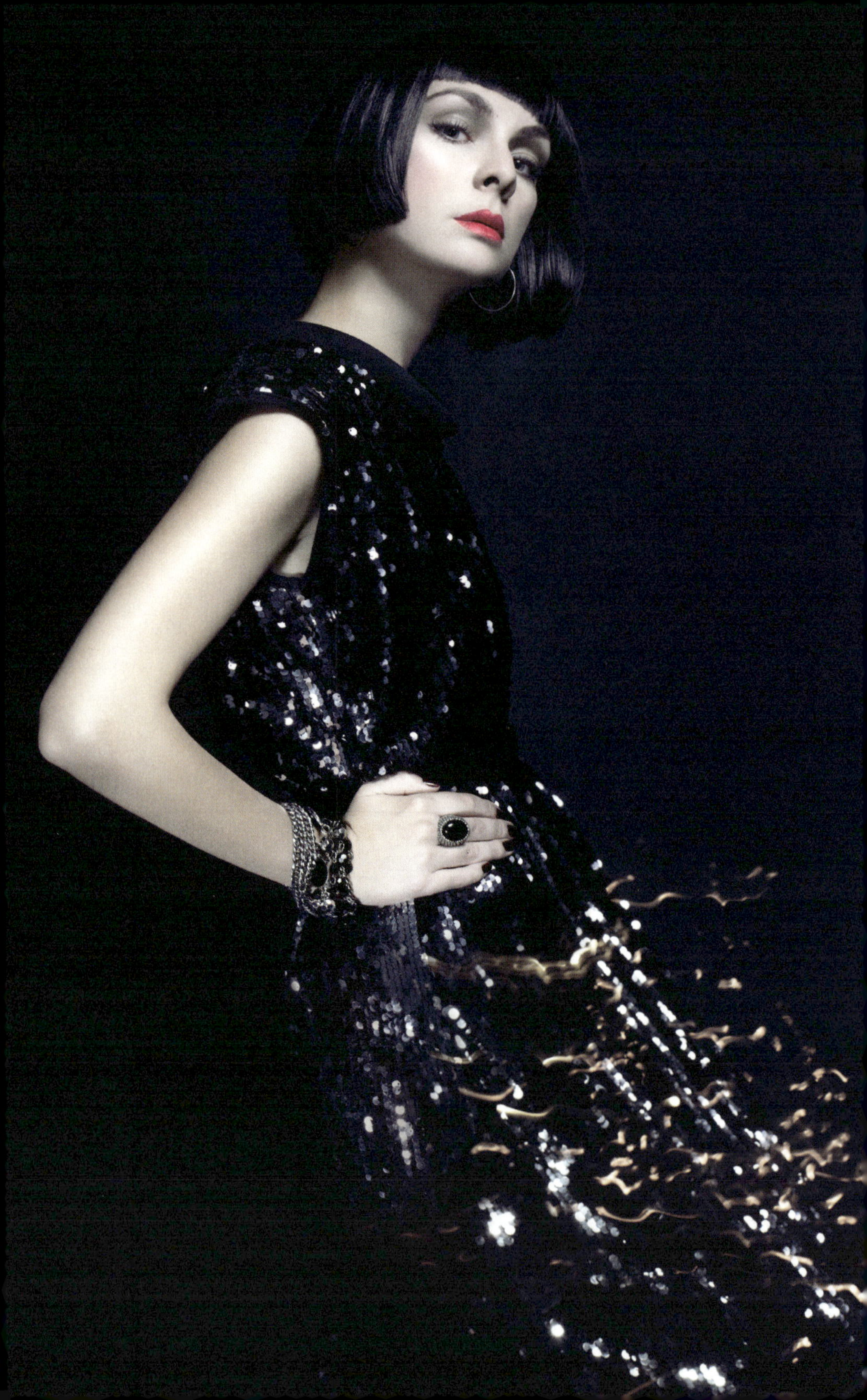

3

Si no te apropias de tu estilo, lo pierdes

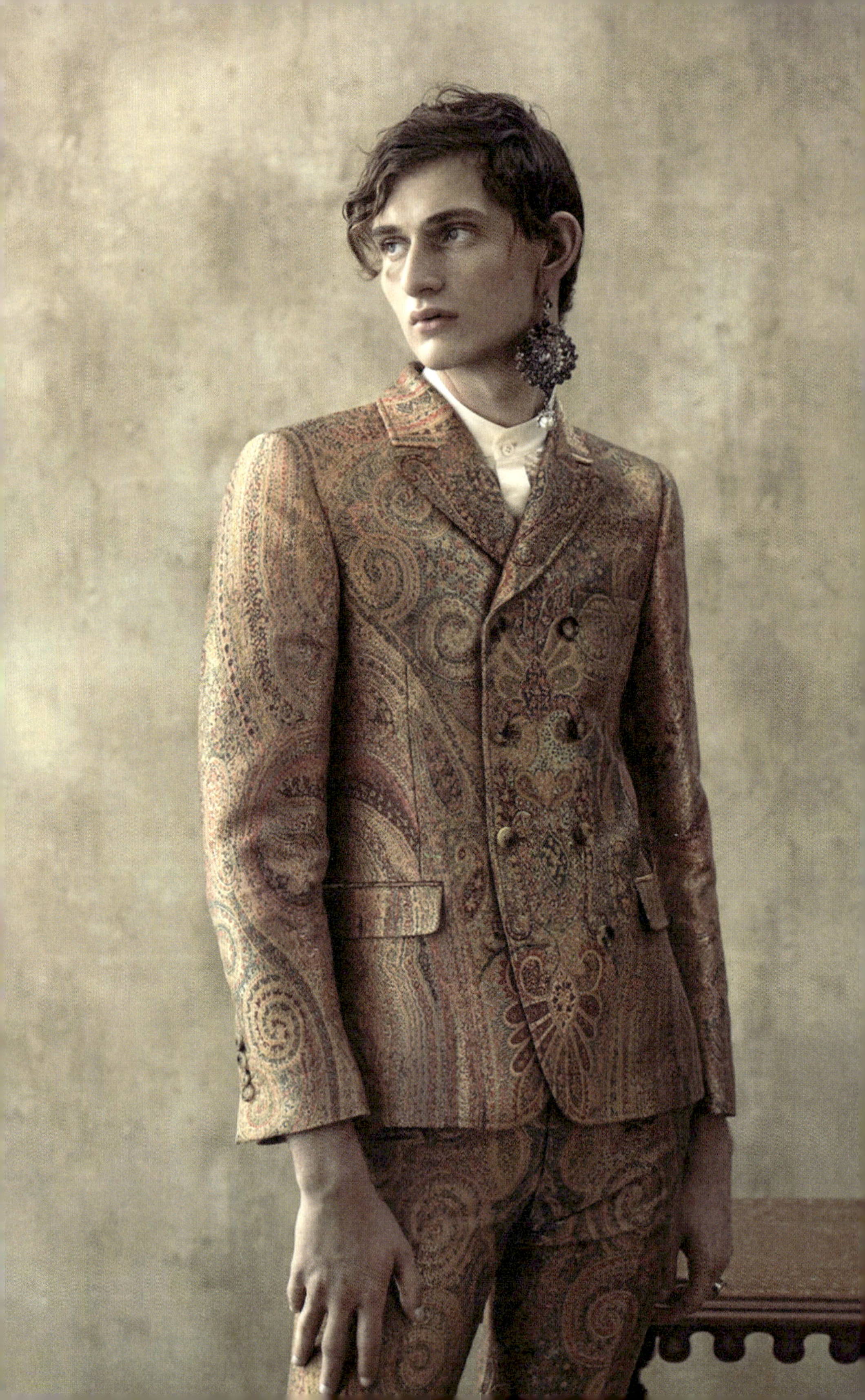

¿Cuál es tu estilo?

Para poder definir estilos habrá que empezar por decir que la mayoría tenemos uno dominante, pero podemos pasarnos a otros dependiendo del humor y del tipo de evento en el que estemos. No obstante, para facilitar la descripción de cada uno, tomaré en cuenta las características que los distinguen y los hacen no sólo identificables, sino también imitables, y añadiré un ejemplo al final en cada caso.

ESTILOS

1) **Atlético.** Deportista que viste con ropa elástica u holgada que facilita el movimiento en su vida y en sus actividades físicas.
   Un hombre que lleva prendas para correr incluso cuando trabaja.
2) **Desaliñado.** Un look relajado que aparenta cierto descuido en la ropa y arreglo personal. El chico de pelo largo que parece no haberse peinado ni rasurado por días y que lleva una camiseta con hoyos y unos pantalones de mezclilla viejos y anchos.
3) **Casual.** Cuando el look es totalmente relajado, sin esfuerzo, aunque de apariencia pulcra.
   Una estudiante que lleva camiseta, jeans y tenis a la universidad.
4) **Clásico.** Sólo usa ropa muy conservadora, en colores neutros y sin ninguna prenda de conversación. Siempre se apega a las reglas y a las costumbres culturales. No sigue ninguna tendencia novedosa y para unirse a la moda requiere que la mayor parte de la gente ya la haya aceptado, por eso se le conoce como un *late adopter*.

Un hombre que no puede cambiar los colores aceptados para camisas, ya que sólo la blanca y la azul van bien con su traje marino.

5) **Romántico.** Este estilo tiene siempre detalles femeninos, como telas vaporosas, colores pastel, bordados y estampados florales; todo en él es romántico.
Una chica que usa un vestido de gasa rosa con flores blancas en el pelo.

6) **Agresivo.** Sin duda, el punk ha tenido su herencia en este tipo de look que utiliza el cuero, los flecos, los tatuajes, los estoperoles, el piercing y el pelo parado generalmente teñido o decolorado.
El chico que lleva toda la piel tatuada, varios aretes en la cara, pelo decolorado y un traje ceñido de cuero con estoperoles.

7) **Bohemio.** Gusta de siluetas sueltas que le proporcionan libertad, gran colorido, artesanías como bordados o tejidos y busca la comodidad, ante todo, por lo que prefiere los zapatos o sandalias de piso, el pelo largo y las bolsas tipo morral.
Una mujer de gran melena roja, aretes colgantes, vestido de algodón con bordados de Oaxaca, sandalias de piso y un morral lleno de libros y papeles.

8) **Sexy.** Aquí la ropa ceñida y escotada, junto con los zapatos altísimos, suelen ser el común denominador. Este estilo considera sexy la revelación y hace evidentes sus curvas a través de siluetas muy entalladas.
Una mujer que lleva una minifalda de lycra y un top de generoso escote, zapatos altísimos y uñas rojas y puntiagudas.

9) **Formal.** Para quien pertenece a este grupo, no importa cuán seria o casual sea la ocasión, siempre hay que ir vestido con elegancia y solemnidad.
Una mujer que va siempre con un traje sastre, no importa si es un desayuno entre amigas o una junta de clientes.

10) **Vanguardista.** Esta persona es rompedora, le gusta experimentar y sorprender combinando proporciones, colores y tipos de prenda, para lucir única y original. Es la primera en probar tendencias nuevas y se conoce como un *early adopter.*

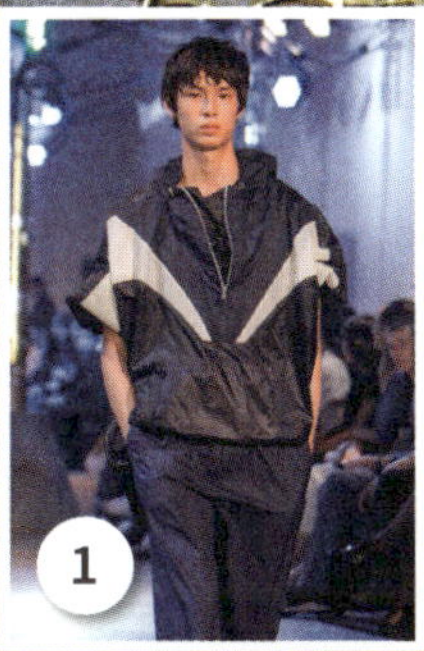
1

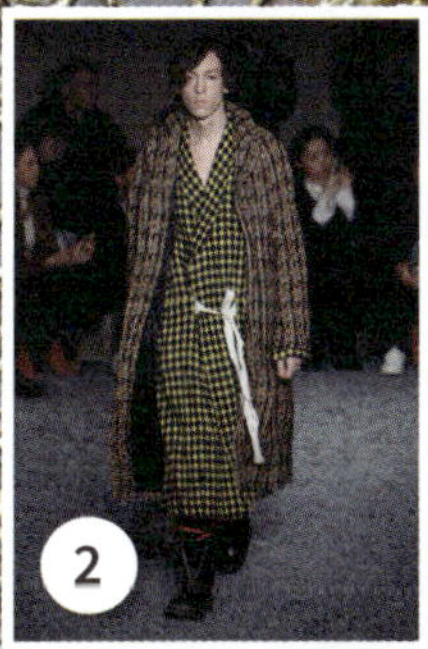
2

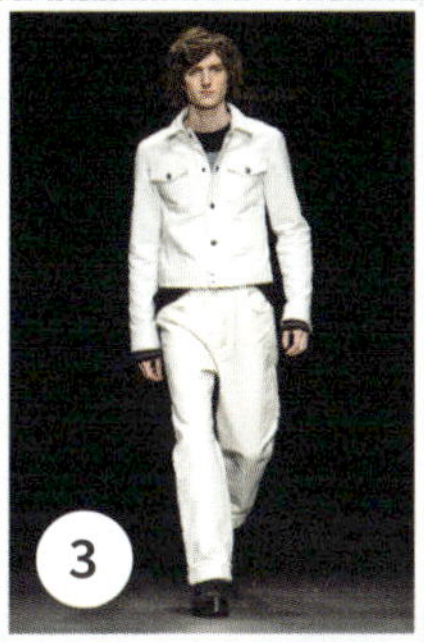
3

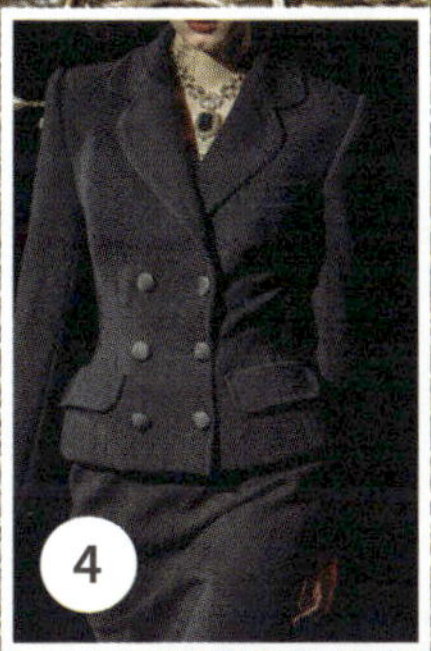
4

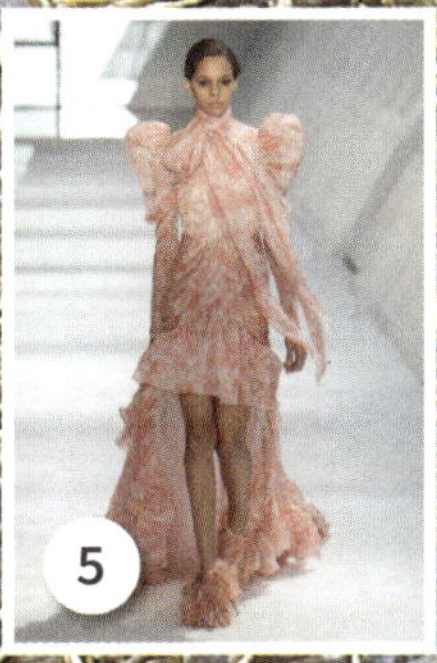
5

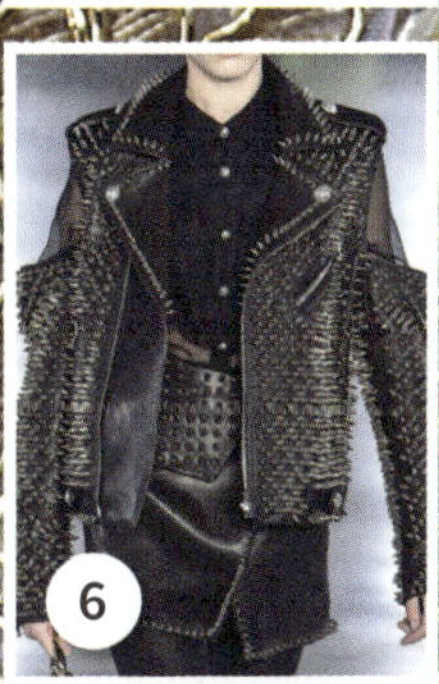
6

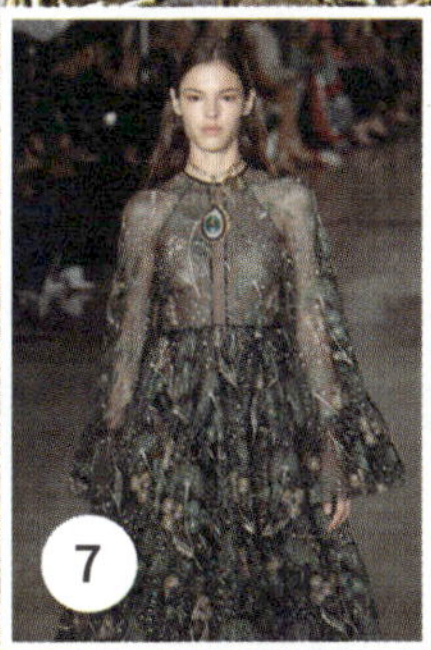
7

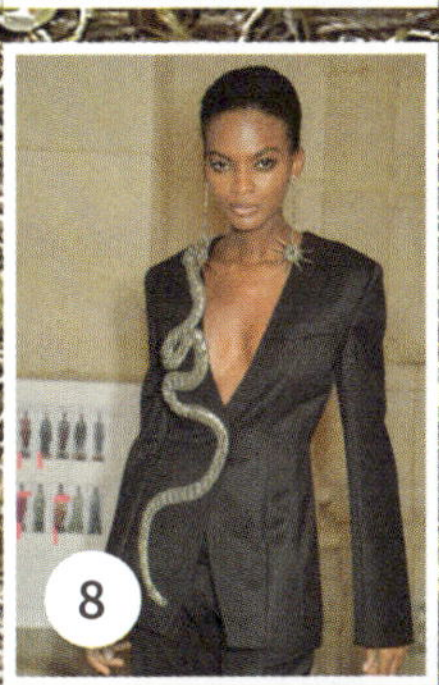
8

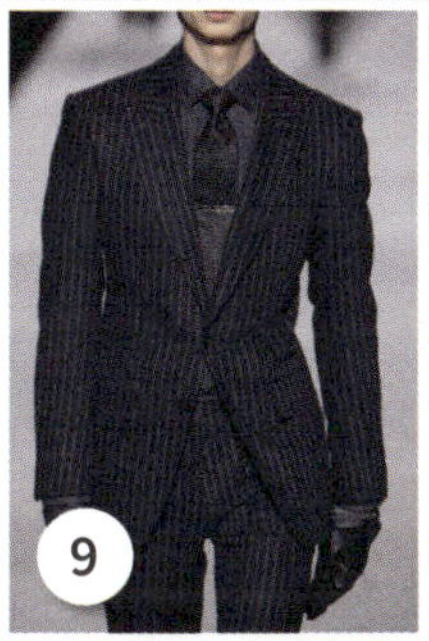
9

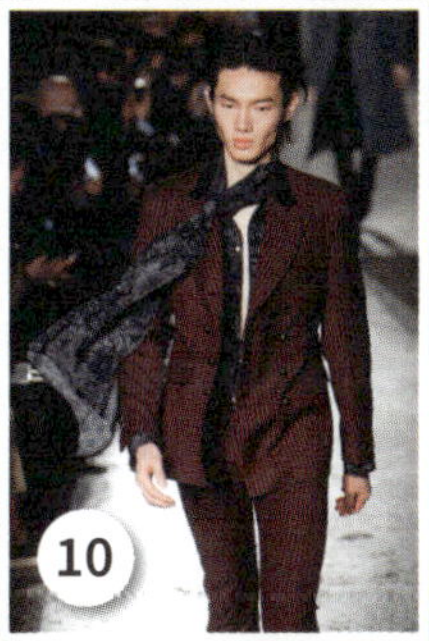
10

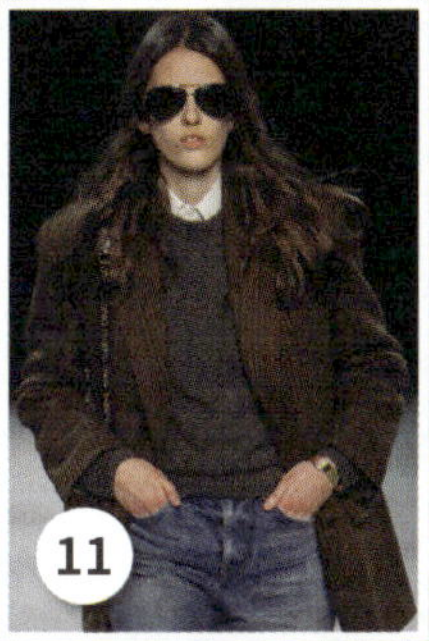
11

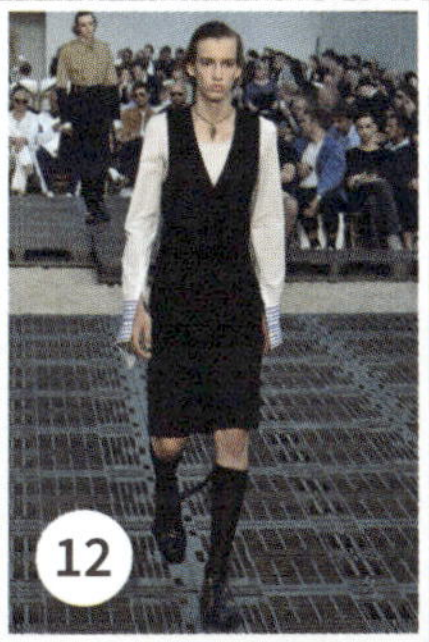
12

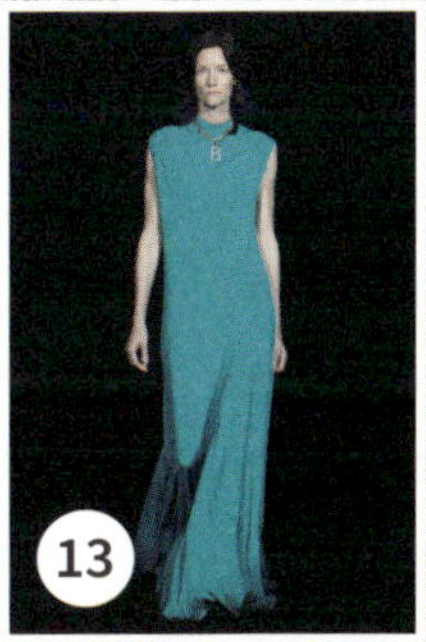
13

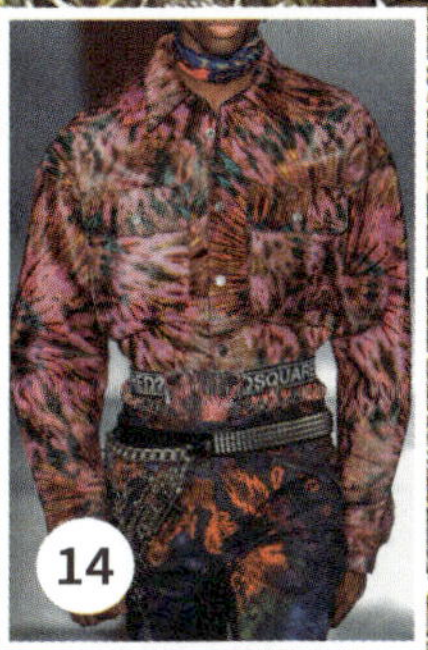
14

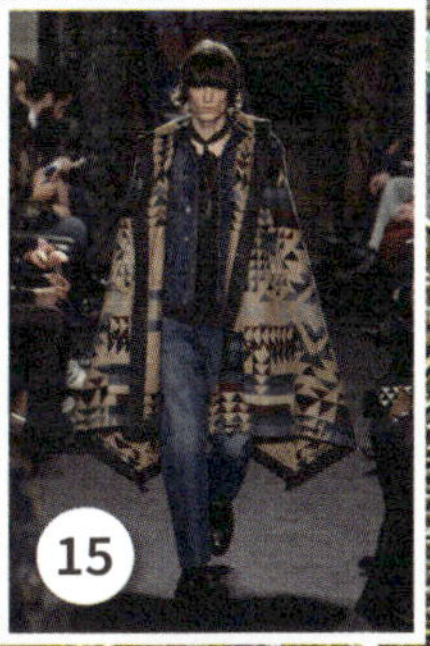
15

Un joven que se presenta a una fiesta vistiendo un caftán y sandalias de cuero, en lugar de los típicos *jeans* con camiseta.

11) Preppy. Si has visto las películas de Harry Potter, ya tienes el look, es como un uniforme estudiantil: camisa, pantalón, falda, suéter, saco, corbata y abrigo, todo como si perteneciera a un internado inglés.
La chica que viste con camisa blanca, jeans y mocasines para salir con su novio.

12) Andrógino. Aquí el punto es destantear a los demás tratando de no definir el sexo a través de la ropa. Esto implica a chicos vestidos de manera femenina o viceversa.
Un hombre que se pone camisa y saco, pero con falda y tacones.

13) Minimalista. Un aspecto que siempre pondera la sencillez. Sutil, sin mayor detalle ni complicación. Puede ser considerado elegante o simplemente austero.
Una actriz que en la *red carpet* lleva un vestido blanco liso, sin ningún accesorio.

14) Maximalista. Justo lo contrario del anterior. Aquí lo importante es la sobredosis de elementos que hace lucir a cualquier persona llamativa o hasta exagerada.
Un artista que lleva un vestido con un colorido estampado, una piel verde perico, botas de plataforma dorada y un sombrero de copa.

15) Ecléctico. Corresponde a quien le gusta mezclar estilos.
Una coordinadora de moda que lleva un traje de Chanel combinado con collares africanos y zapatos bordados en Chiapas.

CÓDIGOS DE VESTIR

Una de las reglas clave del buen vestir es llevar la ropa adecuada para cada ocasión. Pero como resulta imposible adivinar los códigos de todas las culturas, religiones, instituciones o países, se inventaron los *dress codes*, con lo que se nos dicta la propiedad con la que debemos vestir.

Un código de vestir puede aparecer impreso en las invitaciones de bodas, galas e incluso de reuniones laborales. Sin embargo, hay otras que no han sido escritas y que debes conocer a través de los usos y costumbres de quienes frecuentan esos lugares o eventos.

Daré sólo unos ejemplos, para mujer y hombre, del tipo de ropa que se espera para cada situación. Con esa idea podrás elegir ropa similar para poder seguir los códigos sin ser repetitivo. Aquí una lista de las más frecuentes.

- **Etiqueta rigurosa.** Hombres de esmoquin o frac, corbata de moño y zapatos de charol. Mujeres con vestido largo, alhajas, zapatos altos y bolso pequeño en satén o pedrería.
- *Cocktail.* Los chicos deben llevar traje oscuro y camisa, pero la corbata es opcional. Ellas pueden vestir con un outfit que muestre piel a través de escotes sin tirantes, sin mangas, sin espalda o sin hombros. Las telas que utilicen generalmente serán lustrosas y hay uso frecuente de pedrería. Las joyas o bisutería son la ornamentación que complementa los zapatos altos y la bolsa pequeña.
- *Business.* Un traje oscuro contrastante con la camisa clara, corbata y zapatos de agujeta, para ellos. Un vestido sobrio o traje sastre oscuro, con zapatos de tacón, para ellas.
- **Semiformal.** Una combinación de *blazer* oscuro y pantalón gris o beige, con camisa blanca, así como mocasines o zapatos de agujetas, para él. Un vestido de color o traje sastre de pantalón y saco con una blusa colorida o un suéter, así como zapatos o sandalias de tacón alto o medio, para ella.
- *Business casual.* Un outfit menos estructurado, como un vestido de algodón con sandalias de tacón medio o un pantalón con un suéter y botas, para ellas. Un saco *sport*, camisa a rayas y un pantalón más oscuro acompañado de mocasines, para ellos.
- **Casual.** Unos caquis, camiseta y tenis para ambos sexos.
- **Casual chic.** Jeans, camiseta y tenis, pero con un saco *sport*, para él. Camiseta, jeans y zapatos de ante y tacón altísimo, para ella.
- *Sport.* Ropa deportiva, ya sea elástica, como los *leggins* para bici o pants más holgados, acompañados por tenis.

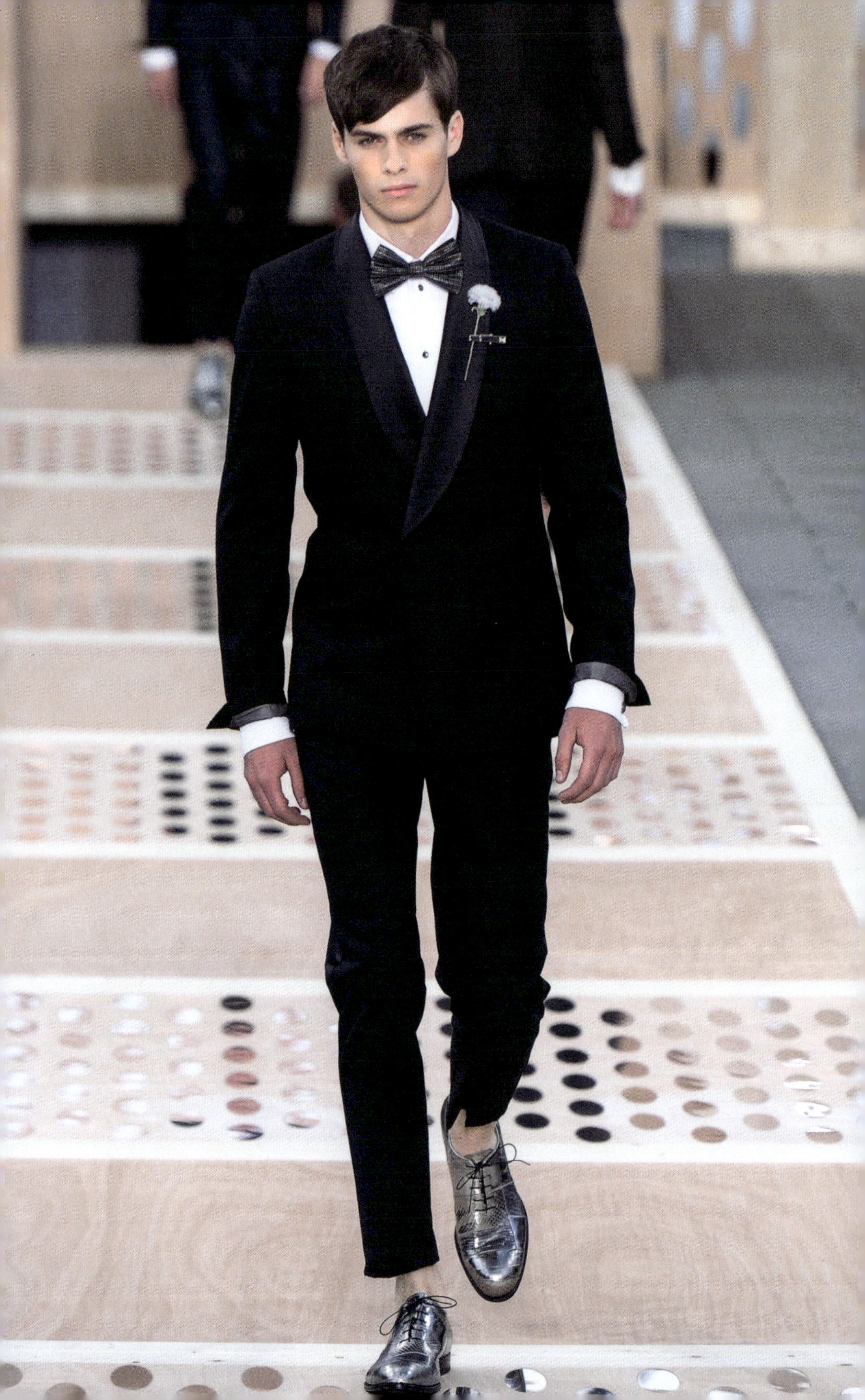

- **Casual playa.** Shorts, bermudas, falda o vestido vaporoso, con sandalias de tacón o piso, para ella. Shorts o bermudas, camisa de manga corta o camiseta, sandalias o *top siders*, para él.
- **Formal playa.** Traje de lino o algodón con camisa clara y mocasines sin calcetines, para él. Vestido largo vaporoso y sandalias de tacón corrido o de piso con pedrería, para ella.
- ***Casual friday.*** Blusa o camiseta, jeans, zapatos altos y joyería, para ella. Jeans o caquis, camisa o camiseta, saco *sport* o chaqueta de cuero, tenis o mocasines, para él.
- **Uniforme.** El traje que designa y entrega la empresa para unificar a sus empleados y que debe llevarse con los accesorios permitidos. En algunas compañías admiten que los zapatos y la joyería sean de la elección del personal, lo cual funciona como un buen recurso para expresar tu individualidad y tu estilo.

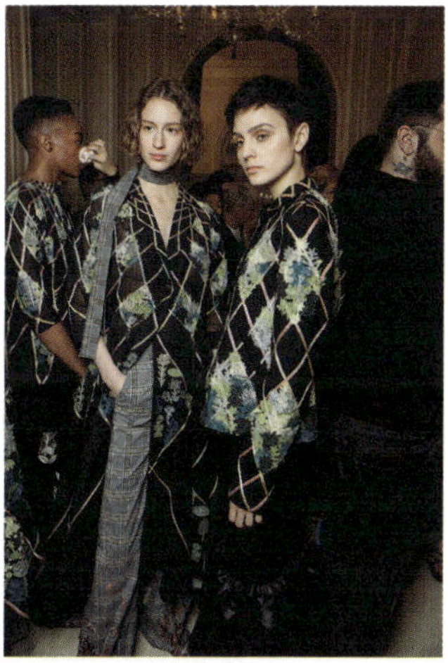

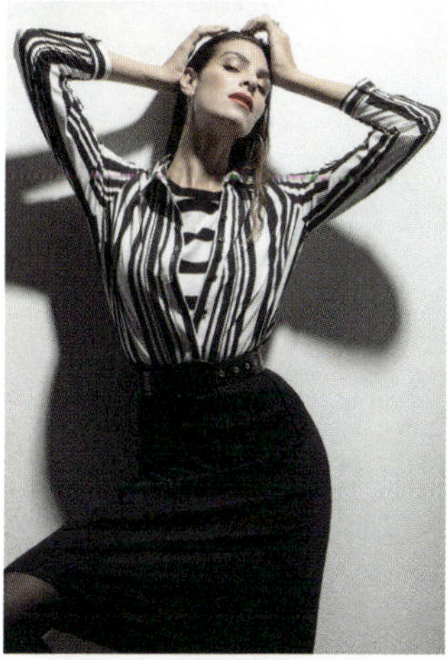

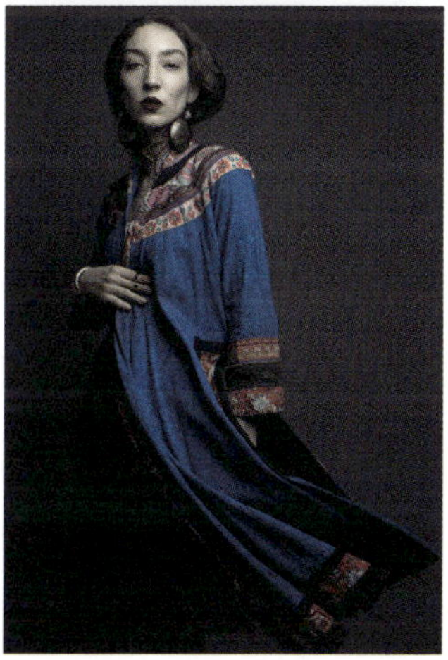

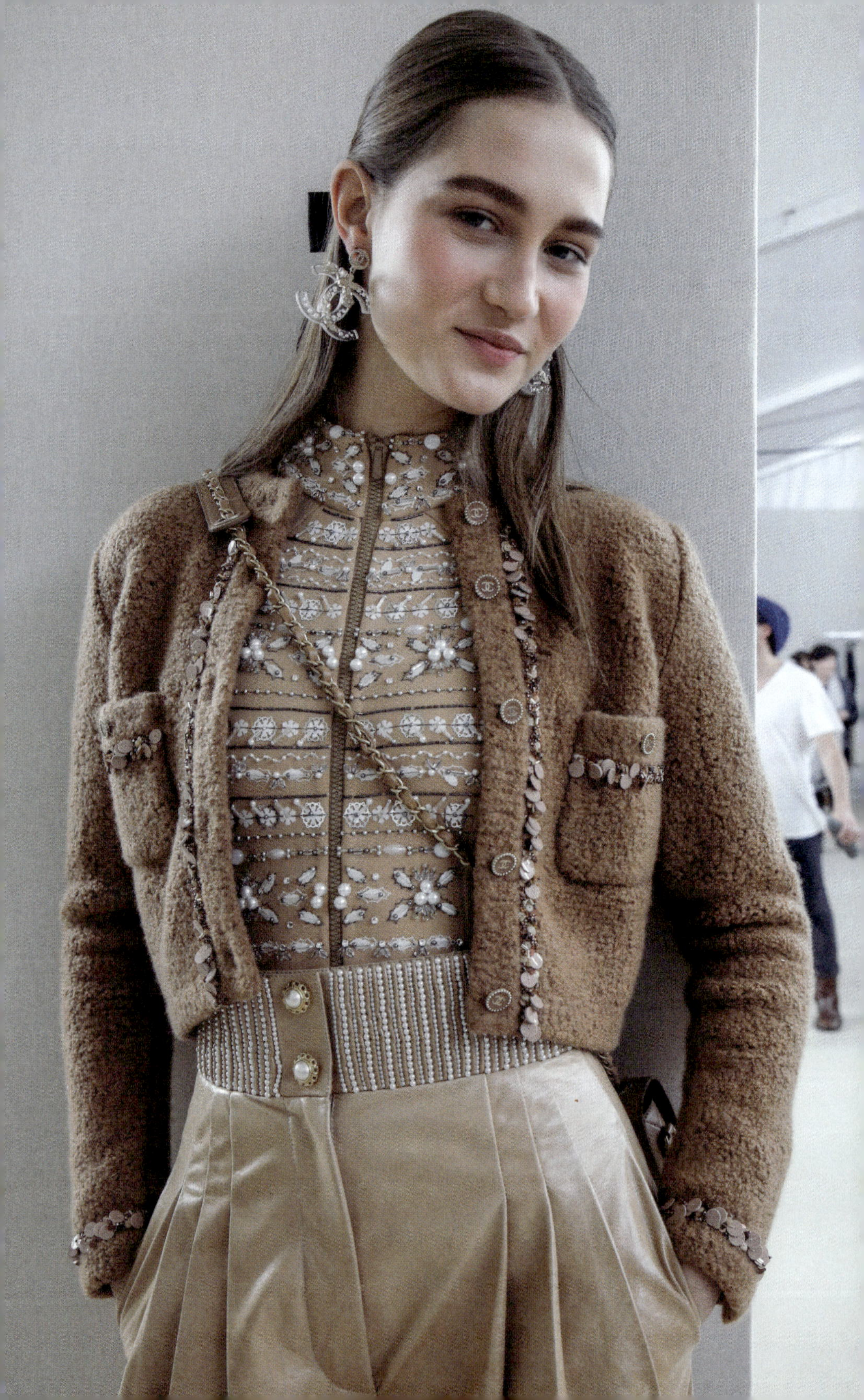

PROTOCOLO

Cada industria o profesión tiene su particular forma de vestir. Para poder pertenecer y sobresalir en cualquiera de ellas, debemos dominar sus códigos y entender las reglas no escritas.

- **Leyes, finanzas, consultorías.** La ropa estructurada, como trajes y vestidos de tela pesada, es lo que impera. Los zapatos son formales: en ellas son de tacón y en ellos de agujeta o mocasines estilizados. Las corbatas suelen ser esperadas para un protocolo muy formal, pero, si se trata de un evento de día o menos riguroso, puedes omitirla.
- **Diseño.** Por su carácter creativo, la vestimenta se relaja al punto de que hombres y mujeres apuestan por su comodidad. Camisetas, suaves suéteres, caquis, jeans y vestidos holgados se acompañan de calzado confortable.
- **Comunicación (publicidad, publicaciones).** A pesar de que esta industria necesita movilidad, tiene un contacto importante con los clientes y, por lo tanto, es ligeramente más formal que la anterior. Los hombres suelen vestir en camisa, pantalón y si acaso una chaqueta, omitiendo el saco. Nada de corbatas, a menos de que los jefes o clientes sean muy formales. Para ellas, las coordinaciones de camiseta, suéter o blusa van perfectamente con falda o pantalón y unos zapatos de tacón o piso.
- **Arte.** Donde hay materiales para crear arte se necesita ropa cómoda que se pueda manchar y lavar. De ahí que el algodón es la fibra imperante: camisetas, camisas, pantalones, vestido y suéteres holgados, ligeramente desgastados e incluso manchados van muy bien con este perfil. El calzado suele ser suave y confortable.
- **Marketing y RR. PP.** La convivencia con los clientes influye en que estos profesionales no pueden apostar por la comodidad antes que por su imagen. El uso de combinación de saco y pan-

talón o del traje, con o sin corbata, no es raro para los hombres cuando pretenden ganar una cuenta o hacer una presentación importante. Los vestidos con estructura, los traje sastre o las coordinaciones de blusa acompañada de falda o pantalón, con sus zapatos de tacón, son el común denominador para las mujeres. Cuando el marketing o las relaciones públicas son para marcas relacionadas con moda o comunicación, los límites se difuminan, permitiendo que la gente vista más *trendy* y sofisticada o incluso de manera casual.

- **Bienes raíces.** Si bien esta profesión requiere ganarse la credibilidad de los clientes, no se puede esperar que la corredora de una casa llegue con un tacón altísimo y ropa de última moda. El verdadero reto es verse profesional y poder caminar o exponerse a visitar propiedades que pueden o no estar en construcción. Camisa y caquis, con zapatos todo terreno para ellos; blusa y pantalones, con zapatos de piso o botines para ellas, cuando la propiedad está en construcción. La ropa se normaliza si se trata de una propiedad que ya está funcionando como casa u oficina.
- **Tecnología.** El trabajo en este sector poco tiene que ver con la moda o el contacto con los clientes. Por eso, no es de sorprender que vistan lo más confortable posible y, en más de una ocasión, parezcan un tanto desaliñados. Caquis o jeans suelen acompañarse de camisetas, sudaderas o suéteres grandes. Los tenis, sin duda, son los reyes en este contexto.
- **Academia y ciencia.** Los maestros y los científicos no están esperando impresionar a nadie con su elección de ropa, por ello suelen vestir cómodamente, dando preferencia a las prendas suaves que les dan movilidad, confort y una imagen amigable. Camisetas, camisas y pantalones, con zapatos cómodos como mocasines, zapatos o sandalias de piso son lo estándar.
- **Política.** El político tiene que vestir para los extremos: cuando quiere verse como una autoridad o lucir como una persona responsable hace uso de trajes y vestidos estructurados, calzado formal y bolsos o portafolios rígidos. Pero en el momento en que de-

sea ser percibido como parte del pueblo transforma su look para que sea suave: una guayabera y pantalón casual para él; un vestido estampado de tela suave y zapatos de tacón medio, para ella.

- **Ama de casa y padres de familia.** El trabajo de casa o paternal no es cualquier cosa: requiere de movilidad, comodidad, versatilidad y, muy importante, poderse ensuciar y lavar. De ahí que las fibras naturales, especialmente el algodón, sean muy efectivas. Camisas, camisetas, vestidos y pantalones holgados, flexibles y que resistan toda clase de actividades y manchas son importantes, lo mismo que un par de zapatos con los cuales se pueda brincar, escalar, jugar en la tierra o mojar sin ninguna preocupación.

EVENTOS SOCIALES

- **Bautizo o primera comunión.** Estos eventos ocurren generalmente durante la mañana. Se trata de celebraciones religiosas que implican asistir a una ceremonia en la iglesia y muy probablemente a una reunión entre familiares y amigos, en donde adultos y niños son bienvenidos. Eso quiere decir que tienes que considerar todos estos factores para elegir tu atuendo: ropa semiformal que sea propia para la iglesia y cómoda para pasar unas horas entre amistades y sus hijos. Un vestido o conjunto de falda/pantalón y blusa es perfecto para una mujer. Un traje claro con camisa sin corbata es ideal para un hombre, aunque, si los anfitriones suelen ser más relajados, unos caquis y una camisa de manga larga funcionarán igualmente.
- **Bar Mitzvá.** En las ceremonias religiosas judías, cuando los niños cumplen 13 años, hay que considerar si se trata de un evento en una comunidad ortodoxa, pues el código de vestimenta será definitivamente más sobrio. En una situación así, los miembros de esa sociedad van a practicar el *tzniut* o recato, cuya filosofía es que la ropa nunca tenga mayor importancia que la persona que la porta y, por lo tanto, se espera que la vestimenta exprese esta modestia.

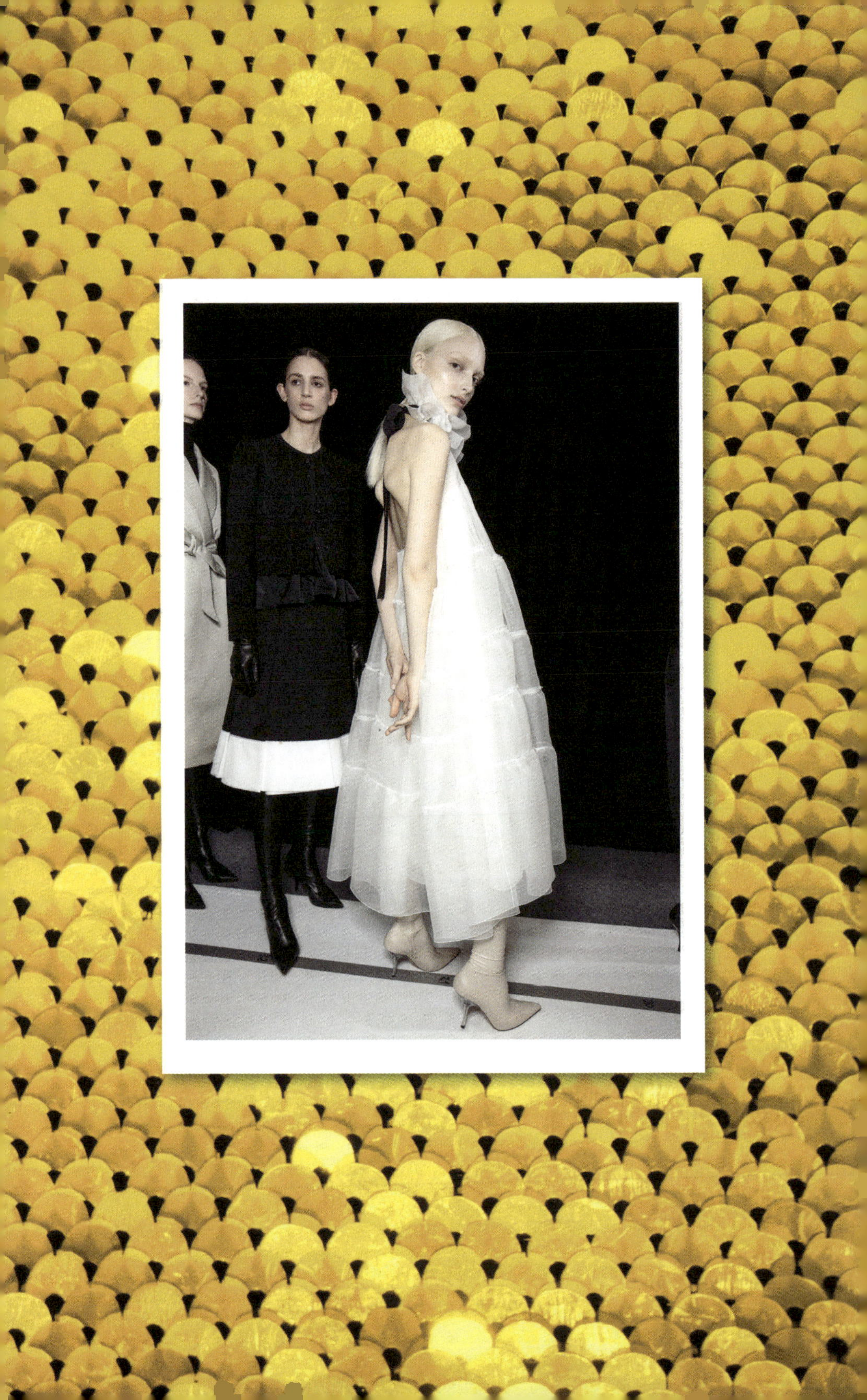

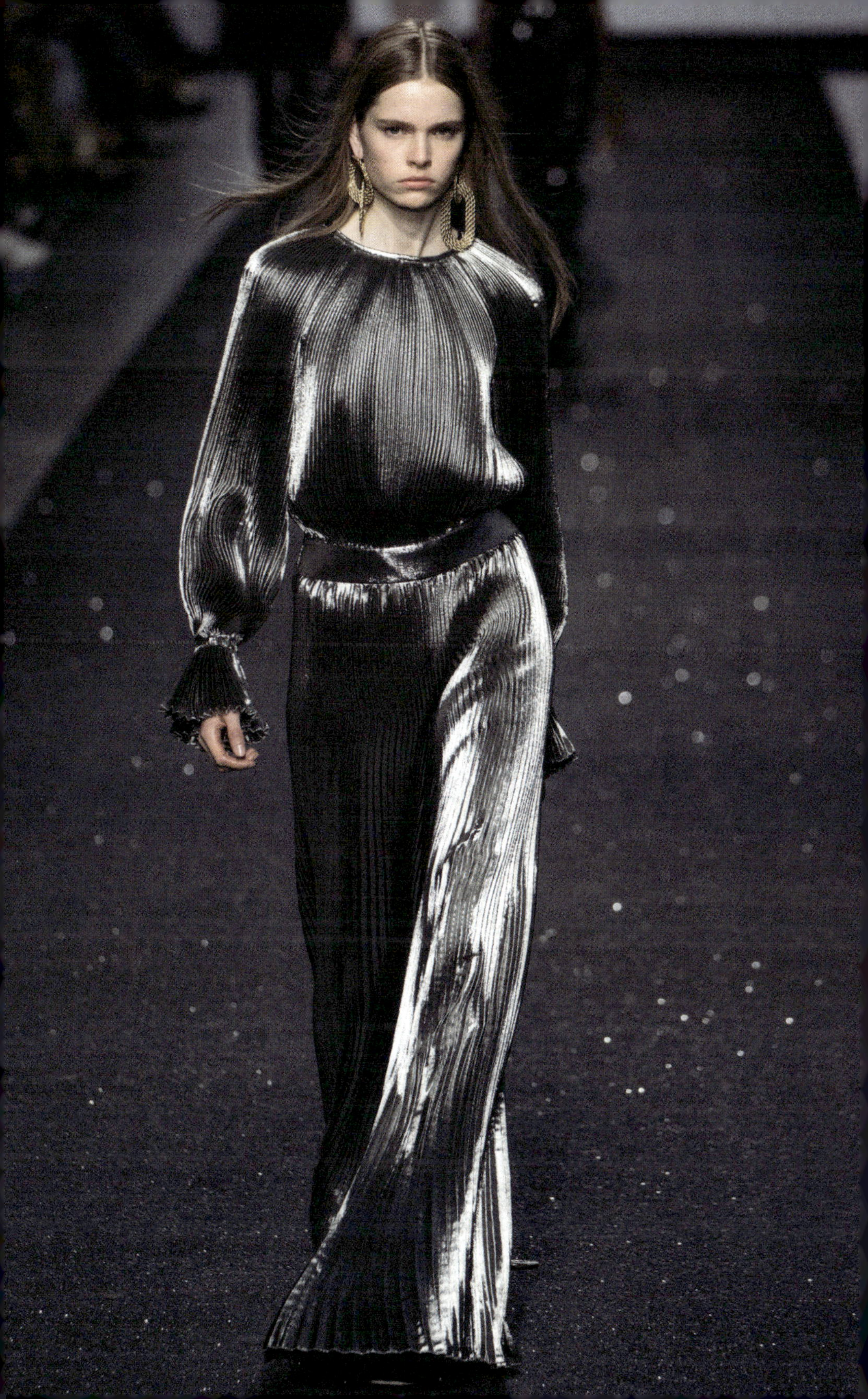

Las mujeres, en estos casos, deben tomar en cuenta los siguientes requerimientos para vestir acordes con esta tradición: todas las prendas como blusas, suéteres, camisas o vestidos deben tapar hasta el cuello, evitando el escote; las mangas deben llegar debajo de los codos y los hombros no pueden ir descubiertos. No se permite llevar pantalones o ropa ajustada y las faldas deben cubrir la rodilla, aun cuando las mujeres estén sentadas. Además, las casadas deben usar peluca o mascada en la cabeza, ya que se considera que la cabellera es seductora. No se permite la utilización de colores llamativos como el rojo.

Cuando en la celebración judía la comunidad no es ortodoxa, ya sea un Bar Mitzvá o una boda u otra, no será necesario guardar las reglas del recato. Como en cualquier otra situación social de relevancia para la familia anfitriona, la vestimenta dependerá de la hora en que se llevará a cabo la ceremonia. Eso implica vestir elegante, pero con ropa propia para el día cuando es temprano: vestido, traje sastre o coordinado, para ellas, y traje claro o combinación de saco *sport*, camisa y pantalón, para ellos. Si se trata de un festejo en la noche, los vestidos largos para las mujeres y los trajes oscuros o el uso de esmoquin para los hombres, en caso de que especifique el *dress code* de etiqueta rigurosa, es lo adecuado.

- **Presentación con la familia política.** Para nadie debe ser sorprendente que ésta sea una oportunidad para dar una gran impresión a suegros, cuñados y concuños. Pero, ¡cuidado!, no quieras exagerar en tu formalidad ni tampoco en tratar de parecer alguien que no eres. El primer punto por considerar es cuál es el lugar y la situación en la que estarás frente a ellos. Si se trata de una cena de gala, obviamente debes ir con tu mejor atuendo y con un arreglo personal impecable. En cambio, puedes llevar un outfit mucho más relajado si vas a ir a una comida familiar el domingo. Eso no quiere decir que uses jeans, camiseta y tenis, porque, aunque sea tu estilo de fin de semana, es importante que, en tu primera vez, tus suegros lean que te estás esmerando para halagarlos: un pantalón de casimir o de gabardina y una camisa, para él, y un vestido o coordinado de pantalón/falda y blusa semiformal, para ella, crearán una impresión adecuada y poco a poco romperás el hielo, para poder vestirte con tu estilo y buen gusto en un futuro cercano.

- **Presentación con los hijos de tu pareja.** Esta introducción es más estresante y trascendente que conocer a la familia política porque, en general, las prioridades de un padre o una madre siempre estarán con los hijos, y es importante simpatizarles. Aquí no se trata de impresionarlos con marcas caras o tu buen gusto, aunque este último jamás sale sobrando. Lo fundamental es que te sientan cercano y, para ello, no hay nada como la ropa suave, como las siluetas holgadas y los materiales agradables al tacto. Así que, en lugar de presentarte con tu outfit de cuero y estoperoles o un traje formal con corbata, busca que la ocasión amerite que vayas cómodo y relajado. Un pantalón casual acompañado de un suéter y mocasines, para él; una falda vaporosa con un suéter o una blusa suave y femenina, para ella.
- **Boda.** Para una mujer el secreto para sentirse estimulada vistiendo para una celebración como ésta, y disfrutarlo, es que se ponga un pequeño reto: cambia tu peinado, experimenta con un maquillaje nuevo, estrena tu nuevo vestido o dale una vuelta al traje negro usando joyería de fantasía, en lugar de las perlas que ya todo mundo te ha visto. Las mujeres jamás deben vestir de blanco o marfil en una boda, a menos de que así lo pida el *dress code*, pues esos tonos están reservados para la novia. Los hombres vestirán generalmente formales, lo cual implica un traje claro si es de día u oscuro si es de noche, con camisa blanca y corbata. La excepción suele darse cuando la fiesta se realizará en un sitio en el que hace calor, en donde se omiten las corbatas e incluso puede llevarse una guayabera de lujo, si la ceremonia es de día.
- **Primeras nupcias.** A los enamorados que van a dar por primera vez el sí, sea en un templo o en una boda civil, les corresponde vestir como las estrellas del evento. Esto no implica que los dos abusen de los detalles u ornamentos, pero sí precisa cuidar los de-

talles y arreglo personal de ambos. Tanto él como ella deben elegir un traje que los haga sentir especiales, favorecidos y seguros. No es momento para experimentar con el look: un nuevo corte de pelo, el maquillaje vanguardista que viste en una revista o ponerse un traje entalladísimo porque así salió en la pasarela de Dior. Los novios deben verse como son, pero cuidados y, desde luego, felices. De hecho, es esa alegría lo que hace que la gente diga que no hay novia fea (ni novio). La futura esposa debe ser muy precavida de que su vestido tenga un *fit* perfecto, para que no se le vea jalando el vestido porque se le cae o indispuesta después de la cena por lo apretado que le queda su atuendo. Los zapatos, en ambos casos, son determinantes para que los contrayentes gocen de su fiesta y lleguen a la luna de miel con los pies enteros y memorables momentos.

- **Segundas nupcias.** Estas parejas tienen algo que vale oro: experiencia. Para tomar la segunda decisión no sólo de casarse, sino de volver a hacer una fiesta, es seguro que tienen en cuenta que lo más importante de esta ceremonia es compartir un momento especial, más que impresionar a la sociedad con su boda. Así las cosas, de todos modos los novios deben mostrar interés en lo que llevarán puesto y su arreglo personal. La mujer puede optar por nuevamente vestir de blanco, con traje largo, velo y ramo; después de todo, es la primera vez que se casa con ese hombre. Él, del mismo modo, puede ser tan elegante o casual como lo dicte el *dress code* de su boda, sin olvidar que debe lucir como el anfitrión y coprotagonista de esta grata celebración. Si eso implica ponerse un elegantísimo frac o llevar un caftán de lino blanco y pararse frente a la playa, el único requisito es que se vea radiante y cuidado porque va a casarse con el amor de su vida.
- **Celebración de cumpleaños, aniversario o ascenso.** Al vestir para una fiesta, puedes empezar por entender dónde será el evento y quiénes estarán presentes. Comencemos de menos a más. Una cena con tu pareja: ésa sería la ocasión ideal para lucir encantadora, pero considera que si lo que te apetece es terminar la velada de manera romántica, el mejor efecto para verte y sen-

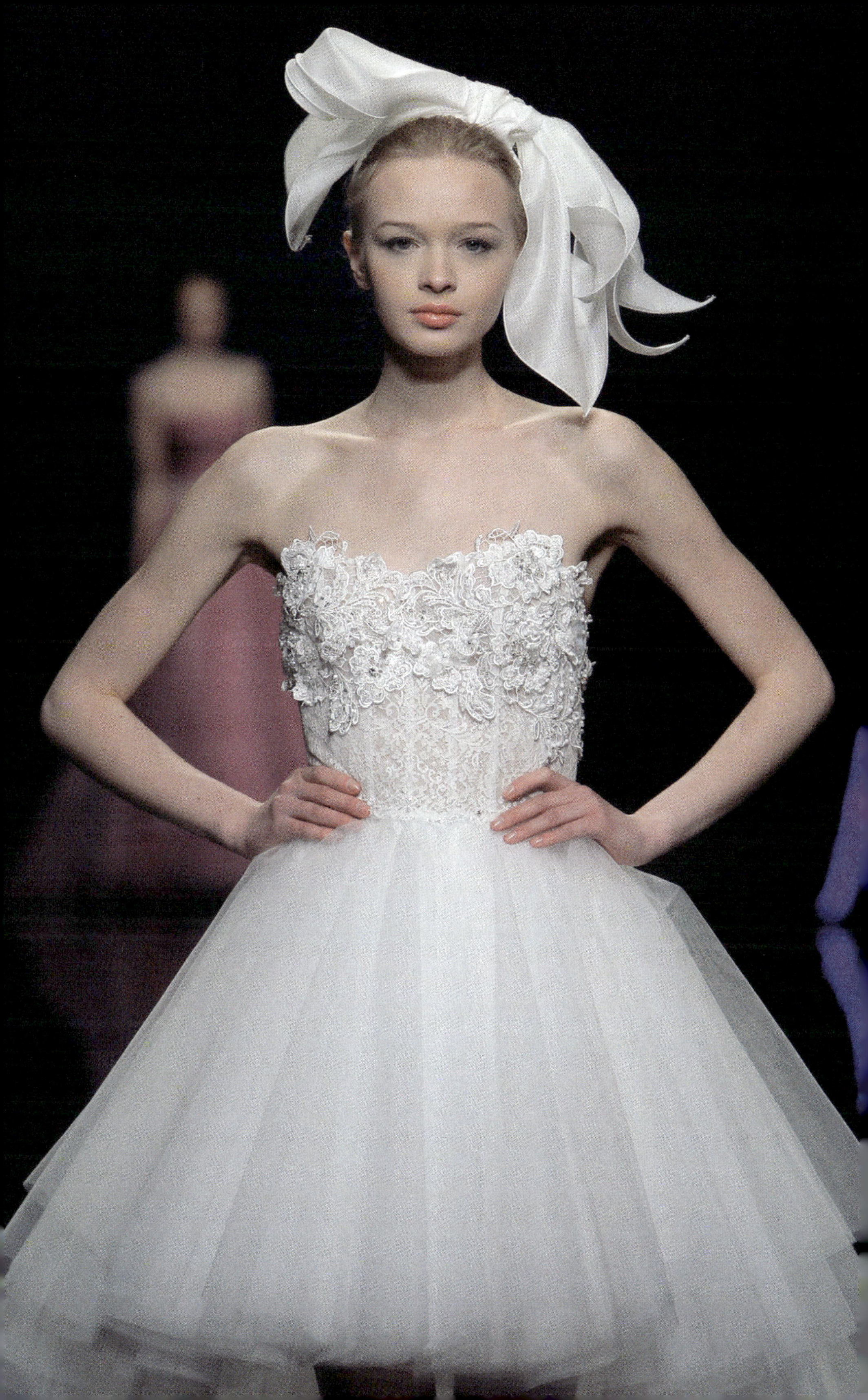

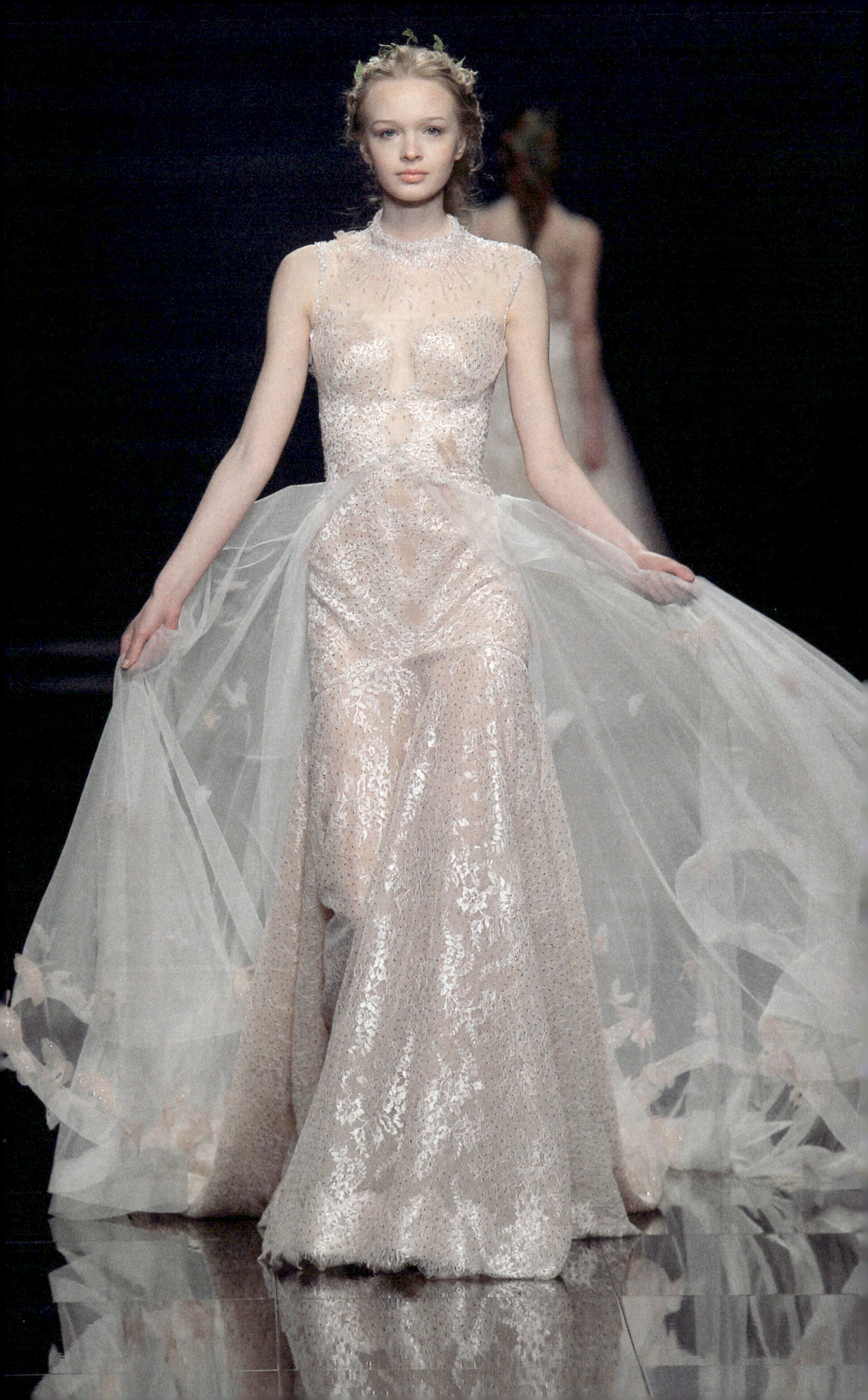

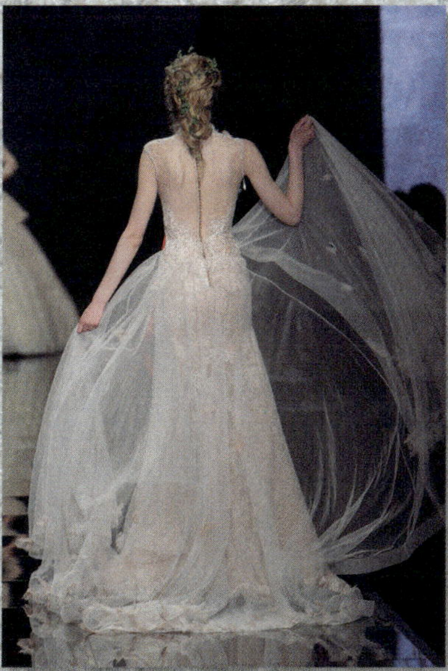

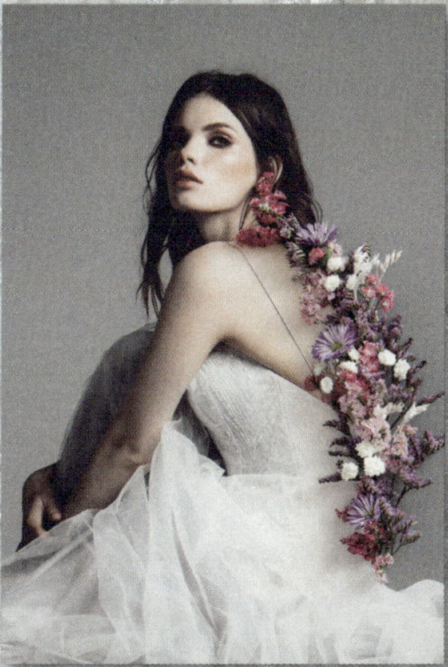
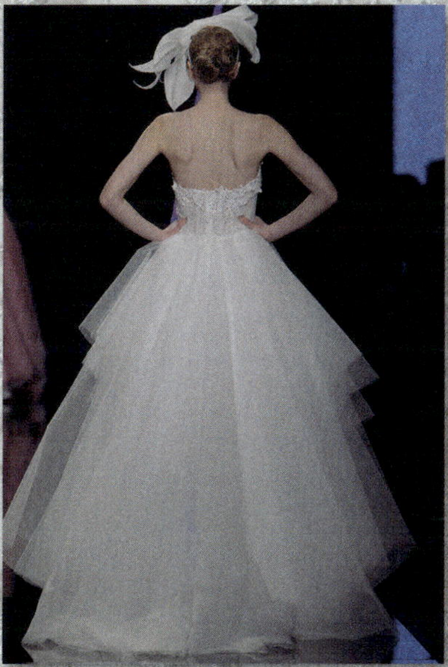

tirte sensual es no revelarlo todo. Con un escote o una abertura es suficiente, nunca las dos cosas, y no olvides ponerte la ropa interior más linda, porque eso hará la diferencia cuando estés vestida y sepas lo que dejaste reservado para la intimidad. Los hombres también pueden mostrar su interés romántico o sexual a través de su arreglo personal y su ropa: la pulcritud, un aroma a loción y un outfit que te haga sentir muy seguro no tienen desperdicio.

Si la reunión es de tipo familiar y nadie espera que vistas formal, un vestido o un conjunto, para ella, y un pantalón semiformal o casual, con una camisa bonita, para él, serán fantásticos. Los jeans sólo serán convenientes si se trata de tu familia, no la política, pero los pants están fuera de cuestión. Cuando la reunión es entre amigos, con tu familia política, un compromiso social importante o si tus parientes son más elegantes, aplica subir un par de rayas a la medida de la formalidad. Un vestido hermoso y tus zapatos altos, aderezado con joyería fina, te dejarán bien siempre. Un pantalón con camisa, acompañados de un saco *sport*, te darán más estructura y elegancia, sin pasarte a ser solemne. Vestir para las fiestas, en un ámbito social o incluso laboral, siempre requiere verte cuidada, guapa, próspera y con tu estilo personal, pero recuerda que tu maquillaje y peinado son fabulosos complementos. Lo mismo va para los chicos, para quienes un buen corte de pelo, la barba bien afeitada y un traje sin corbata serán el pasaporte al éxito.

- **Graduación.** Si estás celebrando la conclusión de tus estudios, es momento para brillar, pero nunca para deslumbrar. Elige un outfit hermoso, especial y que te haga sentir como un millón de dólares, en lugar de ceder a la tentación de parecer quinceañera, novia o reina. Un vestido largo o de *cocktail* con buen *fit* y complementos perfectos serán la fórmula ganadora. Los chicos, con menos opciones, tienen como ventaja menores índices de error. Un traje oscuro con corbata, si es de noche, o claro con o sin corbata, si es de día, te harán verte distinguido y listo para triunfar.
- **Entrega de reconocimientos.** ¿El premio es para ti? En caso afir-

mativo, es un gran momento para vestir de gala, desempolvar las joyas y ponerte tus mejores zapatos. Si, en cambio, vas a presenciar cómo homenajean a alguien más, elige un atuendo formal y de buen gusto, guardando siempre los reflectores para el ganador.

- **Velorio y entierro.** Este triste acontecimiento requiere contar con tu buen tacto y mucha sutileza al vestir. No en vano se ha elegido al negro como el color por excelencia para estos sucesos, en los que lo que menos necesitas es ser protagonista. La ropa oscura mostrará respeto, duelo y discreción de tu parte. El recato implica que no habrá ostentación, escotes ni derroche de detalles. No olvides que rara vez habrá dónde sentarse en los velorios y entierros, por lo cual será importante considerar llevar un par de zapatos cómodos, sin jamás aspirar a que estos sean tenis.
- **Divorcio.** No importa si estás preparado para romper con tu vínculo matrimonial o si has sido forzado a acudir a la corte para formalizar algo tan doloroso, el hecho es que llegó esta ocasión y tú tienes que presentarte en una pieza. Cuida tu aspecto porque eso te ayudará a sentirte mejor anímicamente. Ahora que, si quieres darle una buena despedida a tu ex, no te niegues el gusto de lucir mejor que nunca: ponte un outfit increíble, usa tu mejor perfume y arréglate como si quisieras que se arrepintiera de dejarte ir.
- **Cita con tu ex.** ¡Mmm! Esto nunca es fácil, pero lo es menos si todavía queda interés de tu parte hacia esa persona. Sea como sea, tienes que esmerarte para lucir increíble y sentirte formidable. Sólo te pido que no exageres: no te vistas como si fueras a comprometerte ni demuestres demasiado esfuerzo de tu parte. De ahí que la elección no sea fácil y su resultado deba ser bien calculado. Busca un atuendo que te quede de maravilla, que te haga sentir favorecida y que no sea más formal o sexy de lo que te pondrías si fueras a ver a tus amigos. No es el momento de experimentar con siluetas, cortes de pelo, maquillaje o estilos que no dominas. Sólo concéntrate en ser la mejor versión de ti para ese encuentro.
- **Reunión con tu generación escolar.** Todos han madurado, si no es que envejecido desde la última vez que estuvieron juntos. Los

hombres suelen tener menos pelo y más abdomen; las mujeres más arrugas y unos cuantos kilos de más. Pero lo que realmente logra una buena impresión en tus compañeros no es la perfección, sino la plenitud. Si además de ser y verte como una persona feliz con su vida, tu estilo comunica amor propio, no hay nada más que necesites para impactar positivamente a toda la generación. Dicho lo anterior, hay que aclarar que ir demasiado producido es tan malo como vestir como si fueras a visitar una casa en construcción. Preséntate bien, favorecido y cómodo con tu elección.

MOMENTOS PROFESIONALES

El impacto de tu imagen en el área laboral puede ser una escalera al éxito o el camino directo al fracaso. De ahí que sea esencial tomar en cuenta lo que todos esperan de ti cuando tratas de verte responsable, en control, con autoridad en tu tema y adaptada a tu ambiente profesional. Aquí las situaciones más comunes a las que te enfrentas en el trabajo.

- **Primera entrevista laboral.** Estás a punto de conocer a las personas que te van a entrevistar y de esa reunión dependerá, en gran medida, que te ofrezcan el empleo de tus sueños. Así que lo primero será darte a la tarea de investigar cómo visten en esa empresa y, más precisamente, qué ropa usan las personas que ocupan los puestos superiores a que aspiras. Una vez que lo tengas claro, es recomendable que busques en tu guardarropa un outfit que sea similar a lo que viste y que, al mismo tiempo, te represente. Elige la calidad y la sobriedad incluso cuando se trate de un trabajo creativo o en la industria de la moda. Recuerda que quieres dar una buena impresión, pero menos es más en la ropa cuando buscas ser evaluado también por tu inteligencia y experiencia laboral.
- **Junta con colegas.** Hay una reunión y parece que los directivos no fueron convocados. Así que puedes relajarte un poco y vestir cómodamente, sin jamás llegar a verte desaliñada. Piensa si quieres ser percibida como líder o como parte del equipo, y de

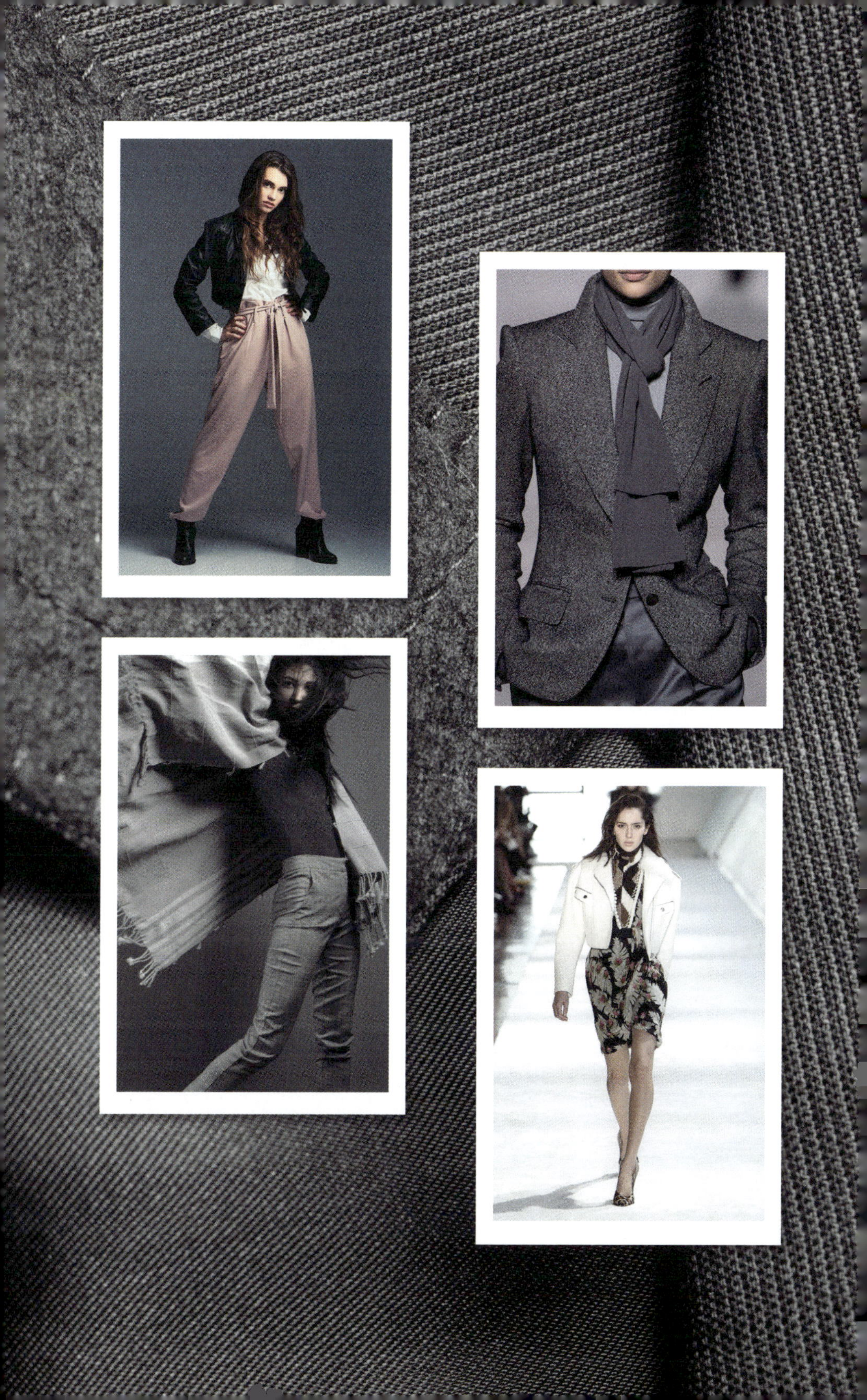

acuerdo con tu conclusión, viste con ropa oscura y estructurada si quieres el primer escenario, o con prendas más holgadas y suaves, para que te sientan más accesible y cercana.

- **Reunión con directivos.** ¿Estarán tus supervisores, jefes o clientes en el evento de trabajo? Entonces opta por lo elegante y lo más profesional. No es momento de que las mujeres hagan alarde de sus escotes ni faldas cortas. A ambos sexos les beneficiará llevar ropa lisa y estructurada, como son los trajes. Procura que el peinado sea pulido (controlado). Las chicas deben ponerse maquillaje, aunque moderado, y zapatos de tacón.
- **Visita a clientes.** El contacto con el público, especialmente con las empresas y personajes que traen dinero a tu negocio, es muy relevante y les debe quedar claro que eres profesional y responsable. De ahí que, aunque tu trabajo sea creativo o tenga que ver con la docencia, tu imagen debe hablar de liderazgo. La pulcritud, la puntualidad y un atuendo minimalista, pero impecable, serán los elementos básicos de tu éxito en juntas y negociaciones.
- **Presentación ante el público.** Cuando tienes una exposición importante a tu cargo, la fórmula es vestir para que tu ropa calle. Eso se logra usando prendas que no tengan nada que pueda llamar la atención para que las personas escuchen con atención lo que tienes que decir. Eso sí, tu outfit debe quedarte estupendamente y sentirse cómodo para que te desplaces por el escenario con soltura. Piensa que cuando se trata de una presentación en público, tu mejor detalle visual eres tú mismo.
- **Reunión privada para socializar con los del trabajo.** Nadie espera que llegues de traje o con tacones a una invitación amigable, pero tampoco te vayas al extremo contrario y vistas como si fueras a comprar al supermercado. El *dress code* casual chic aplica aquí: puedes llevar una camiseta linda, unos jeans que te queden de maravilla y unos zapatos formidables que aporten el punto focal a tu atuendo.
- **Evento de trabajo formal.** Nunca faltan las cenas en las que estarán tus jefes, clientes y colegas con ropa mucho más elegante.

Tú no puedes quedarte atrás. Es momento de sacar el vestido largo o de *cocktail* y el traje oscuro con tu mejor corbata para impresionarlos a todos.

- **Fiesta de Navidad o año nuevo.** En un ambiente laboral no faltará un brindis para intercambiar regalos y abrazos o para despedir el año. El *dress code* de este tipo de eventos quizá sea explícito o tal vez requerirás tomar en cuenta la fórmula de: dónde es, a qué hora es y quiénes estarán presentes, y a partir de tus respuestas coordinar un outfit espectacular. Sólo recuerda que no estás entre amigos ni vas de conquista, así que elige la ropa que te haga sentir como un millón de dólares, pero que no sea exagerada ni reveladora.
- **Viaje laboral.** Empacar para un viaje con colegas y jefes, que probablemente también implique ver a clientes o hacer presentaciones en el lugar que visitas, va a dictar hacer una maleta con ropa sobria, en dos o tres colores como mucho y con prendas combinables entre sí. Las mujeres no deben olvidar llevar un vestido de día y otro más formal para salir a cenar, así como diversos coordinados, joyería variada y, por lo menos, un par de zapatos de tacón y unos de piso. Los hombres deben contar con un traje oscuro con camisas claras y corbatas, para las cenas y las reuniones con clientes, así como pantalones semicasuales y camisas tipo polo, para un look más relajado. Ellos también se beneficiarán de incluir un par de zapatos cómodos para caminar y otros más formales para su atuendo profesional.

VIAJES

Para ser un viajero inteligente, siempre hay que llevar ropa para estar cómodo durante el trayecto, sin perder el estilo y la elegancia, que hará que te traten como si estuvieras en primera clase, aunque vayas en turista.

Cuando se trata de empacar para un viaje de turismo, no olvides incluir ropa cómoda y versátil que sea ideal para caminar, visitar un museo, iglesia, templo o restaurante, y para salir a cenar de manera informal.

Asegúrate de sumar un atuendo que funcione para salir a lugar más formal, el cual incluso puedas reusar al agregarle otros accesorios.

Si se trata de un viaje de trabajo, la ropa debe verse un tanto más formal y ejecutiva. Trajes o combinaciones de saco *sport* y pantalón de casimir, para ellos, y trajes sastre o vestidos, para ellas. En este caso también será necesario empacar un par de atuendos formales: las prendas separadas, en lugar de los vestidos, suelen ser más versátiles y dinámicas cuando se trata de combinarlas con otras prendas durante el día y agregarles un toque formal para la noche.

El arte de empacar

- Elige la ropa con un color como común denominador para que todo sea coordinable.
- Empaca prendas distintivas + complementos + un par de piezas de conversación.
- Ten especial cuidado en proteger los accesorios que aderezarán tus atuendos.
- Procura que las prendas que lleves al viaje no sean pesadas ni se ensucien fácilmente.

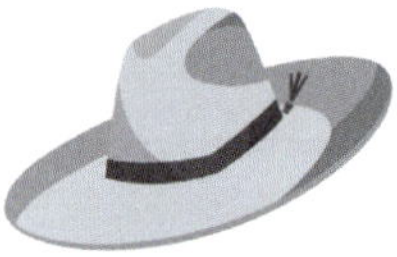

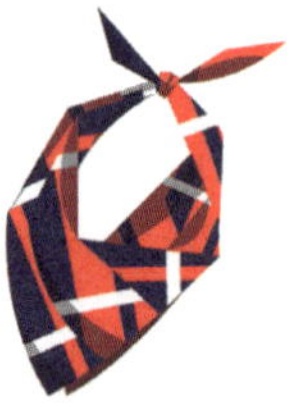

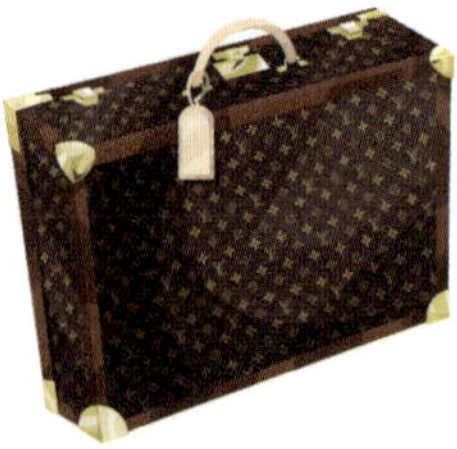

- Empaca con orden agrupando prendas por su utilidad: lencería, ropa de gimnasio, tops, piezas inferiores, etcétera.
- Puedes empacar por atuendos: doblar junto lo que será un outfit con todo y sus accesorios.
- Cuidado con los tacones y los ganchos en las maletas, pues pueden estropear la ropa.
- Conserva tus artículos de baño y cosméticos en compartimentos separados protegidos por bolsas de nylon, por si algo se derrama.
- Lleva siempre una o dos mudas en tu maleta *carry on* por si se pierde el equipaje que documentaste.

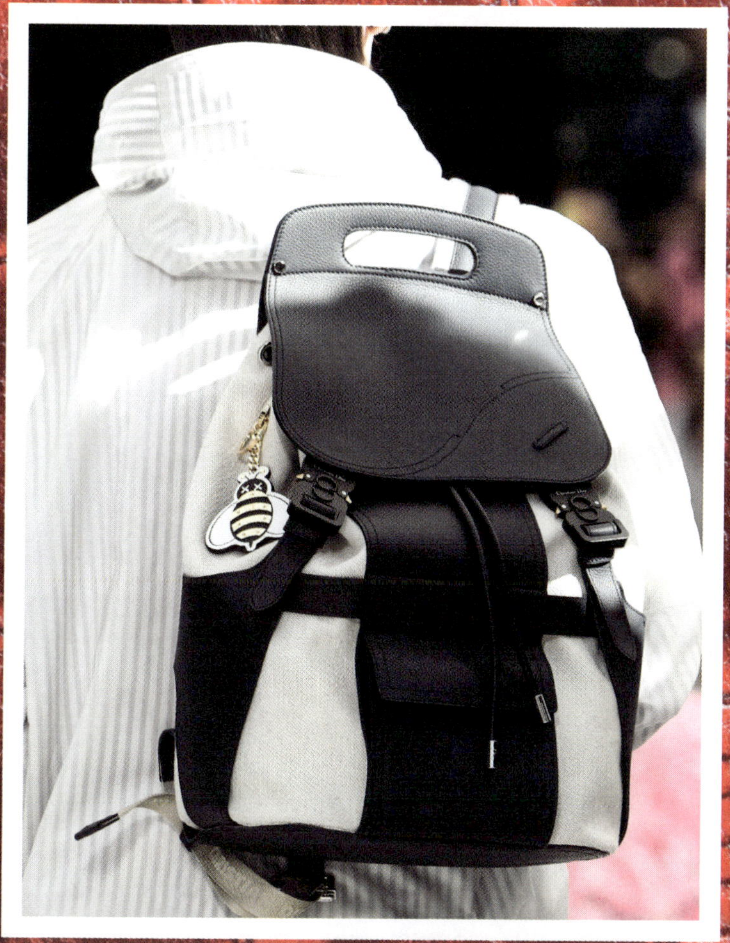

LLEVA DOS MUDAS EN TU MALETA CARRY ON

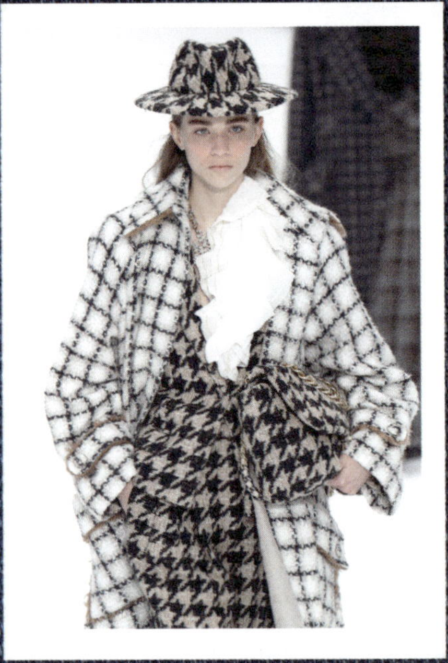
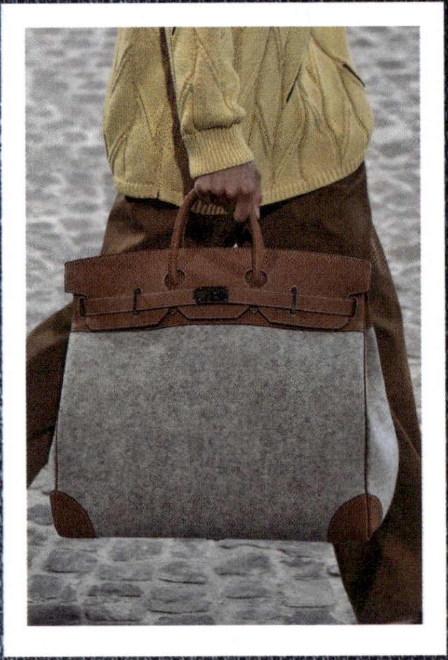
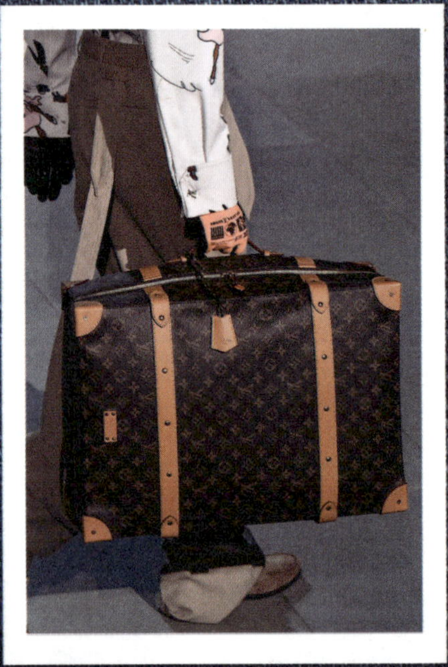
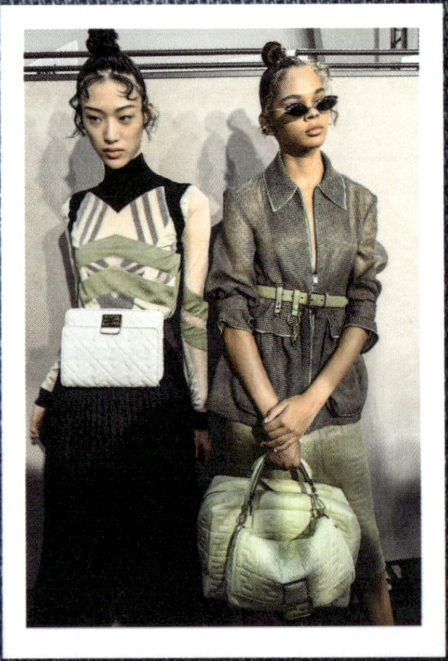

- Si vas a un evento de gala o llevas un outfit de suma importancia, pórtalo contigo en tu maleta de mano.
- No olvides el cargador del teléfono y un adaptador si viajas a Europa y Asia.
- Tu maleta también dice cosas de ti: elige una que sea ligera y sobria para viajes de negocios.
- Marca tu maleta con nombre y correo electrónico, por si se llega a extraviar.

Viajas en...

- **Avión.** Vuela con un atuendo cómodo, pero no desaliñado. Eliges prendas suaves y térmicas y zapatos de piso. Una mascada, bufanda o manta nunca está de más para cuando el aire acondicionado está demasiado fuerte. Lleva un bolso o portafolios que pueda acomodarse debajo del asiento. Para viajes transatlánticos, llevar un par de pantuflas ligeritas (como las que regalan en los hoteles) será útil y cómodo. Si tienes problemas de presión sanguínea o te hinchas fácilmente cuando viajas en avión, usa las medias especiales para contener tus piernas y evitar que se inflamen.
- **Barco.** La ventaja de este transporte es que sólo desempacas una vez y el camarote está siempre disponible para cambiarte. Aprovecha para llevar algunos básicos, muchos complementos y date vuelo con las piezas de conversación. Durante el día necesitarás atuendos casuales para disfrutar el ambiente en la cubierta o visitar los sitios turísticos, pero por las noches habrá muchas oportunidades para hacer alarde de tu creatividad y buen gusto. Generalmente, hay un par de cenas semiformales y la cena del capitán, donde requieres vestir de gala y un disfraz o atuendo específico que será determinado por el *dress code* que marque el protocolo de la navegación.
- **Auto.** Sin duda un trayecto en coche te mantendrá sentado sin mucha movilidad, por lo que es importante que lleves puesto algo cómodo, con cierta elasticidad y que permita que tu cuerpo respire, para que no te sientas limitado por tu ropa. Los zapatos

también deben ser confortables y no debes olvidar protegerte contra el sol con lentes, viseras y pantallas solares.

- **Autobús.** Elige ropa cómoda para poder relajarte y disponerte a dormir, leer, escuchar música, ver películas o dormir a pierna suelta. Para ello es propicio usar pantalones, camisetas, camisas o suéteres holgados, suaves, en capas, para adaptarte a la temperatura. No olvides ponerte protector solar y lentes oscuros durante el día.
- **Playa.** No debe faltar un par de trajes de baño y sus respectivas salidas de baño, acompañados de sombrero, lentes, protector solar, repelente de moscos y un gran bolso en donde quepa una toalla y un buen libro. También se deben incluir prendas separadas, ligeras, de algodón o lino, en colores claros o brillantes, que combinen entre sí. Sandalias, alpargatas, *top siders*, tenis y mocasines serán indispensables para completar todos los looks. No olvides los accesorios clave para darles distinción a tus outfits.
- **Capital de la moda.** Un destino como París o Nueva York amerita que lleves ropa que luzca divina en Instagram y en la vida real. Pero recuerda que también requerirás prendas cómodas y versátiles para caminar, tomar taxi o transporte público. Si vas de trabajo, las prendas sastreadas de calidad y buen corte harán la diferencia. Prefiere piezas lisas y la fórmula de menos es más. El guardarropa ideal estará formado de básicos combinables + complementos + piezas de conversación para eventos y fotos.
- **Safari.** Tu atuendo, de pantalón y camisa o blusa, debe ser en tonos terrosos, con protección contra moscos y los rayos solares. Evita los colores brillantes, el negro y el blanco. Empaca con inteligencia y ligereza porque algunos *tours* de safaris imponen un peso en el equipaje menor que el aceptado por las aerolíneas comerciales. Lleva sombrero de ala ancha o visera de por lo menos menos de siete centímetros, lentes oscuros, repelente para insectos, protector solar y cámara. No uses perfume.
- **Senderismo.** Es fundamental tomar este tipo de actividades con la importancia que tienen, pues se trata de un deporte de alto

riesgo, por lo que tu certificación, tu equipo y la ropa que lleves pueden convertirse en elementos de vida o muerte. Elige la mejor mochila para ti: el peso, tamaño y adaptación a tu espalda es primordial. Para vestir, necesitas seguir la regla de tres capas: la primera es un bra deportivo apto para ejercicio aeróbico, un calzón completo, en lugar de una tanga, y una camiseta térmica y unos *leggins* con una tela que absorba la transpiración, al mismo tiempo que permita respirar al cuerpo. La segunda será un pantalón transformable de largo a corto, si piensas practicar el *trekking* en primavera-verano, o de fibra polar para el otoño-invierno; una camiseta de manga corta o larga, según el clima, y una sudadera inteligente. En la tercera capa va una chaqueta con capucha de material térmico ligero que te permita moverte, transpirar y sea 100% impermeable, así como en color brillante, para ser localizada a distancia. Asimismo, requerirás de un cubrepantalón que no permita el paso de la humedad. Los materiales más usados para estas prendas son: *Gore-Tex*, cordura bielástica, poliamida elástica, poliéster elástico y *lycra*. Las cuatro cosas que debes buscar en materiales y prendas son: *wicking* es el término usado para asegurarte de que el tejido permitirá que el sudor pase del cuerpo hacia la parte exterior; movilidad, para que estés cómoda y ligera; impermeabilidad, para no sufrir con la lluvia o la nieve, y protección solar. Tus pies deben estar bien resguardados por calcetines de lana o polipropileno transpirables y unas botas repelentes al agua, con suela especial para escalar y cuya altura resguarde tus tobillos para evitar fracturas o torceduras. Adquiere unos lentes polarizados con UV.

- **Luna de miel.** La lencería juega un papel fundamental para la pareja. No importa cuánto tiempo hayan vivido juntos, el impacto visual y energético de los encajes, transparencias y listones es invaluable para este viaje de amor. Chicos: debo decirles que las mujeres también queremos despojarlos de su ropa interior nueva y limpia, así que salgan de *shopping* antes de empacar para su viaje de bodas.

LO QUE PUEDES APLICAR

Reconoce tu estilo

¿Cuál descripción de estilo se acerca más a tu forma de vestir?

¿Has notado que frecuentemente te mudas a otro estilo? ¿Cuál es?

¿Con qué otros estilos podrías sentirte tú, pero mejor?

De todos los estilos mencionados, ¿cuál consideras que te funcionará para tus objetivos profesionales?

Protocolo

¿Qué tipo de ropa y atuendos necesitas para cumplir con los protocolos de vestimenta y lucir como profesional en tu medio?

¿Qué te hace falta para completar o perfeccionar tu guardarropa triunfador?

Eventos sociales

Lista de eventos sociales y los outfits que requieres en los próximos meses.

Viajes

¿Qué necesitas para tu próximo viaje?

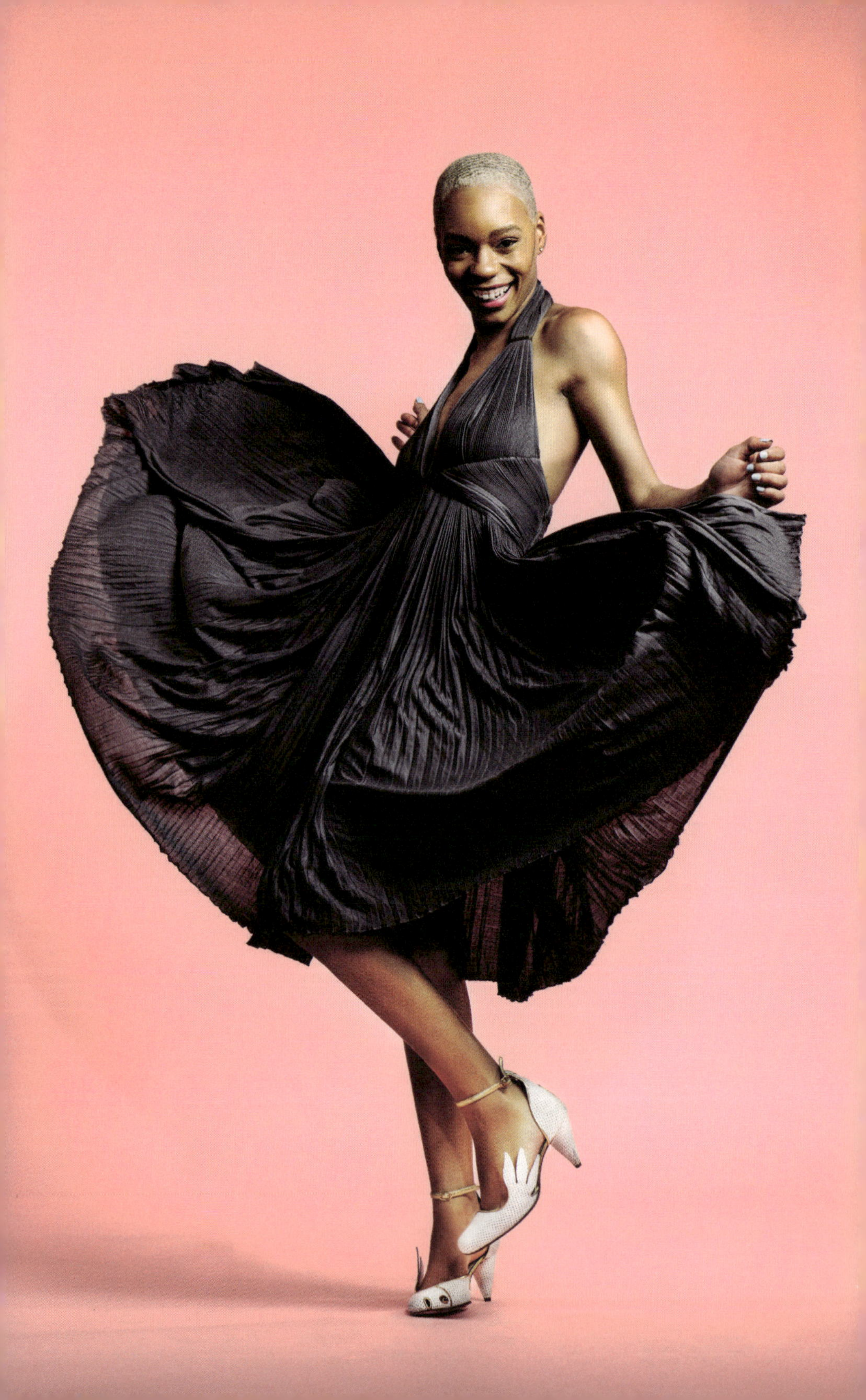

4

Sé el editor de tu guardarropa

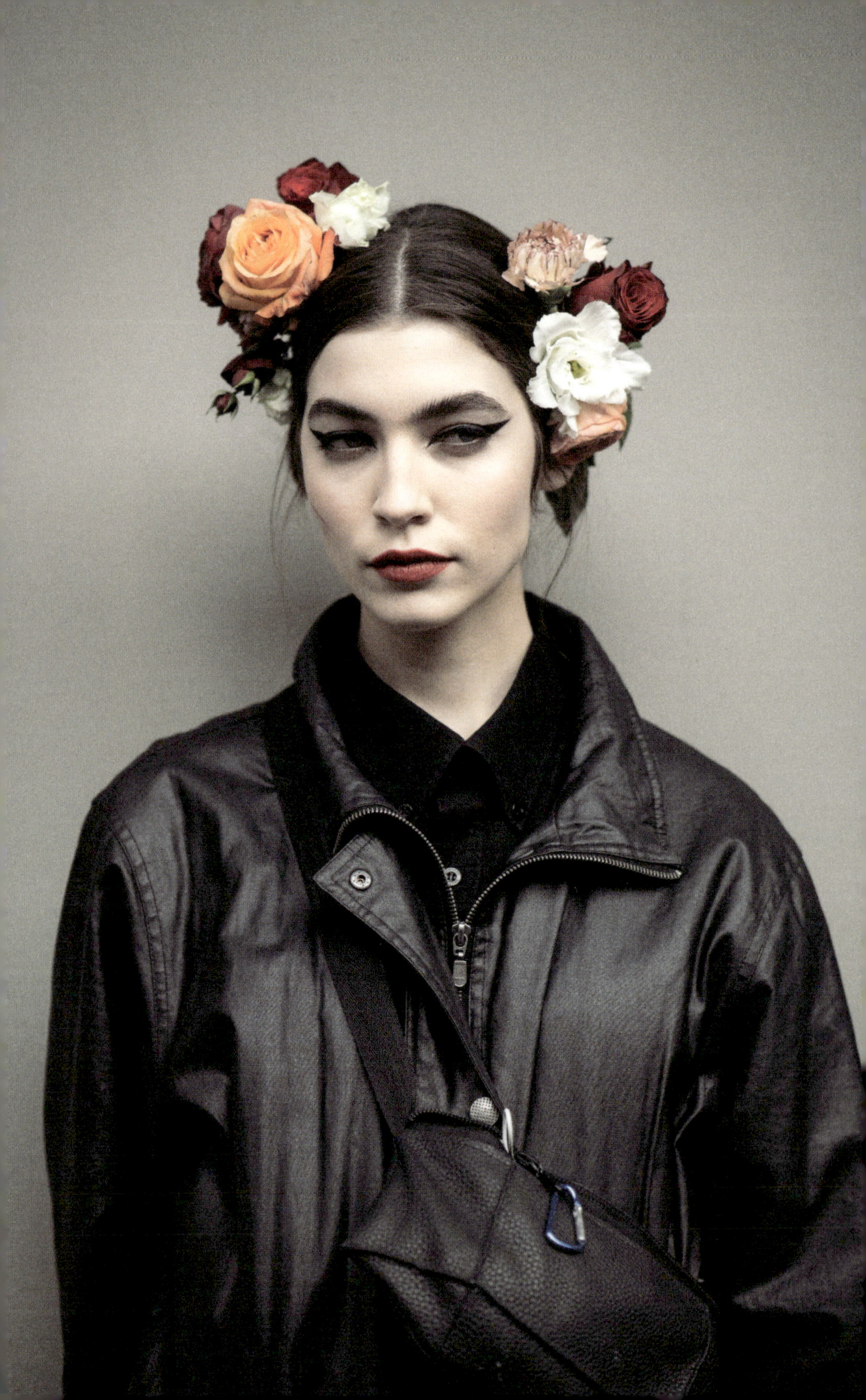

Conviértete en tu editor

Editar significa elegir y eliminar, pero también ensamblar piezas para crear una narrativa. Porque el vestir también tiene que ver con contar una historia en donde el protagonista eres tú, mas no las prendas.

Mary Barra, quien es la CEO de General Motors, al ocupar esa posición en 2014 decidió que el manual que usaba la empresa para códigos de vestimenta debía reducirse de las 10 páginas que recibía cada empleado con las instrucciones sobre sus atuendos de trabajo, a dos palabras: "Viste adecuadamente". Lo interesante es que esa abreviación drástica del *dress code* tuvo la oposición de su Departamento de Recursos Humanos, cuyos integrantes consideraban que el código debería incluir reglas claras sobre no usar camisetas con mensajes inadecuados, por ejemplo. Al final, Barra terminó la discusión con un cuestionamiento importante y contundente. "Tienes que asegurarte de que tus gerentes se sientan empoderados y si no pueden encargarse de vestir apropiadamente, ¿por qué confiar en que pueden tener responsabilidades más importantes?", preguntó a un equipo que no logró refutar este argumento.

Esta misma decisión te corresponde a ti porque, después de leer este libro, será importante no sólo vestir bien, sino también hacerlo apropiadamente para la ocasión, para tus metas y para ser coherente con tu propia personalidad.

Tu estilo

El estilo tiene que ver con una uniformidad al vestir. Es decir, si en todas las circunstancias te vistes romántico sin importar qué tan formal sea el evento, tu atuendo tiende a verse agresivo, entonces eres consistente con tu estilo. Pero eso no quiere decir que éste sea favorecedor, con-

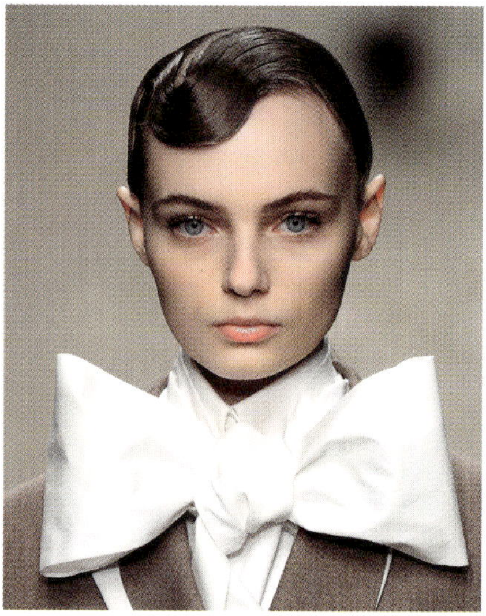

veniente para tus propósitos, ni una expresión de buen gusto.

Por lo tanto, lo que estamos buscando al seguir las reglas es favorecerte, que tu look sea coherente contigo y tu trabajo, pero que, al mismo tiempo, sea adecuado para cada ocasión que se presente. No es lo mismo ir a un concierto con una chaqueta de cuero llena de estoperoles, que usar esa prenda para ir a conocer a tus suegros, asistir a tu primera entrevista en un bufete de abogados o ir a la boda de gala de tu mejor amigo.

CONSISTENCIA

La consistencia es lo que hace que el estilo sea definido. Eso implica que tu estilo sea reconocible dondequiera que vayas. Si fueras minimalista, por ejemplo, y estuvieras en tu boda, en una cena de gala o en el trabajo, tu ropa sería lisa, sin mayores detalles, y los accesorios serían pocos o nulos para mantener ese look.

Tú puedes vestir bien sin necesariamente tener consistencia. Eso no te hará menos vanguardista o distinguido, pero no tendrás uniformidad si vas hoy como minimalista, mañana maximalista, pasado mañana bohemio y en un mes te veremos romántico.

Ser consistente, sin embargo, brinda ciertas ventajas. Así, si tienes un estilo muy definido, será más probable que todas tus prendas sean congruentes y, por lo tanto, fácilmente combinables. Tendrás menos dudas al comprar porque tu mismo estilo ya te ciñe a un look determinado. Incluso a la gente que te rodea le será más fácil describirte y comprarte un regalo adecuado.

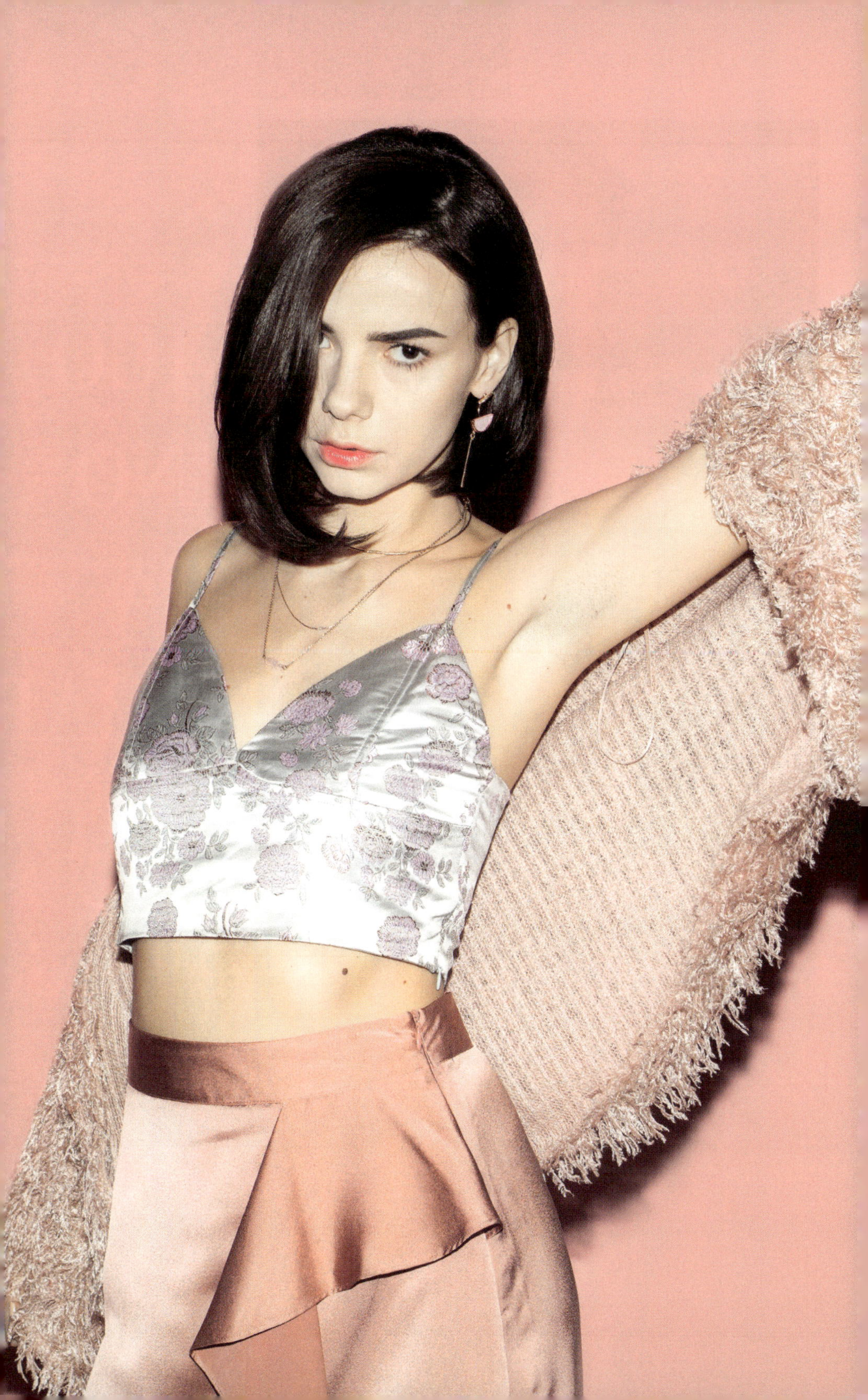

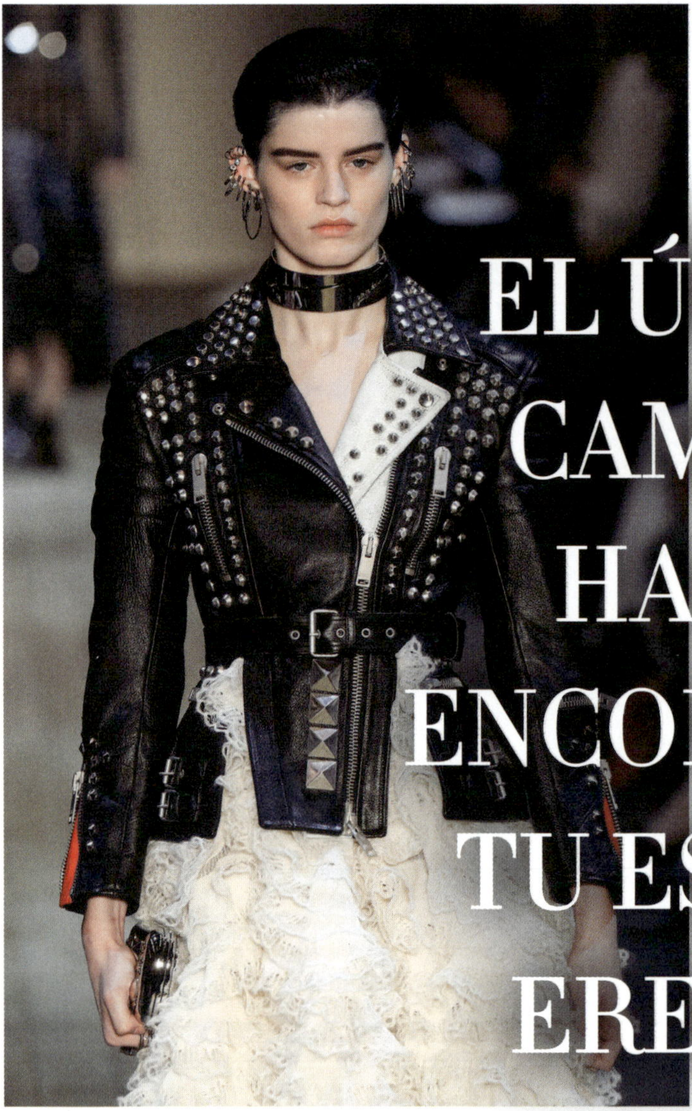

EL ÚNICO CAMINO HACIA ENCONTRAR TU ESTILO ERES TÚ

Para algunas personas esta consistencia se convierte no sólo en su identidad, sino también en una zona de confort donde la seguridad se impone. No obstante, otras preferimos sacrificar la consistencia al cien por ciento para explorar diferentes estilos de acuerdo con nuestro ánimo. Con la práctica y la audacia que adquirirás al elegir el camino hacia tu estilo propio irás forjando un nivel de consistencia, incluso cuando no le seas fiel a ningún tipo de vestimenta en particular. De manera que, a pesar de que cambies de bohemio a clásico de la noche a la mañana, tu manera de ensamblar y llevar tu outfit tendrá tu firma muy particular.

¿Qué te hace sentir genuino?

Es preciso que te vistas de ti mismo y no de alguien más. De ahí que un *fashion stylist* que quiere imponer su estilo a la persona que viste, esté haciendo mal su trabajo. La ropa debe servir a quien la usa para que luzca. Tampoco se trata de imitar a otro individuo porque es obvio que ni tu cuerpo ni tu personalidad son las de él. El único camino hacia encontrar tu estilo eres tú.

¿Qué colores te van bien? ¿Qué siluetas te favorecen? ¿Con qué ropa vas bien representado? ¿Qué accesorio te hace sentir como un millón de dólares?

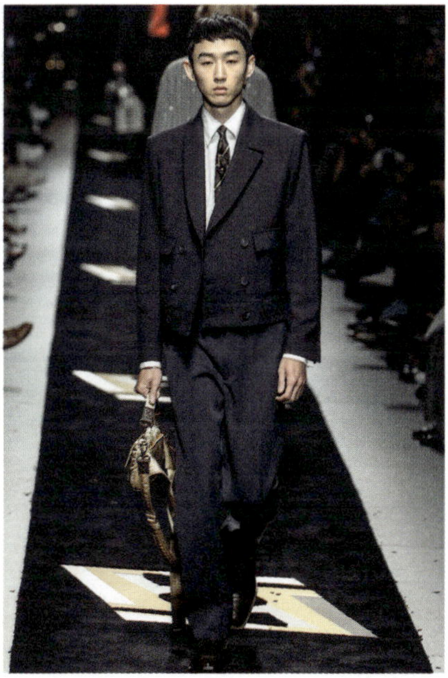

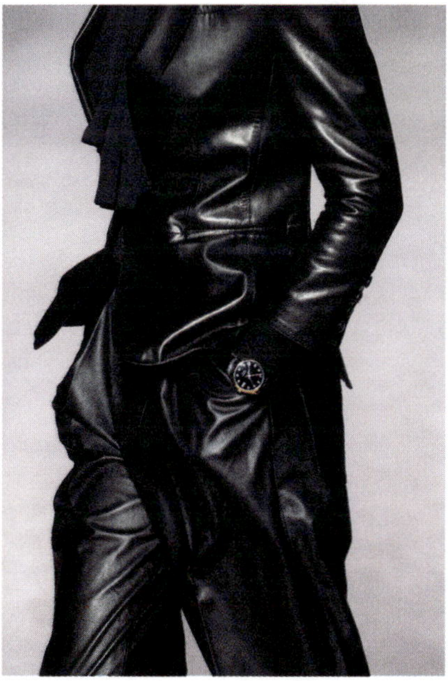

Esas preguntas y sus respuestas te van acercando a lo que realmente se siente como tú. Si no sabes caminar en tacones y cuando te los pones te sientes como una impostora, entonces dedícate a comprarte los zapatos de piso más lindos que encuentres. ¿Odias usar la ropa ceñida? Pues hazte de un guardarropa con prendas sueltas que sean distinguidas y útiles.

CINCO CARACTERÍSTICAS DE TU ESTILO

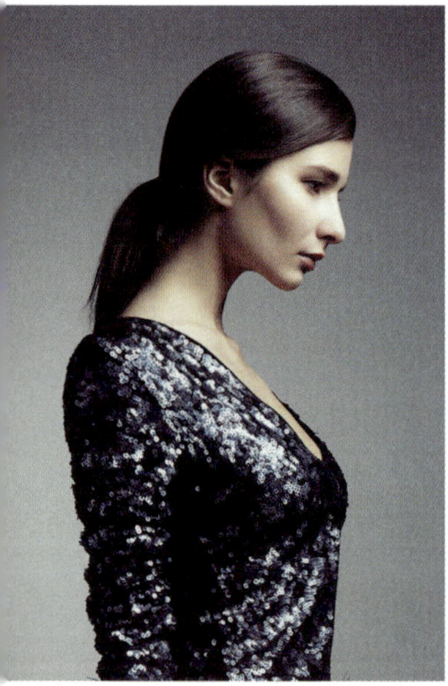

1) **Común denominador.** Notas que hay cierto tipo de ropa que usas con mayor frecuencia, te gusta, te acomoda, la sientes natural y orgánica.
2) **Tu manera.** Hay piezas en tu guardarropa que sólo a ti se te ocurre usar así. No has visto que nadie lleve una prenda de la manera que lo haces tú, te distingue y te define.
3) **Apertura.** No le temes a incorporar nuevos elementos a la ecuación de tu guardarropa, pues no importa si un elemento lo compraste en Japón o en Suecia, sabes integrarlo a tu estilo propio.
4) **Identificable.** Eres capaz de entrar a una tienda donde ofrecen 100 000 prendas y ubicar, sin ningún esfuerzo, la que es totalmente tu estilo. Tan es así que las personas a tu alrededor saben qué regalarte sin cuestionarse porque todo el mundo tiene claro lo que te corresponde.
5) **Reforzamiento.** La ropa se convierte en una forma de expresión de lo que eres. Pero es una herramienta para exaltar lo mejor de ti y darte poder. Nunca te lo resta, jamás sobresale por encima de tu personalidad.

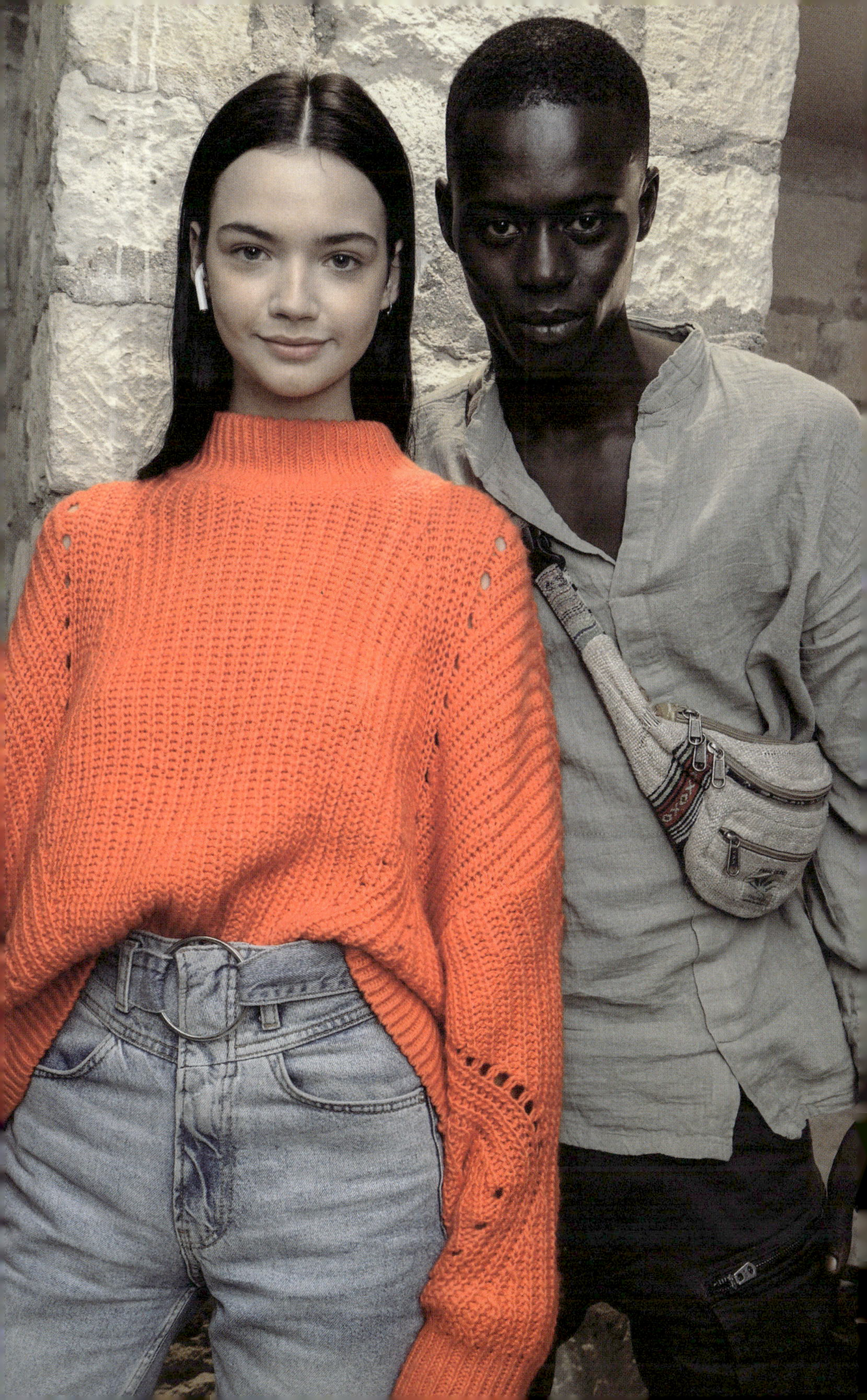

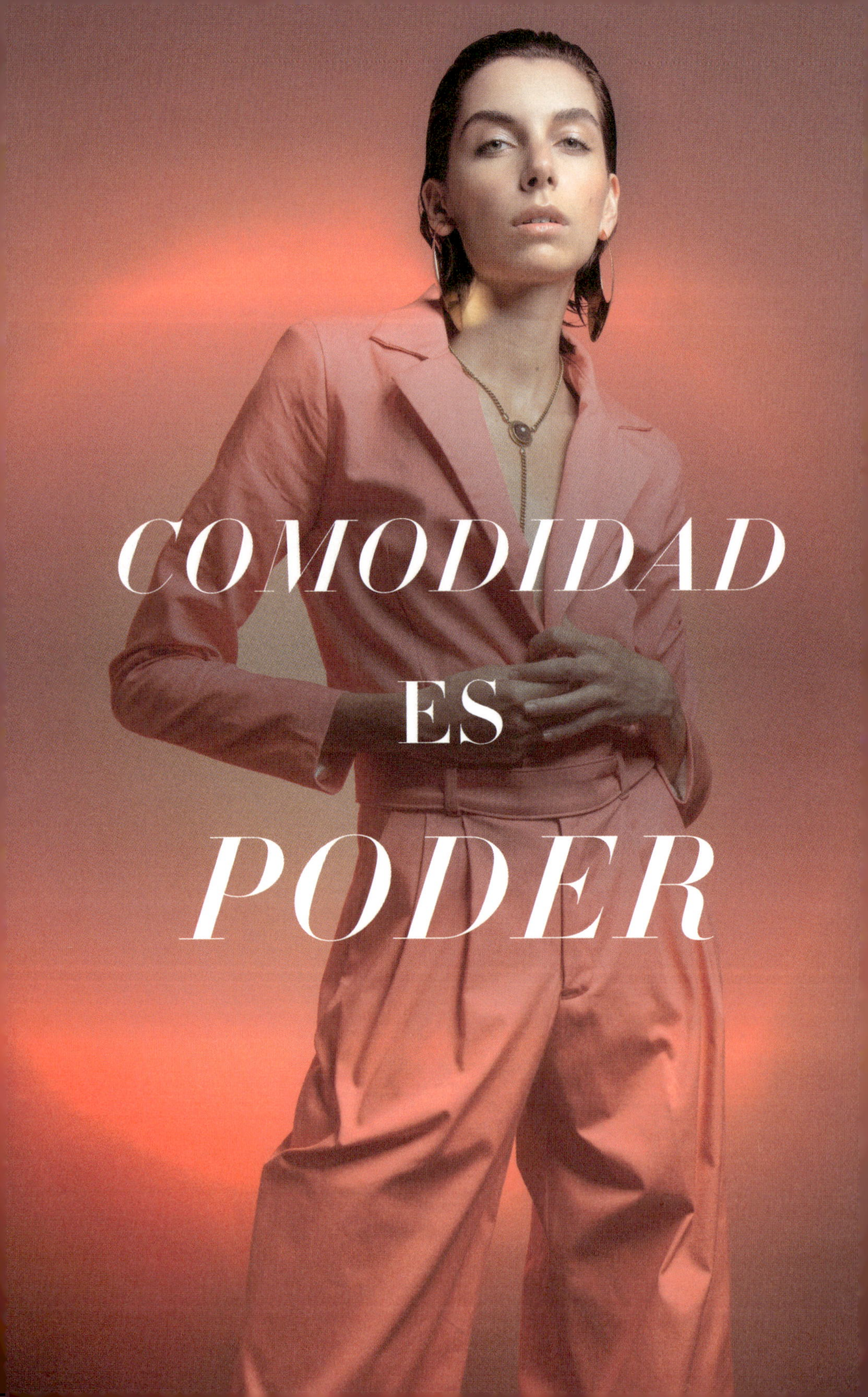
COMODIDAD
ES
PODER

DÓNDE, CUÁNDO, CON QUIÉN Y POR QUÉ

Estas preguntas, tan recurrentes en el periodismo, pueden ser una buena guía para orientarte cuando estás tomando la decisión sobre qué ponerte.

- **Dónde.** El sitio al que vas marcará si debes vestir elegante o *sport*, si vas a caminar o debes tomar precauciones porque irás a un lugar cálido y necesitas que tu ropa te conserve fresco.
- **Cuándo.** La temporalidad es importante, no sólo cuando hablamos de estaciones, sino también de si saldrás de día, tarde o noche.
- **Con quién.** Sin duda, los personajes que aparecerán en tu día juegan un papel relevante en cómo debes vestir. ¿Verás a tu suegra, a tu jefe, a tu rival? ¿Pedirás un aumento de sueldo o un préstamo en el banco? ¡Viste como ganador para triunfar en lo que has planeado hacer!
- **Por qué.** Si estás asistiendo a un evento de trabajo o piensas pasarte todo el día de compras, esto determinará lo que necesitas ponerte. Probablemente quieras verte profesional y poderoso para lo primero, mientras que para lo segundo buscarás comodidad y facilidad para probarte prendas.

Comodidad es poder

Esta frase puede prestarse a malos entendidos. No se debe olvidar que la imagen es algo que los otros leen en segundos y la idea que se hicieron sobre ti suele ser indeleble. Así que me toca aclarar que no estoy hablando de la comodidad de vestir con tenis y un traje de sudadera y pantalones de *fleece*, sino de elegir un outfit que te represente bien y te haga sentir como la mejor versión de ti. El punto es que no vistas para halagar a los demás, para imitar a una celebridad o sólo para cumplir con el protocolo, sino que busques que las prendas y accesorios que has elegido definan tu personalidad al máximo.

¿QUÉ IMAGEN PUEDE IMPULSARTE?

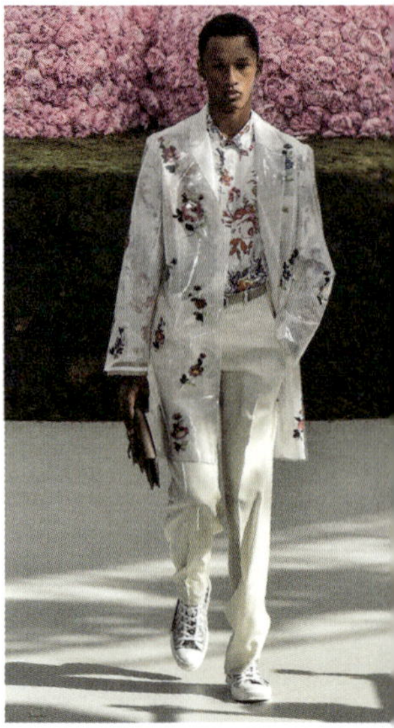

Saber vestir implica conocer la gran herramienta que es la ropa cuando se trata de expresar quién eres y lo que vales. No hablo de dinero, sino de lo que te distingue, te hace único y excepcional. Con un uniforme blanco puedes decir que eres pulcro, que cuidas tu apariencia y eres confiable para cuidar de la salud de alguien que está vulnerable a las infecciones, de ahí que médicos y enfermeras vistan así.

La palabra que debes recordar cuando quieres impulsarte a través de tu imagen es credibilidad. Quieres que los demás vean por medio de tu ropa, arreglo personal y tu comunicación no verbal lo que representas y de lo que eres capaz.

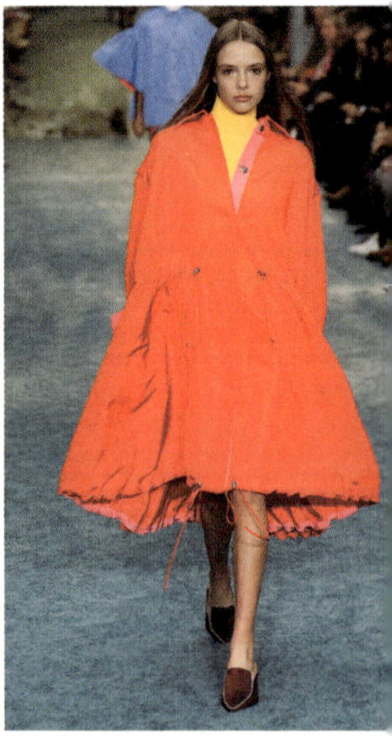

¿A dónde quieres llegar?

- **¿Qué impresión quieres dar?** Necesitas lucir como una autoridad en la materia o como una persona amigable, requieres hablar de tu higiene personal o mejor de lo vanguardista que eres. Todos tenemos diferentes cosas que expresar. ¿Qué comunicas hoy? Y, lo más importante, ¿qué va a decir tu ropa ahora que cierres este libro?
- **¿Tu estilo te ayuda?** Hasta hoy has tenido una manera de vestir, ¿crees que ha ayudado a tu crecimiento personal y profesional?

La meta la pones tú

- **Ser jefe.** Si éste es tu propósito, debes vestir como líder, como una autoridad en tu ramo y coherente con tu profesión. La pulcritud y las prendas de calidad deben sumar a tu imagen de prosperidad y triunfo. Trajes impecables, bolsos estructurados y relojería de marca son herramientas útiles para este fin. Porque, seamos realistas, nadie quiere ser seguidor de un fracasado que está en bancarrota. Sin duda, preferimos ser parte del equipo de un ganador.

- **Ser creativo.** El perfil de una persona artística es amigable, con rasgos intelectuales, relajado y, por ende, su vestimenta propicia la libertad, la comodidad y el movimiento. Antes que querer verte adinerado, es esencial lucir innovador: unos lentes de color brillante, una mascada en colores interesante o un sombrero con una pluma pueden dar ese impacto de manera inmediata.
- **Ser apropiado.** Vestir de acuerdo con el grupo, el evento o la ocasión te ayudará a pertenecer y lucir adecuado, adaptado y, muy probablemente, a ser aceptado.
- **Ser profesional.** Cumplir con el *dress code* de tu profesión reflejará que te sientes integrado a tu gremio, te hará ver capacitado y con poder.
- **Ser asertivo.** Porque cualquiera que sea tu comunidad o profesión, necesitas que la ropa tenga un buen *fit*, te favorezca y te haga sentir orgulloso de tu elección.
- **Ser estratégico.** Cuando quieres decir que eres la persona idónea para el trabajo, vístete como si fueras a hacer el mejor negocio de tu vida.

¿QUÉ PUEDE HACER TU IMAGEN POR TI?

- Abrirte puertas
- Que la gente te respete
- Darte una posición privilegiada
- Ofrecerte la llave para pertenecer
- Ascender de puesto
- Verte como líder
- Ser percibido como amigable
- Proyectar prosperidad
- Inyectarte autoestima
- Sentirte sexy
- Aportar elegancia
- Expresar tu creatividad
- Estilizar tu figura
- Verte poderoso

Estilo amigable = cercanía

- **¿Qué necesitas para ser accesible?** Prendas suaves, sueltas, libertad con los colores y siluetas.
- **¿Qué provoca esta ropa?** La sensación de accesibilidad para que la gente se aproxime y se abra.
- **¿Quiénes se favorecen?** Maestros, psicólogos, creativos, artistas, asesores, amas de casa, padres y madres de familia, etcétera.

Estilo con autoridad = poder

- **¿Qué necesitas para lucir como una autoridad?** Prendas estructuradas, colores sobrios, cortes impecables y un arreglo personal pulido.
- **¿Qué provoca este tipo de ropa?** Respeto, autoridad, poder y liderazgo.
- **¿A quiénes favorece?** Banqueros, abogados, políticos, conferencistas, negocios, vendedores, etcétera.

¿Por qué no va lo suave con lo duro?

Cuando se trata de seguir las reglas como han sido marcadas, la lógica visual y la comunicación no verbal de tu atuendo imperan. Ya vimos que la coherencia es parte fundamental de la credibilidad. Así, no debe sorprendernos que no se vea afín llevar unas botas de constructor si decides ponerte una blusa tipo bohemia. Ésta, como prenda suave, manda un mensaje que es contradictorio con el calzado, por lo tanto, las personas no sabrán cómo leerte. Si, en cambio, combinas esa blusa con una falda de manta ligera y unas sandalias de piso, el atuendo adquiere sentido.

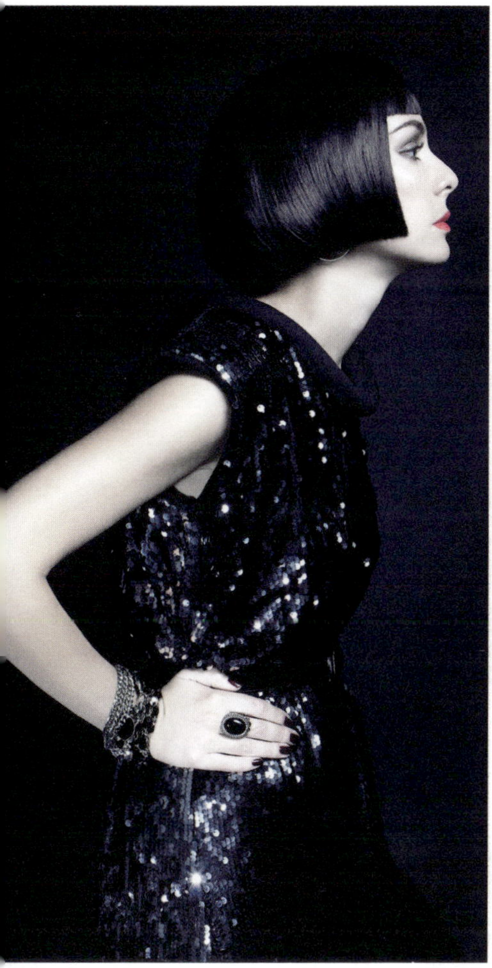

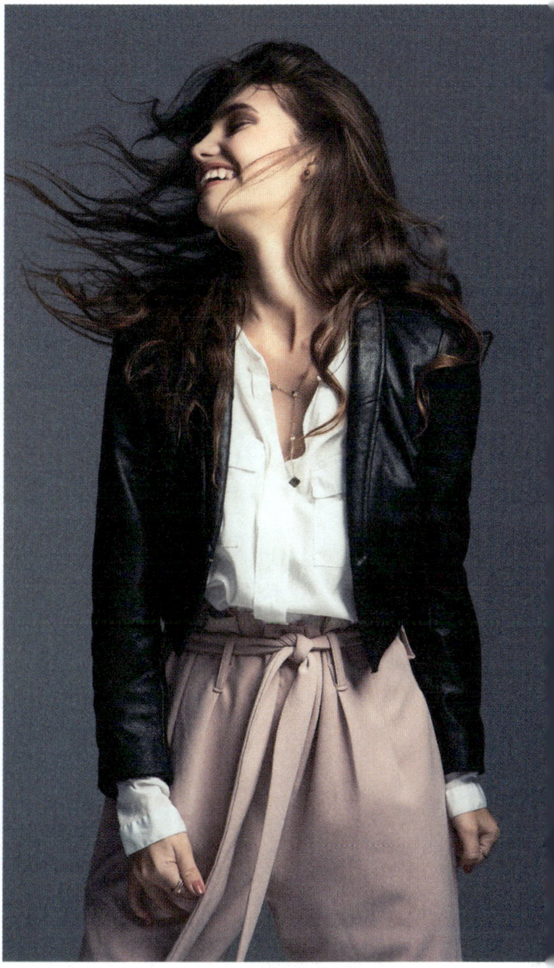

Lo mismo sucede con lo femenino y lo masculino. Si llevas un vestido vaporoso y un saco de casimir con solapas de cuero, parecerá contradictorio. Un maridaje de vestido con un bolero tejido puede funcionar sin ninguna objeción.

Estas reglas, sin embargo, las vamos a romper juntos en la segunda parte del libro. Pero vale la pena que te apegues a ellas si quieres ser directo y coherente en una situación en la que no pretendes experimentar, sino cumplir con los códigos conservadores que imperan en diversas empresas y culturas.

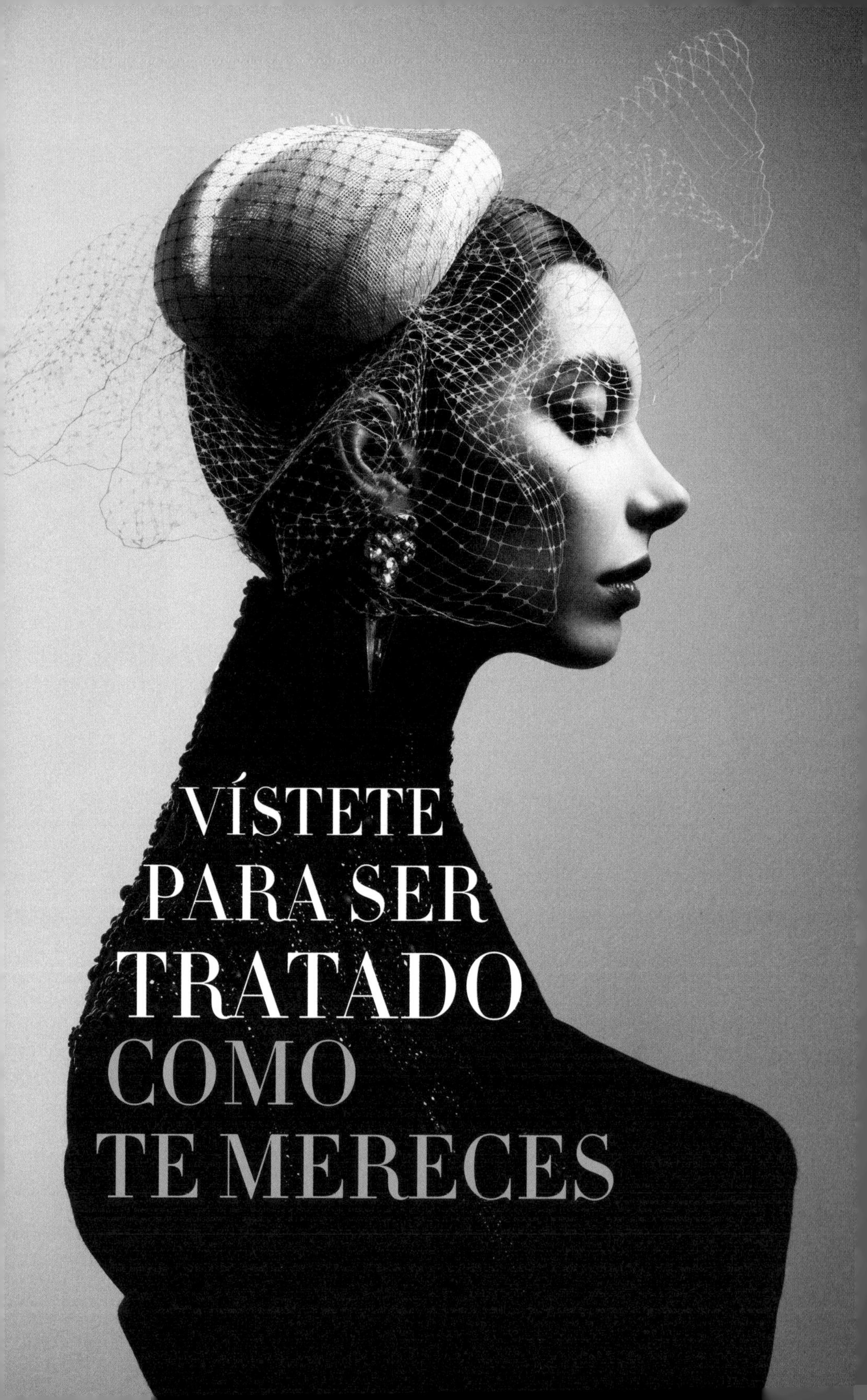
VÍSTETE
PARA SER
TRATADO
COMO
TE MERECES

ELEGANCIA

La elegancia es...

- **Calidad.** La ropa luce de buena manufactura, da estatus; además, se ve cara y suma poder.
- **Mesura y discreción.** La elegancia es educación, la medida perfecta entre la inteligencia y el buen gusto.
- **Ni marcas ni gran presupuesto.** El que es elegante logra impactar por sí mismo, como dice Cunningham, por cómo te mueves y por tu seguridad, no por la ropa.
- **Tú antes que tu outfit.** Nunca dejes que luzca más el atuendo que tu persona.

"Cuando las mujeres de la sociedad internacional pagan miles de dólares por sus prendas, no es sólo por su tela y confección, sino más bien por la calidad del gusto que el diseñador ha impregnado en su ropa y, aun con esta ventaja de millones de dólares, ellas no pueden comprar el buen gusto, porque éste se encuentra en la manera de vestir: cómo se mueve el cuerpo, la calidad que esconde el alma de quien la usa, habla con tanto vigor que no puedes ver lo que trae puesto. Por eso la gente observa: '¡Qué mujer tan encantadora!' Pero no logran identificar que la calidad del gusto personal de esa mujer es tan fuerte que eclipsa todo lo que lleva puesto."

Bill Cunningham, *Fashion Climbing*

Liz Tilberis, quien fue directora editorial de la revista estadounidense *Harper's Bazaar*, dijo sobre la elegancia: "Lo mismo en la mente que en apariencia, implica inteligencia, certeza en el gusto, una identidad balanceada y centrada".

TU EDAD

En la moda, gran parte de las reglas están basadas en la lógica, de ahí que sea natural que la ropa ceñida y reveladora sea aceptable para los jóvenes que tienen todo firme y en su lugar. Mientras pasan los años, las restricciones se intensifican y prácticamente las personas de la tercera edad deben ocultarse lo más posible, pues la figura se ha deteriorado, la piel se ha vuelto flácida y los huesos se adelgazan o deforman. Estas normas resultan crueles y tan arcaicas como pensar que los mayores de 50 años no tienen sexo o que a esa edad nadie debe cambiar de profesión.

Recordemos que hoy los 30 son los 20 y así sucesivamente. Hombres y mujeres no sólo nos vemos más jóvenes y sanos, sino también nos sentimos más energéticos y estimulados para gozar la vida hasta el último minuto. No obstante, la cronología impera y la naturaleza no miente. Así que veamos lo que depara la moda con respecto a la edad.

- **Adolescente.** Las mujeres, que suelen llevar una ventaja en su madurez respecto de los hombres, utilizan la ropa como un ritual seductor en esta etapa. Los varones, en cambio, buscan la parte práctica más que la estética en su manera de vestir. Lo que no cabe duda es que en esta época se siembra la semilla del estatus que los hace blanco de la logomanía y entrena a más de uno como víctima de la moda.
- **Adulto joven.** Después de los 18, tal vez la sociedad considere que una persona tiene la capacidad de tomar decisiones de un adulto. Pero lo cierto es que la mayor parte de estos jóvenes necesitan un par de años más para madurar. Así las cosas, las prendas de vestir se eligen por factores de comodidad y de sensualidad. El cuerpo de estos adultos jóvenes está en plenitud, por lo que casi todo les queda fantástico y no tienen que gastar gran cosa para obtener resultados óptimos con su look.
- **Adulto.** Esta etapa la delimitaremos porque el individuo se integra al área laboral y, por consiguiente, busca reflejar una dosis de formalidad, responsabilidad y confiabilidad en su *look* para ser

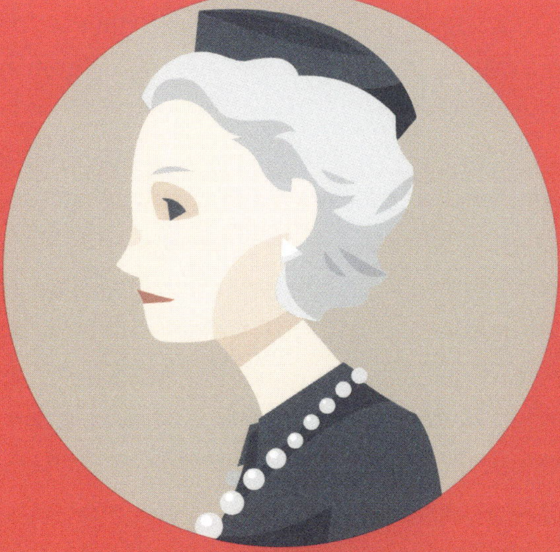

"ELEGANCIA: BUEN GUSTO CON UN TOQUE DE ATREVIMIENTO"

Carmel Snow

Directora Editorial de *Harper's Bazaar*

competitivo en su profesión. Cuando goza de tiempo libre, sin embargo, la balanza se inclina por el deseo de pertenecer, de destacar y, de ser posible, de impresionar. Por eso hay un gran interés por invertir en un guardarropa que dé estatus.

- **Madurez.** Después de los 35 años el cuerpo de mujeres y hombres va cambiando drásticamente. En general eso implica una subida de peso y el comienzo de la flacidez en la piel. Hombres y mujeres empiezan a experimentar con nuevas siluetas, pero sin perder el instinto sexual que los hace querer seguir luciendo jóvenes, atractivos y fértiles. La ropa fuera del ámbito profesional, por lo tanto, continúa teniendo un sesgo erótico más notorio en las mujeres que en los hombres, ya que son ellas las que quieren seguir siendo deseables y conquistadas. Esa edad ya conjuga los años y la capacidad económica para preferir tener menos cosas para adquirir más calidad. Se gana mejor salario y se consume a un nivel superior.
- **Después de los 50.** Muchas cosas terribles les suceden a las mujeres durante el climaterio: un tacón alto implica el riesgo de caer y lastimarse los huesos que, ya sin hormonas, suelen hacerse frágiles. La elección de la ropa cambia más por necesidad que por voluntad. El peso aumenta, la fuerza de gravedad surte efecto y hasta las rodillas se cuelgan. Por eso Chanel alargaba las prendas y más de una mujer madura prefiere las mangas y faldas largas, así como los escotes recatados. Los hombres también experimentan cambios hormonales y sus respectivos efectos: el pelo se va blanqueando, adelgazando y desapareciendo. El abdomen crece, las piernas adelgazan y la libido se va opacando, por lo que la ropa se afloja y los accesorios giran en torno al confort, más que a la estética o al erotismo.
- **Tercera edad.** ¿Te has preguntado por qué las mujeres de más de 60 comienzan a usar calzado de viejitas? No tiene que ver con que ya no les gusten los tacones, sino que éstos representan un dolor de pies inmenso que no están dispuestas a padecer ahora que su prioridad no es verse sexy. Es obvio que el cuerpo es vulnera-

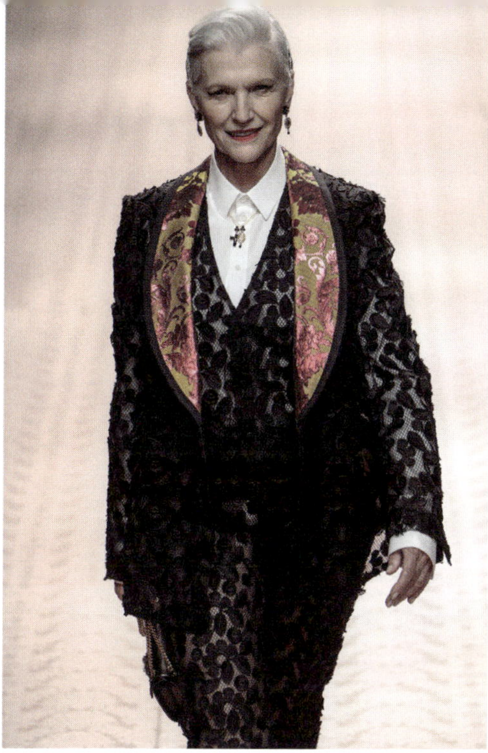

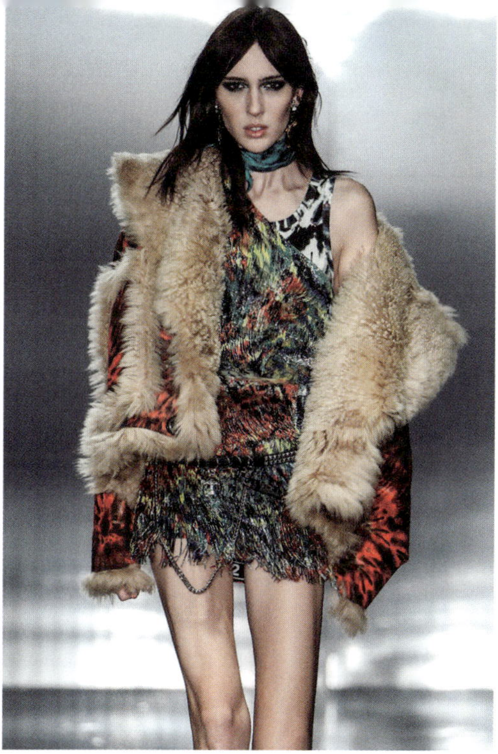

ble a las caídas, a los resfriados y a la falta de agilidad motriz, así que procuran las prendas cómodas, holgadas, térmicas y siempre acompañadas de calzado suave y seguro. Los hombres comienzan a tener menos interés en conquistar y ponen como prioridad su comodidad y bienestar. Aquí es cuando ellos prefieren un suéter que un saco y unos mocasines suaves a unos bostonianos.

EL CAPITAL ERÓTICO

Este concepto es interesante porque habla de una mezcla de belleza, atractivo sexual, cuidado de la imagen, vitalidad, encanto, así como aptitudes sociales y sexuales. Este conjunto de virtudes, que todos tenemos en mayor o menor grado, son apreciadas por el sexo opuesto dando como resultado el deseo y el erotismo.

Lo más curioso es que los hombres suelen tener mayor deseo sexual, por lo que nosotras las mujeres hemos aprendido a capitalizar el poder de erotizarlos y, desde luego, acceder a tener relaciones con ellos, cuando y donde queramos.

Así las cosas, para las mujeres, según Catherine Hakim, autora del libro *Capital erótico*, la sexualidad se convierte en un recurso valioso en la relación de pareja, que se va dosificando y exaltando a través de la actitud y, definitivamente, con la ayuda de la ropa.

La lencería adquiere así un código inmediato, pero hay otras prendas que se han consumado por comunicar una disposición para tener sexo: el *animal print*, el charol, el cuero y, desde luego, las transparencias, los encajes y todo aquello que muestre el cuerpo o revele mucha piel.

La obviedad, sin embargo, si bien puede tener efectos inmediatos a tratar de excitar a una persona, rompe un encanto más perdurable y disfrutable: el misterio. De ahí que para realmente lucir sexy, en lugar de desnudarte, será mucho más efectivo insinuar lo que oculta tu ropa.

NO HAY ÉXITO SIN FRACASOS

Para cualquier persona que busca la excelencia es necesario adquirir conocimientos, practicarlos, ponerlos en diferentes contextos, equivocarse algunas veces y acertar otras, hasta ir trazando el camino personalizado de capitalizar ese nuevo talento. Eso mismo sucede con el arte de vestir bien y, en su forma más especializada, al encontrar un estilo único, funcional y creativo. Algunos errores, sin embargo, serán fáciles de evitar si estás al tanto de ellos y la amenaza que representan en el día a día.

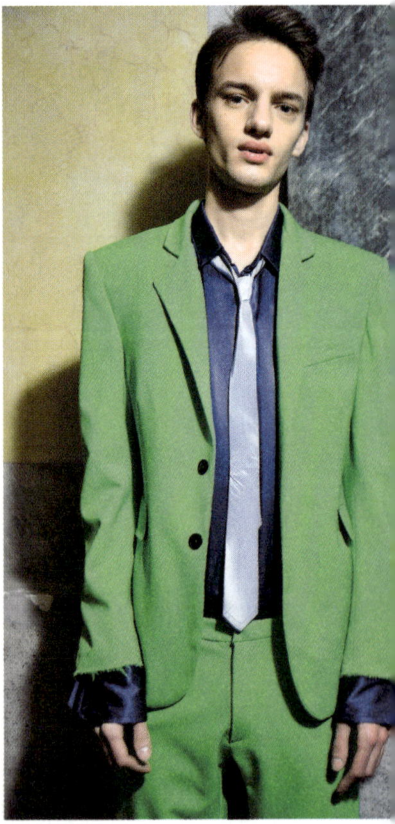

Errores de estilo

- Hacer que tu cuerpo se vea menos favorecido: extremidades cortas, cero cintura, que parezca que no tienes cuello, lucir más baja o más robusta de lo que eres.

NO PUEDES SER

TU PROPIO

STYLIST

SI NO TE DAS

PERMISO DE

EQUIVOCARTE

- Ignorar el mensaje que expresa tu ropa y aparentar algo que no quieres parecer.
- No ir vestido de acuerdo con la ocasión.
- Sentirte incómodo con tu atuendo.
- Exagerar demasiado con tu look y parecer disfrazado.
- Usar ropa que no tiene buen *fit*, no te acomoda, no te favorece y constantemente tienes que reajustarla porque te aprieta, se sube, es demasiado corta, larga o ancha.
- Estar instalado en la logomanía, como si fueras un anuncio andante de todas las marcas que llevas impresas en tu outfit. No estás interesado en lucir, sino en presumir.
- Te sientes obligado a usar el look completo como lo viste en la tienda o la pasarela, porque te sientes incapaz de buscar alternativas coordinando otras marcas de diferentes precios o estilos.
- Sueles vestirte como alguien más en tu afán de verte como esa persona, sin tomar en cuenta tus propios gustos, proporciones, propósitos y estilo de vida.
- Salir de casa con la sensación de haber elegido un atuendo equivocado, porque ya no es afín a tus gustos, a tu talla, a tu estilo de vida o a la ocasión.
- Tener pánico de equivocarte al vestir, pues es el peor error para tu aprendizaje. El que no arriesga, no gana.
- No sentirte orgulloso de tu look porque piensas que pudiste elegir algo mejor y no lo hiciste.
- Verte al espejo y observar a alguien más que no eres tú porque insistes en usar ropa de hace muchos kilos, varios años atrás, porque es lo que eligió tu mamá, tu pareja o tu *stylist*, pero no te sientes identificada con tu atuendo.
- Insistes en que todo debe hacer juego: tu ropa, accesorios, labial, esmalte de uñas y hasta tu maleta. El *matchy-matchy* al vestir ha dado paso a la posibilidad de romper los coordinados y divertirte haciendo nuevos outfits.
- Pensar que el estilo está reservado para los delgados, ricos, altos o *influencers* que admiras en Instagram. Tú también puedes gozar la

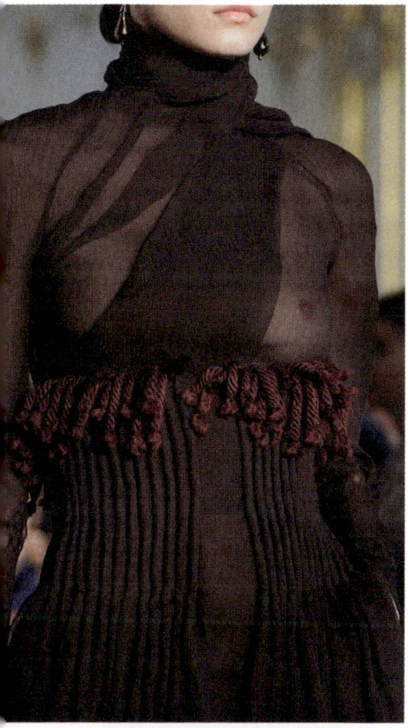

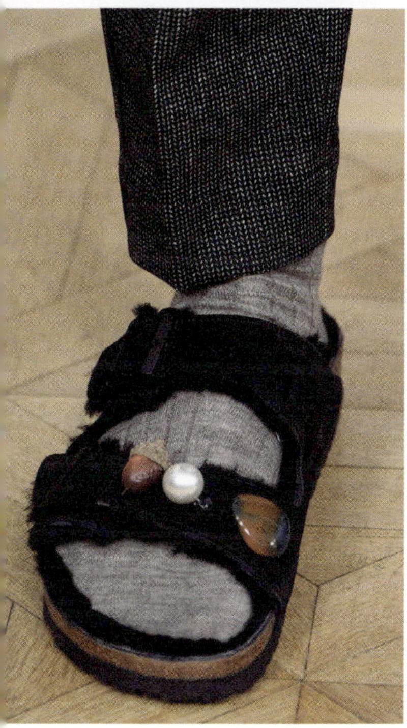

moda y darle vuelo a tu imaginación y a tus creaciones con la talla, el presupuesto o la profesión que tengas.

Errores más comunes en las mujeres

Fit. Usar ropa apretada, muy holgada, demasiado larga o corta.

Revelación no solicitada. Mostrar mucha piel en aquellas circunstancias en las que no es adecuado.

Prendas ceñidas. Como llevar leggins a un lugar que no es el gimnasio o ponerte unos jeans que no te dejan ni respirar.

Usar shorts en el trabajo. Preséntate a trabajar luciendo profesional, no sexy.

Exageración. Demasiada producción no se lee como que te quieres y te cuidas mucho, sino que no conoces los límites de la mesura y el buen gusto.

Ropa en mal estado. Te duele deshacerte de prendas viejas o simplemente las usas arrugadas y descuidadas.

Cero control con tus zapatos. Si no son cómodos, no te parecen seguros o son complicados de dominar. Mejor opta por un calzado con el que puedas caminar erguida y segura.

Calzado viejo o desgastado. No hablará jamás bien de ti, de tu cuidado y autoestima.

Usar medias con sandalias. A menos de que te integres a la nueva tendencia que los *fashion stylist* muestran en las revistas y decidas romper esa regla.

Ropa interior obvia. Las prendas íntimas deben favorecer y servir como un buen cimiento en el atuendo, pero no deben adquirir un papel protagónico cuando una está en público.
Usar un bolso grande y suave para la noche. Los eventos de gala requieren bolsos pequeños y estructurados.

Errores más comunes en los hombres

Fit. Usar ropa apretada, muy holgada, demasiado larga o corta.
Ropa en mal estado. Te duele deshacerte de prendas viejas o simplemente las usas arrugadas y descuidadas. Los trajes brillosos o con burbujas que han separado la tela de la entretela, por tantas planchadas, son clásicos *faux pas*.
Usar *tank tops* para la calle. Si no estás personificando a Freddie Mercury, reserva esta prenda para el gimnasio.
Camisa de manga corta con traje. Y, peor aún, cuando te agregan una corbata.
Camisetas de equipos de futbol. A menos de que juegues en un equipo.
Usar el pantalón muy alto. Esta prenda nunca deberá ir por encima del ombligo.
Mangas demasiado cortas o largas. El puño de la manga debe quedar a la altura de la muñeca cuando doblas el brazo.
Piernas del pantalón exageradas. Ya sea que se vean excesivamente anchas, largas o cortas.
Calcetines blancos. Nunca deben usarse con ropa de calle. Sólo van bien si juegas tenis o en el gym.
Zapatos maltratados. Si tu calzado luce opaco o desgastado.
Usar *top siders* con calcetines. Tampoco debes llevarlos con *sleepers* o sandalias.
Corbata demasiado larga o excesivamente corta. La punta de la corbata debe rozar la parte inferior de la hebilla de tu cinturón.
Celular en el cinturón. A menos de que trabajes en construcción, el móvil debe ir en el bolsillo o bolso externo.

LO QUE PUEDES APLICAR

¿Qué te hace sentir genuino?

Haz una lista de las prendas o looks que representan quién eres.

¿A dónde quieres que te ayude a llegar tu ropa?

¿Qué impresión quieres dar a través de tu estilo?

¿Para qué propósito te serviría verte amigable?

¿Para qué razón te funcionaría verte con autoridad?

¿Qué te inspira en tu entorno?

¿Con qué puedes empezar a experimentar para arriesgar un poco más?

¿Qué ropa sabes que te hace sentir incomodidad?

Segunda parte
Rompe las reglas

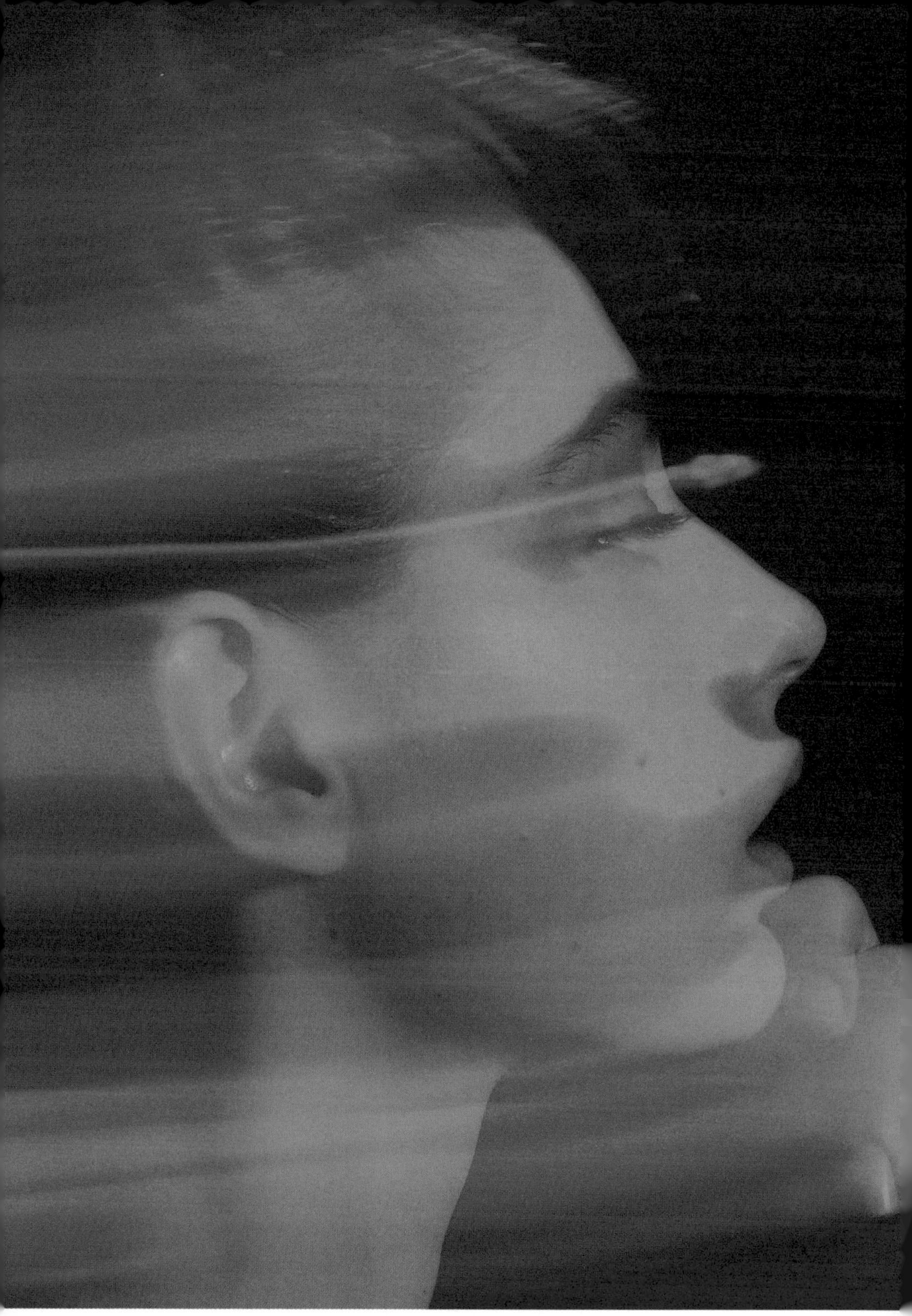

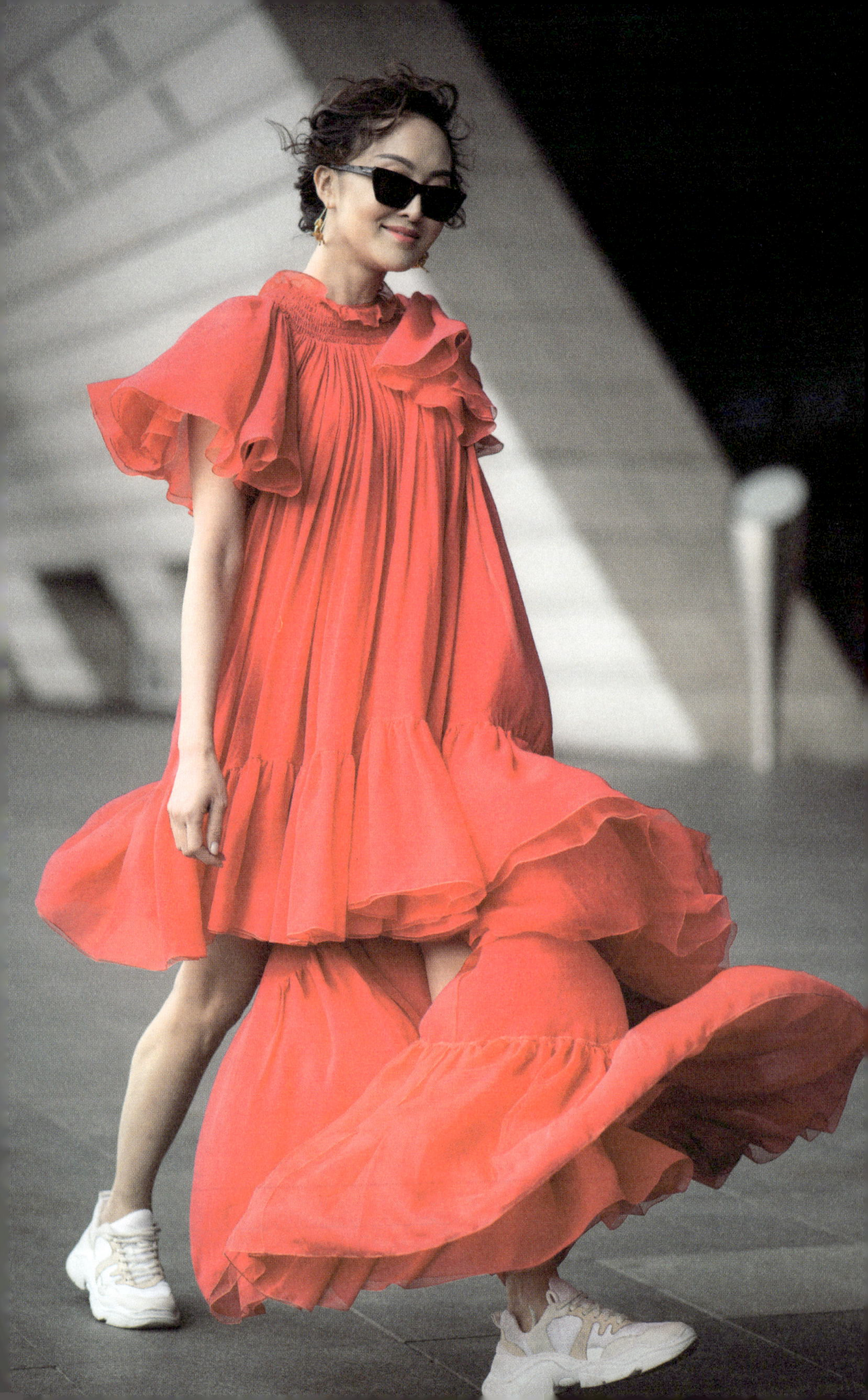

5

Un mundo lleno de inspiración

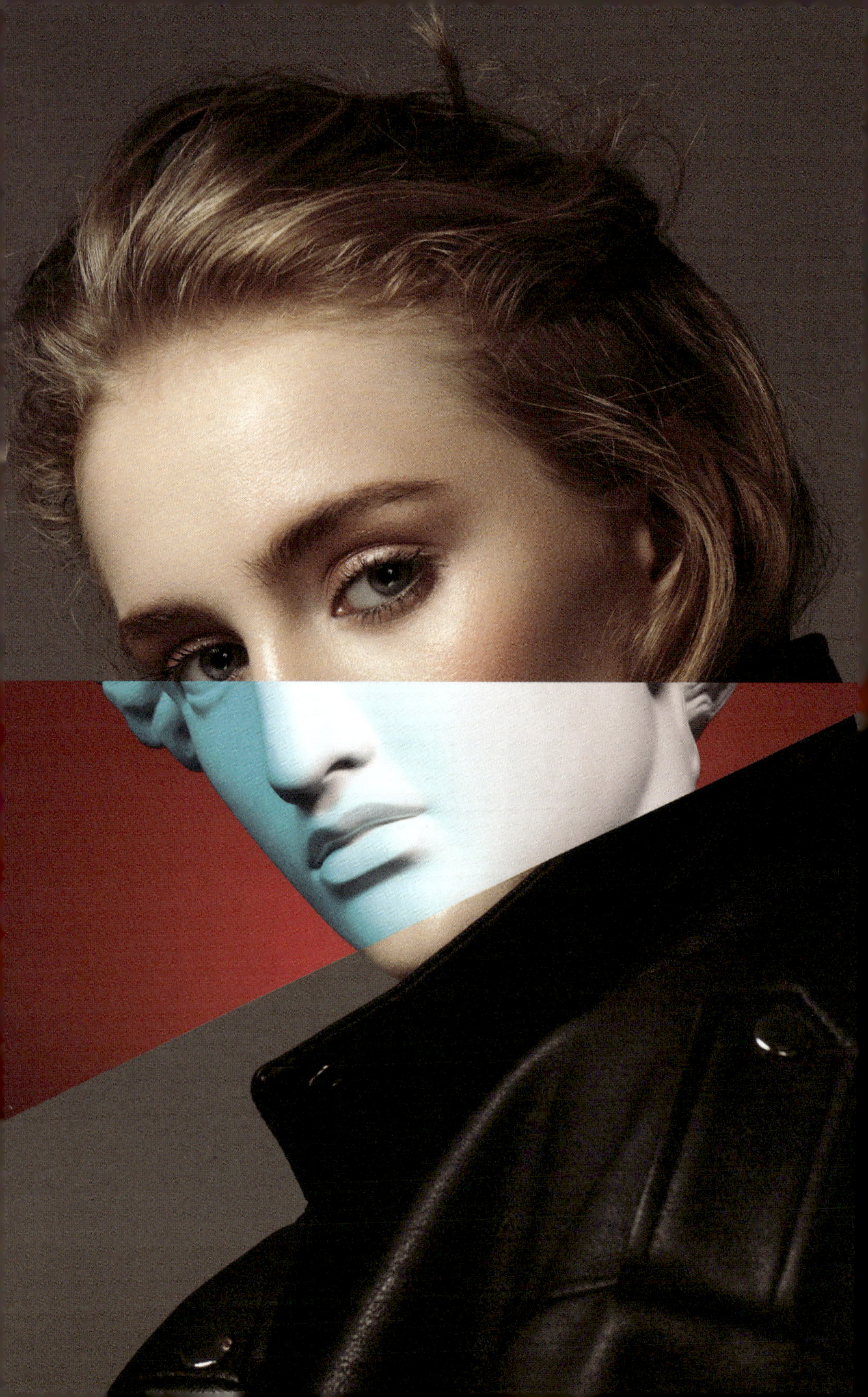

Fuentes de inspiración

Abre los ojos y mira a tu alrededor. Quizá es la piel marmoleada de tu perro, el color maravilloso de los betabeles en tu ensalada, el cuadro en la pared de la oficina de tu jefe o el castillo en que te hospedaste en Francia… Todo puede inspirarte.

Los diseñadores buscan ideas y algunas veces incluso se las encuentran en cualquier parte del mundo. Leer una revista, sentarte a ver pasar a la gente, irte a pescar u hojear un libro de fotografías de arquitectura a todo color, son algunas de las cosas que puedes estar haciendo sin poner atención a lo que sucede. ¡Abre los ojos! Hay un mundo para darte ideas aquí afuera.

MIRA, ABSORBE Y CREA

INSPÍRATE

- **Tu entorno.** A tu alrededor, durante tus viajes, en tu casa, en tu librero e incluso en tu clóset hay fuentes inagotables de ideas que debes capitalizar.
- **Las tendencias.** Mira las pasarelas creadas por los genios de la moda en conjunto con los expertos en *fashion styling*, sigue las revistas y pon en práctica lo que ves.

- **La imitación.** Copia primero a alguien que admiras, ejercita ese estilo y, finalmente, domina tu propia versión de él.
- **La experimentación.** Pierde el miedo a equivocarte, sé creativo, busca arriesgar y diviértete, sea cual sea el resultado.
- **La apropiación.** Haz tuyo un código de vestimenta, la prenda de moda, el look imperante, porque nada es genuino hasta que no te apropies de tu estilo.

¿TE VES COMO TODOS?

O, peor aún, ¿sientes que tus outfits no se te ven tan bien como los lucen otras personas? Quizá te has esmerado demasiado por ser parte de un grupo, olvidando tu personalidad y la fortuna de tener una individualidad.

Los adolescentes sufren cuando no pueden comprarse la ropa que llevan algunos de sus compañeros. Ellos desearían mimetizarse con sus amigos para ser aceptados. Lo hacen porque su corta edad y la necesidad

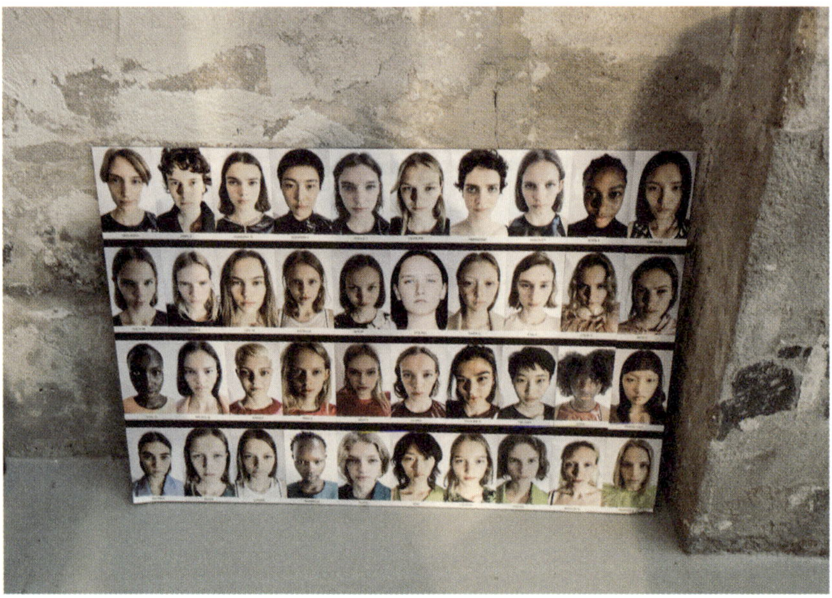

ENCONTRAR
TU ESTILO
ES COMO
SER AFÍN
A UN
PERFUME:
SE SIENTE
COMO
TU OTRA
PIEL

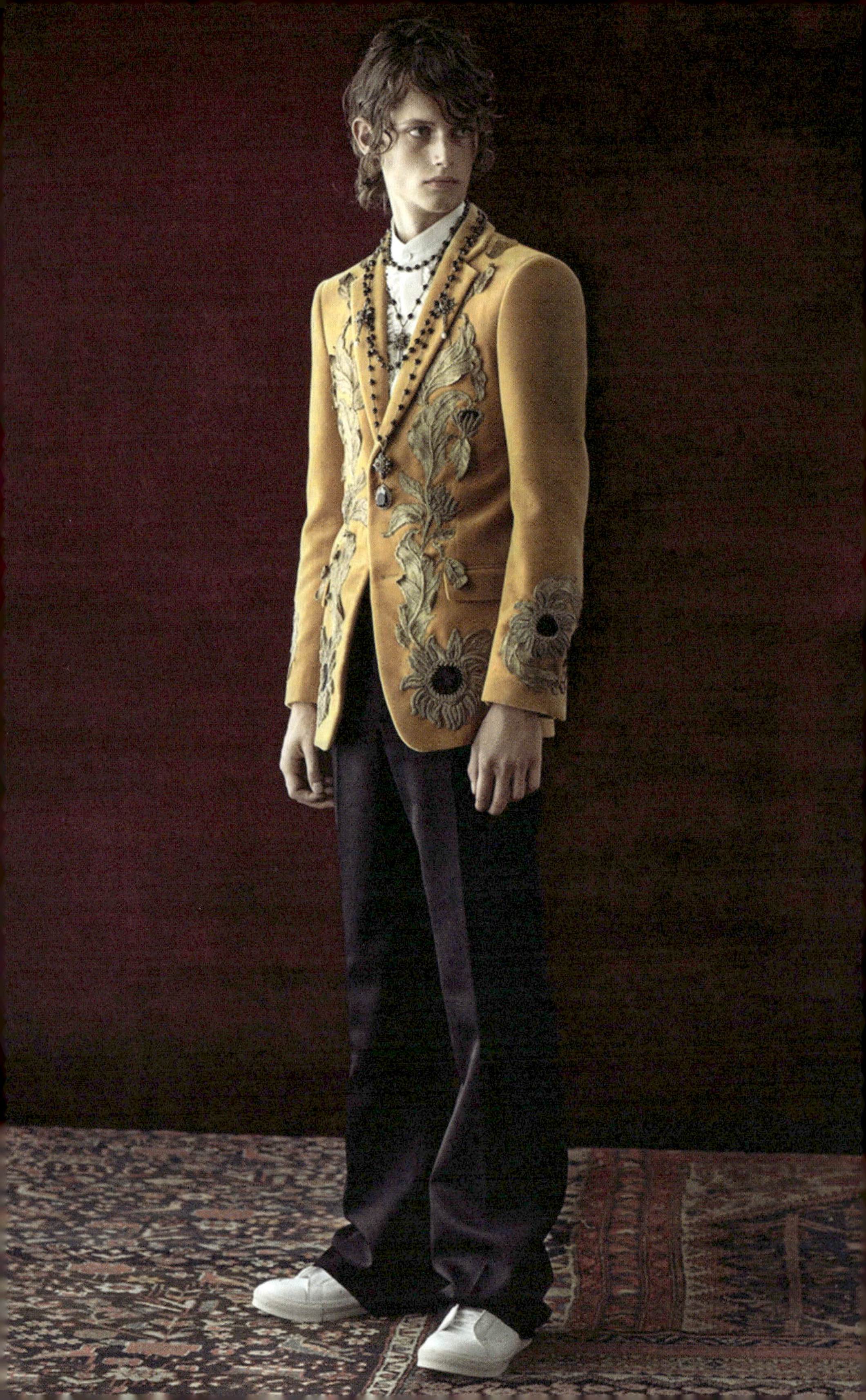

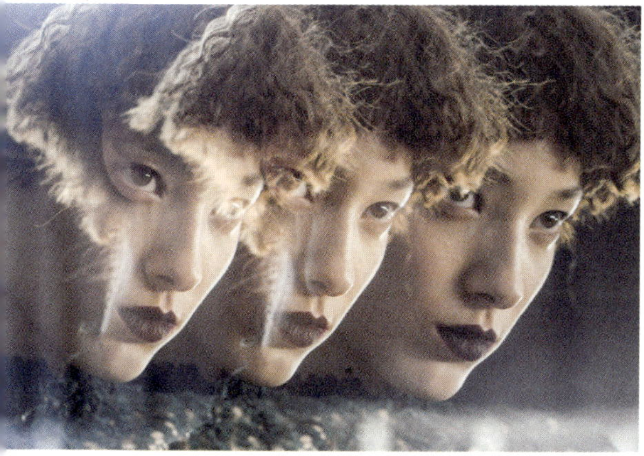

de tener una vida social activa no les permiten ver que su mejor virtud es ser diferentes. Como una obra de arte original, única y excepcional, cada uno de nosotros tenemos características que no compartimos con nadie, nos distinguen y nos hacen irrepetibles. ¿Por qué no aprovechar eso?

Romper las reglas tiene que ver justo con esto: encontrar lo que eres y llevar esa esencia a tu look. Dicho de otro modo, ubica la ropa que te hace sentir fantástico y comienza a construir un guardarropa lleno de outfits ganadores.

Un vistazo a tu estilo

Empecemos por el principio: la idea no es sólo experimentar y ponerte creativo, sino lograr que te guste lo que ves frente al espejo. Si te agrada tu reflejo y te da seguridad, proyectarás estilo. ¡Así de sencillo!
Por eso toca preguntarte: ¿te gusta tu estilo actual? ¿Cómo describirías tu estilo hoy? ¿Cuál es el estilo que deseas?

Piensa qué te ha funcionado y qué ha sido un desastre. Encuentra un denominador común en tu manera de vestir, que te hace sentirte satisfecho con tu elección y también favorecido con ese look.

Por ejemplo: yo tiendo a ser conservadora al vestir, así que cuando me visto coherentemente con mi naturaleza clásica, me siento en control. ¡Pero me aburro! Noto que admiro a las personas que arriesgan más y encuentro que cuando llevan piezas de conversación, me parecen más interesantes visualmente. Por eso me he hecho el propósito de estimular mi sentido del estilo con retos diferentes: a veces sólo incluyendo un punto focal, otras, sumando una pieza protagónica, cambiando mi look drásticamente o, incluso, llevando ropa fuera del protocolo establecido. Y tú, ¿qué vas a hacer?

STYLING PERSONAL

Es muy interesante conocer cómo evolucionó la coordinación de moda en las revistas especializadas. Al principio, y con la ayuda de la llegada de la fotografía, las imágenes de moda mostraban el look completo de un diseñador de moda: vestido, cinturón, sombrero y zapatos, que eran en su totalidad de Chanel, por mencionar un caso.

No fue hasta que surgió la revista británica *Nova*, con menos presupuesto que *Vogue* o *Harper's Bazaar*, que una talentosa mujer llamada Caroline Baker se vio obligada a usar el fantástico recurso de su imaginación y con él logró hacer lo que jamás había sucedido: romper el look total y, en su lugar, combinar las piezas con otros estilos y diseñadores. *Et voilà!* Nació el arte del *fashion styling*.

Gracias a Baker y a su publicación, descrita como "La revista femenina audaz que no se ciñe a las reglas", se descubrió, en los años sesenta, que el verdadero *fashion styling* consistía en ensamblar un look mezclando piezas de diferentes orígenes e incluso distintas épocas. A partir de ese concepto, el estilismo o coordinación de moda no depende de lo que usas, sino cómo lo usas.

De ahí que tu guardarropa, tal como lo tienes hoy, presente miles de opciones si consideras que puedes romper los pares, como sería un traje de saco y pantalón, por ejemplo, y empezar a concebirlos como piezas independientes candidatas a mezclarse con otras prendas. Usa, como lo hizo Baker, ropa masculina con la femenina, lo vintage con lo moderno, la ropa de gala con la casual y así sucesivamente.

MUSAS

Así como es ideal que las musas lleguen a iluminarte cuando estás trabajando, ellas también te estarán rondando si te abres a experimentar vistiéndote diferente, probando cosas, encontrando tesoros escondidos en tu clóset y en armarios ajenos.

NO ES QUÉ USAS, SINO CÓMO LO USAS

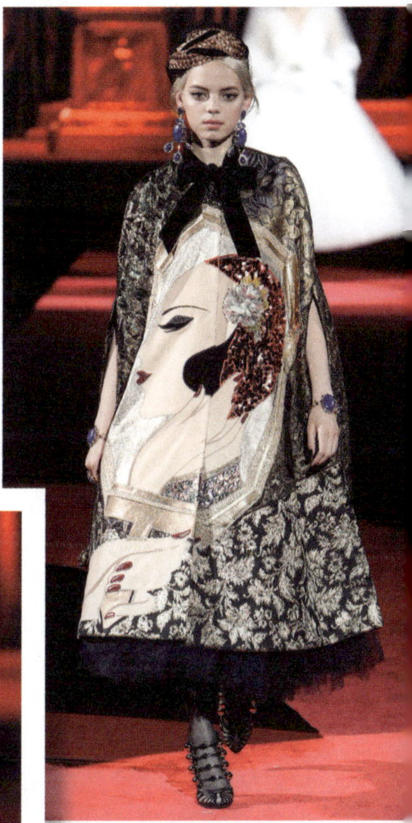

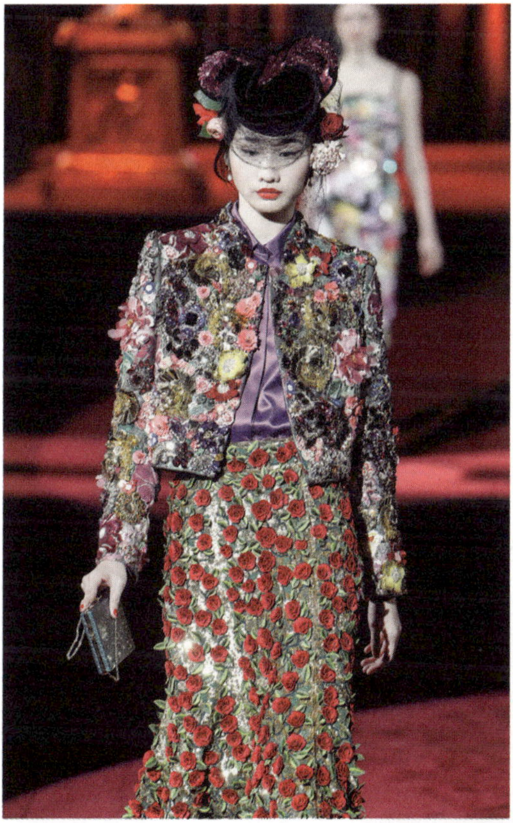

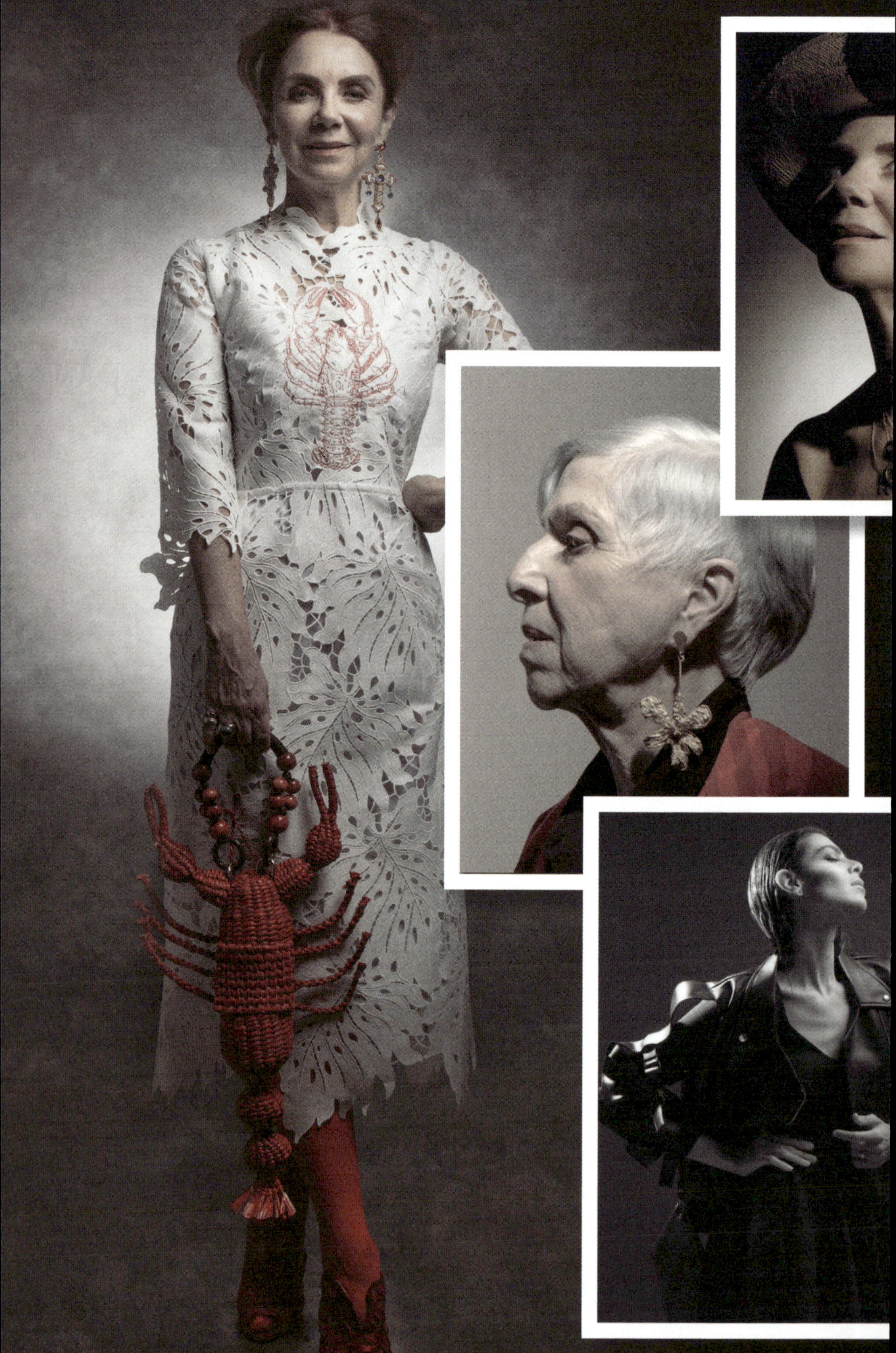

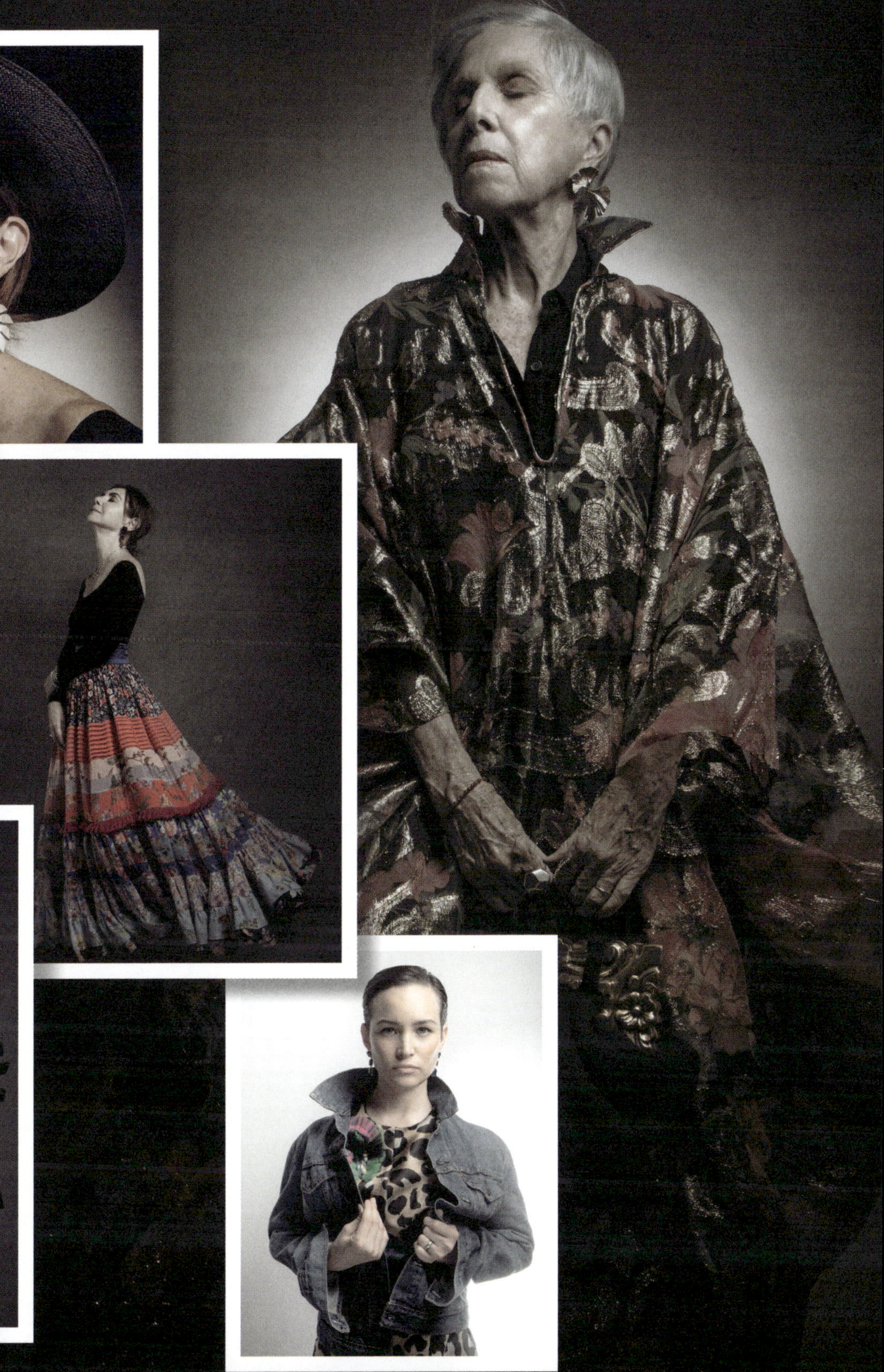

Del mismo modo, hay personas que te inspiran y logran provocarte ganas de experimentar. Audrey Hepburn suele salir al tema cuando la gente habla de alguien con buen gusto. Pero ¿qué me dices de Frida Kahlo, Humphrey Bogart, Diana Vreeland, David Gandy, Lady Gaga, David Beckham, Mick Jagger, etcétera? Todos ellos tuvieron o tienen un estilo distintivo, digno de observar. Tal vez no sea afín al tuyo, pero cada uno tiene su particularidad y su originalidad. Se vale aprender de los grandes.

TU EDAD

Seamos sinceros, como dice una amiga: la edad sólo es relevante para los quesos y los vinos. Iris Apfel afirma: “Si quieres seguir siendo joven, tienes que pensar joven”. La fuente de juventud de esta mujer icónica por su estilo en plena madurez consiste en, según sus propias palabras: “Tener la capacidad de admiración, sentido del humor y curiosidad”.

Ya vimos que la lógica y la biología marcan límites inevitables, pero el estilo, el buen gusto y el gozo por la moda no es exclusivo de los jóvenes, como no lo es tampoco de los flacos, altos, guapos o millonarios.

El secreto es no perder el interés por divertirte con la moda y vestir con la juventud que tiene tu mente.

ACTITUD, ACTITUD, ACTITUD

El poeta Jean Cocteau tenía una filosofía única sobre el estilo: “Cultiva lo que el público critica de ti. Eres tú”. No desdeñes este punto de vista porque si hay algo que las personas han notado constantemente en ti, debe ser porque existe un indicio de tu estilo genuino y natural.

La coquetería, según la diseñadora de moda británica Vivienne Westwood, también juega un papel primordial en el estilo. No se trata de tener un *cocktail* de hormonas efervescente, como los adolescentes. Pero gustarte y verte deseable nunca ha afectado a nadie. Por el contrario, inyecta una dosis de misterio e interés en cualquier atuendo.

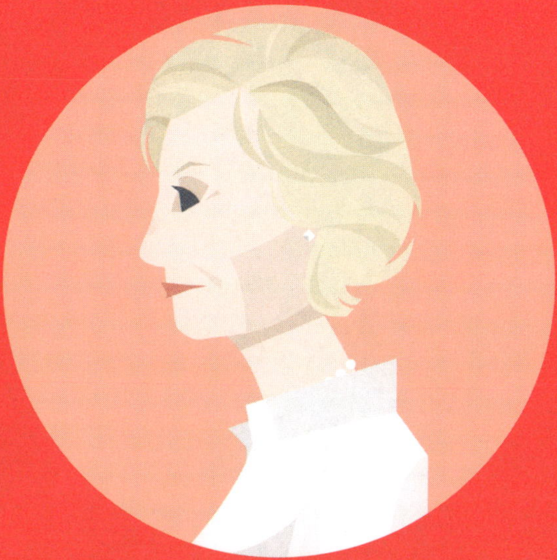

"SI NO TIENES PRESUPUESTO, HAZTE DE UN PUNTO DE VISTA."

Tina Brown

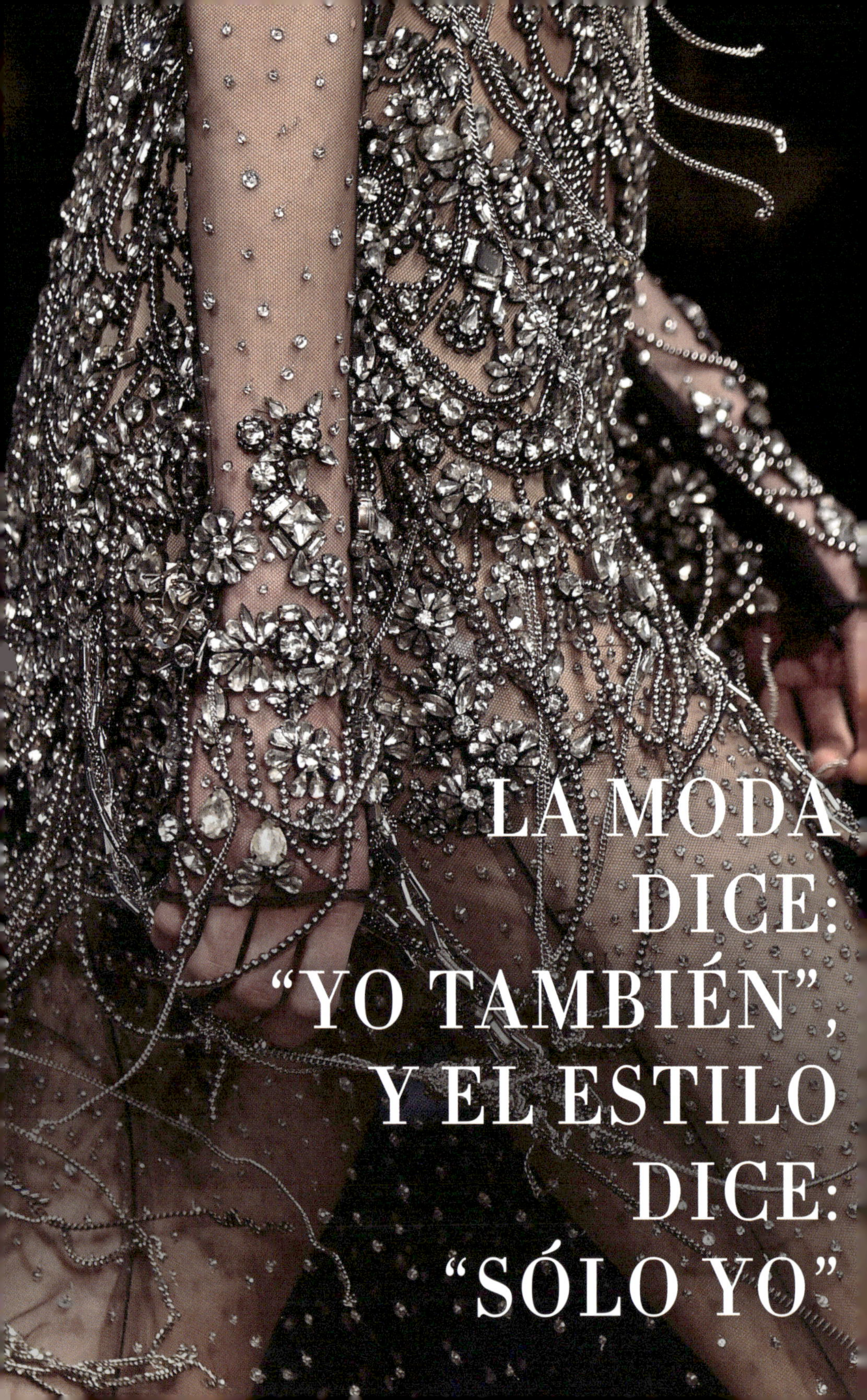
LA MODA
DICE:
"YO TAMBIÉN",
Y EL ESTILO
DICE:
"SÓLO YO"

Vestirte debería ser divertido y no un momento de estrés y depresión. Pero hazlo para el cuerpo y el estilo de vida que tienes hoy. Aceptar con entusiasmo esos aspectos de tu realidad te dará una seguridad increíble y la actitud ganadora que necesitas para tener un estilo espectacular.

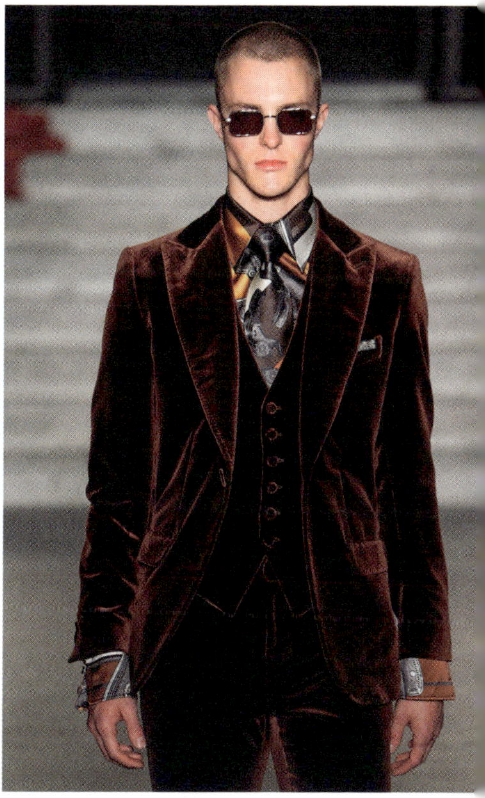

Fake it until you make it

Finge hasta que lo hagas parte de ti. La primera vez en cualquier cosa siempre es difícil, y vestir de una manera innovadora y estimulante será también una experiencia extraña en un principio. Pero la práctica hace al maestro. Bien dice Iris Apfel: "No encontrarás quién eres, a menos de que trabajes en ello".

Debes descubrir tu verdadera identidad, en lugar de querer ser lo que todos esperan, porque eso no te llevará más que a perder tiempo y personalidad.

Cuando sientas que estás en el camino adecuado, arriesga y sal vestido así, con ese estilo que quieres experimentar en carne propia. Finge que ese estilo es tuyo y él mismo te probará si te pertenece o si debes probar algo diferente.

EL MUNDO DE LOS GANADORES

No voy a hacer el esfuerzo de preguntarte, porque me queda claro que tú como yo, y todas las personas que conozco, preferimos estar con una persona generosa, agradable, inteligente, amable, saludable, luminosa

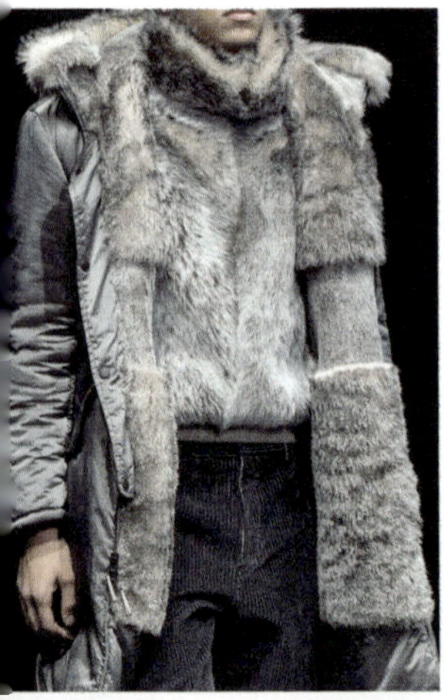

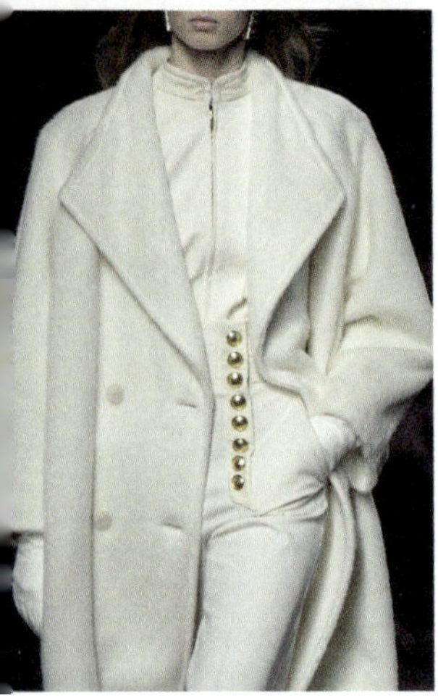

y triunfadora a un nivel personal. Nos agrada tener cerca a quien nos inspira y nos produce admiración. A nadie le apetece convivir con una persona tóxica, insegura, odiosa, grosera, mediocre o mala... Aunque habrá que aclarar que muchos de nosotros nos hemos relacionado con ese tipo de personalidades, por eso hoy nos queda claro que ver hacia arriba es mejor que hacerlo hacia abajo.

Lo interesante del caso es que tu estilo puede situarte entre las personas exitosas, aunque aún estés en el proceso de llegar a tu meta de satisfacción. Así, vestir para el puesto que deseas, en lugar del que ocupas, resulta muy efectivo para catapultarte hacia tu objetivo.

Por ello siempre será mejor ir bien vestida y arreglada que sentirte por debajo de donde quieres ser ubicada social y profesionalmente. Hay una ganancia emocional inherente en el vestir con placer. Aprovecha la dosis de autoestima que te puede proporcionar un look.

"No hay duda de que los diferentes tipos de ropa cambian la personalidad de quien la usa. Una mujer que viste ropa de mal gusto y se siente fachosa, siempre se queja sin saber por qué. Su espíritu toma la misma apariencia que su armadura externa", afirmó el fotógrafo Bill Cunningham en su libro *Fashion Climbing*. "Observa el brillo en la mirada de las mujeres que llevan cubiertos los hombros con una estola de visón: su estado anímico se torna sofisticado y elegante. La misma mujer vistiendo un abrigo viejo trataría de esconderse por entre las calles traseras para que nadie la vea."

CALIDAD ANTES QUE CANTIDAD

¿Qué se ve costoso?

- Ropa en estupenda condición, bien cortada y confeccionada
- Prendas clásicas y sobrias
- Materiales de calidad: fibras naturales
- Telas suntuosas: seda, terciopelo, *tweed* y brocado
- La piel (*fur*) y el cuero
- Ropa y accesorios estructurados
- Un estupendo *fit*
- Joyería en metales y piedras preciosas
- Piezas de estatus reconocible: una pluma, la bolsa o el reloj
- Colores neutros
- Tonos de gemas como el rubí, el zafiro y la esmeralda
- Look monocromático
- Combinación blanco y negro
- Conjuntar al negro con el marino
- Un arreglo personal cuidado
- Una buena postura
- La seguridad al caminar
- Tener convicción con tu estilo
- Pasarla bien en el proceso
- Ser feliz
- Sentirte poderoso

EL BUEN GUSTO

Ya lo decía Cunningham, el famoso *paparazzi* que cazaba el *street style* en las calles de las capitales de la moda: "Buen gusto es algo que muy pocas personas tienen en grandes cantidades… Es un sentido con el que naces y, si eres inteligente, lo cultivarás como una flor excepcional toda tu vida".

Es extraño pensar que el buen gusto se ha relacionado con el dinero o la industria del entretenimiento cuando en realidad muchas de las personalidades que vemos retratadas en las revistas de sociales contrataron a un *stylist* para que las vistiera. Tampoco podemos asociar el buen gusto con los diseñadores consagrados de la moda: ellos tienen propuestas y un concepto para mostrarlas, pero no siempre cumplen con la calidad estética y un punto de vista privilegiado que los haga dignos de pertenecer a esa categoría.

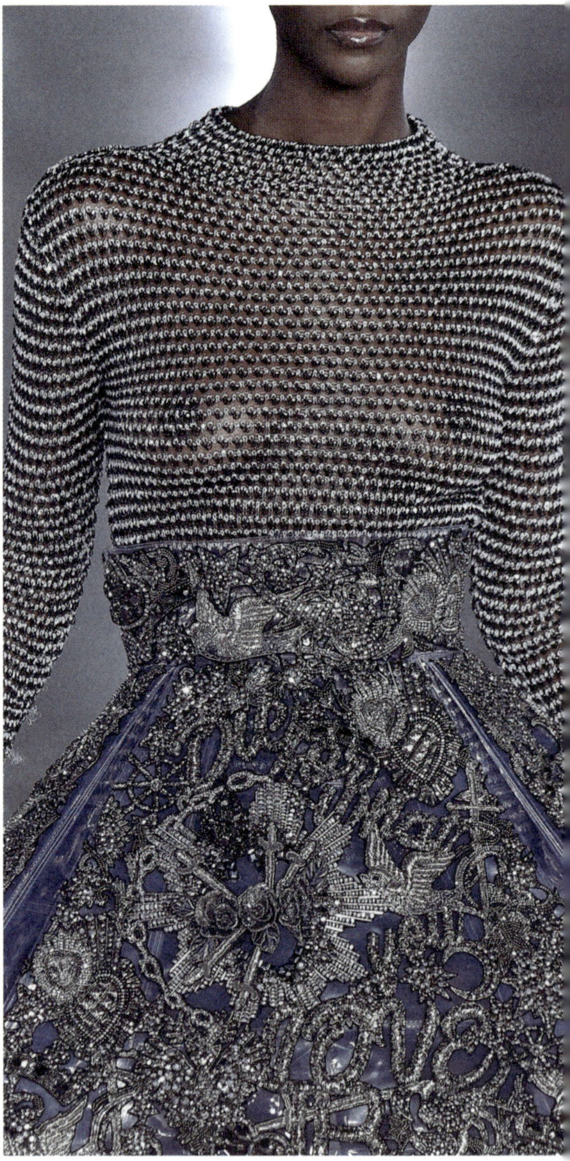

El buen gusto es innato y personal. Tiene que ver con tu temperamento y personalidad. De ahí que comprar ropa de marca no necesariamente te eleva al estatus privilegiado del estilo. La moda cambia, las tendencias llegan y se van, pero tu gusto es personal, continuo y evoluciona contigo.

El buen gusto es un poder que te hace adaptar lo que te agrada a tus proporciones, estilo de vida, deseos y metas, con la autoridad, la convicción y el autoconocimiento de que tu estilo es único y original; es un derecho que se revela a través de tu elegancia y sofisticación. Por eso el buen gusto está en cómo te sientes, la manera en que te mueves, ese misterio y encanto que te llenan de magnetismo y atraen las miradas de los demás hacia ti.

LO QUE PUEDES APLICAR

Recapacita sobre tu estilo

¿Qué adjetivos describen tu estilo en los últimos meses?

____

____

____

¿Qué características quieres que constituyan tu estilo a partir de que cierres este libro?

____

____

____

¿Cuál es el estilo que quieres construir a partir de hoy?

____

____

____

Moodboard

Elabora un *moodboard* o muro de ideas para colocar los siguientes elementos de inspiración, hacerte una ruta y ayudarte a encontrar el estilo que representa tu verdadero poder.

- Elige un estilo que te fascine en el arte, en la ropa, en la arquitectura o en la decoración.
- Busca fotografías de personas que reflejen cómo te gustaría a ti vestir.
- Escoge ropa de ese estilo para diferentes momentos del día.
- Identifica los accesorios ideales para complementar un outfit.
- Define el peinado y, si te gusta, el maquillaje como opción para el toque final.
- Escribe palabras o frases clave que engloben el estilo poderoso que deseas.

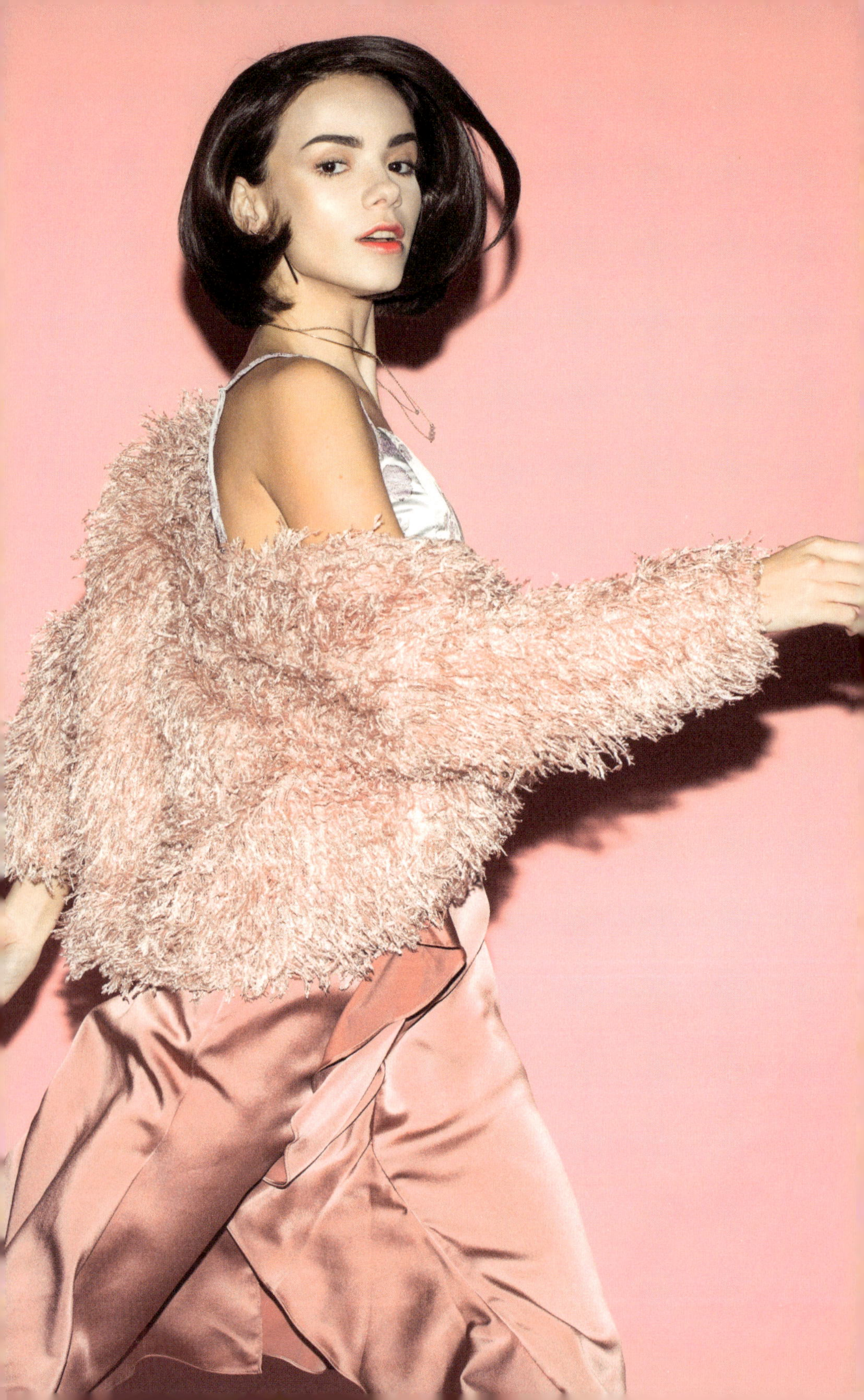

6

Sé tú

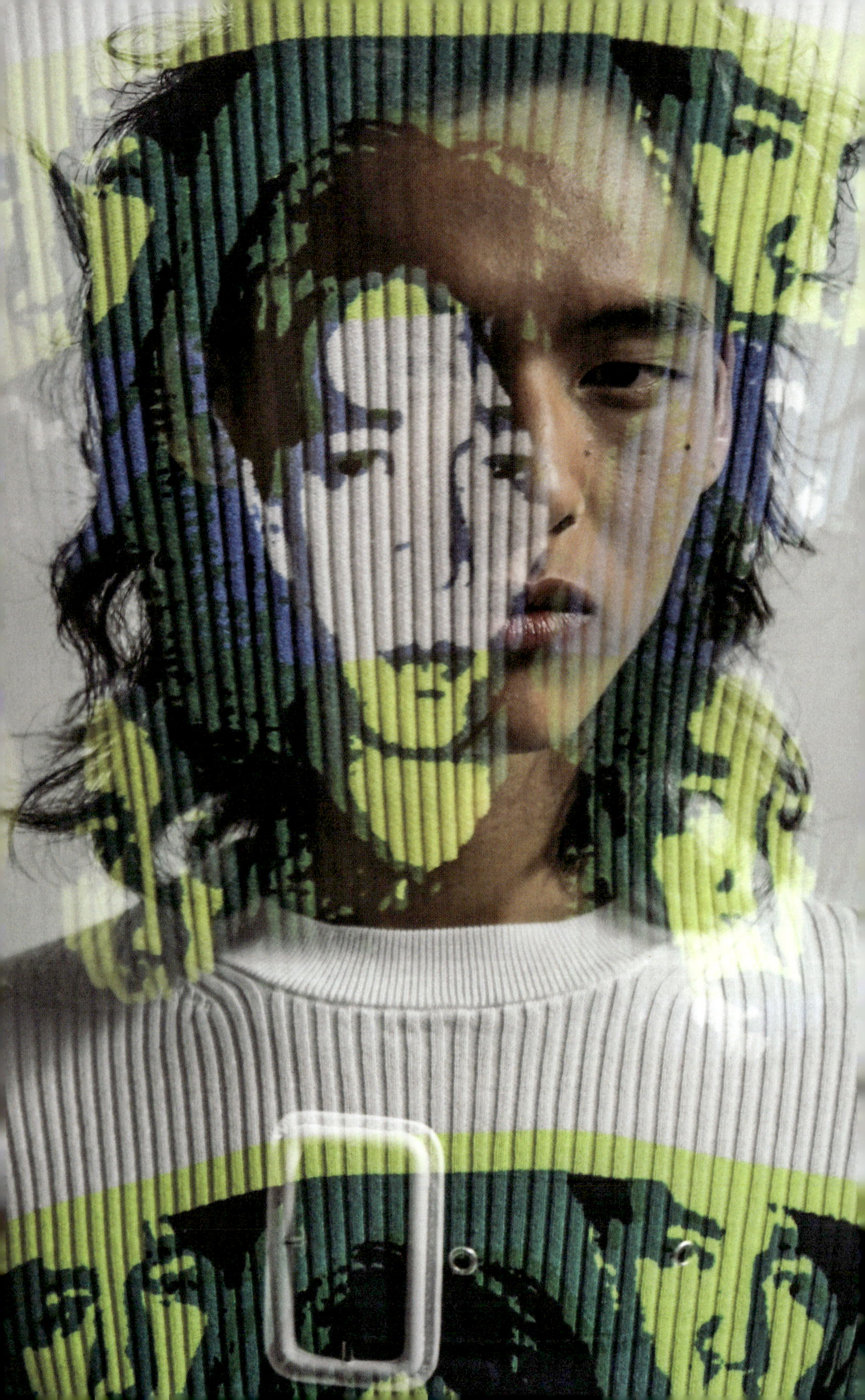

Romper con el espejo

Lo que le sienta bien a tu cuerpo y al color de tu piel te hará lucir mejor sin ninguna duda. Pero para romper las reglas habrá veces que no estarás concentrado en ocultar tus defectos y resaltar tus virtudes, sino en divertirte, causar impacto y experimentar con tu pasión por la moda. Éste, sin embargo, es un proceso que parece más sencillo de lo que es, porque hemos vivido varias décadas sometidos a las reglas y apegados a nuestras costumbres. Así que ten paciencia y empieza poco a poco hasta que te sientas con la seguridad de pasar a un riesgo más elevado y excitante. Aquí te propongo unos cuantos caminos para entrenarte.

- **La regla de tres.** En este momento dominas la combinación de dos prendas: la pieza alta (blusa, camisa, suéter, chaleco o saco) y la pieza baja (falda, bermudas, shorts y pantalón). El reto consiste en que este maridaje de prendas, la alta y la baja, sea inusual debido quizá a la combinación de colores, estampados, proporciones, el contraste al conjugar una prenda de día con una de noche, etcétera. Ahora agrega un tercer elemento disruptivo: un sombrero, una mascada, un collar, un bolso, un par de zapatos.
- **Romper las proporciones.** Ahora tienes que desaprender la regla de aparear una prenda suelta con otra ceñida o intentar omitir las técnicas para alargar tu cuello, piernas o brazos. Tal vez decidirás usar todo holgado, un traje pegado al cuerpo, ponerte un cuello chimenea, llevar las mangas tipo jamón o usar pantalones pescador con botines o tenis. No te aseguro que te veas más estilizada corporalmente, pero, sin duda, lograrás un impacto como fashionista.

- **Combinación de texturas.** Olvídate de juntar tejido con tejido o encaje con seda. Dale vuelo al juego táctil y logra una riqueza visual coordinando la mezclilla con la seda, el cuero con el yute, el casimir con el charol. Encuentra el placer visual de las arrugas del lino, el movimiento y gama cromática en los pliegues o la textura craquelada de una prenda de algodón que guardaste totalmente torcida para provocar que la superficie se alterara.
- **Contraste de accesorios.** No se trata de mantener la misma escala que te hace sentir seguro: sólo ponerte joyería pequeña, por ejemplo, tampoco de conservar el mismo *mood*: únicamente perlas para un look romántico, sino hacer una original mezcolanza de piezas étnicas con otras románticas y una dosis de diamantes, por decir algo. Joyas finas con bisutería de vinil. Ponte un collar tipo *mala* con tu esmoquin o un collar de filigrana oaxaqueña para salir a asolearte con tu traje de baño.
- **Contradicción de estilos.** Lo suave con lo rudo pueden juntarse si estás dispuesto a romper con lo establecido. Quizás el resultado te haya parecido opuesto, pero el hilo conductor que los mezcla magistralmente es tu seguridad.
- **Olvídate del fit.** En tu clóset funcional has logrado que tu ropa te quede estupenda. Ahora puedes darte el lujo de experimentar con ropa que no es de tu talla. Aquí tengo que aclarar que sólo funciona irse a medidas más grandes. ¿Por qué se les llama *boyfriend jeans* a los pantalones de mezclilla holgados que usamos las mujeres? Pues porque se los robamos a nuestros novios o esposos para sentirnos más relajadas. Ese mismo efecto casual y desenfadado es el que se logra al llevar un abrigo extragrande, unos pantalones superamplios o una bufanda que se arrastra hasta el piso.
- **Gama de colores.** Descubre el placer de juntar dos o más colores que sólo la naturaleza se atrevería a situar en el mismo animal o en una flor. Extrae los tonos de tu cuadro favorito y tradúcelos en un outfit, imita la paleta de colores que ves en un paisaje, observa lo que logran los tapetes orientales, los textiles chiapanecos, los collares africanos, y goza combinando esos tonos.

DATE EL LUJO DE EXPERIMENTAR

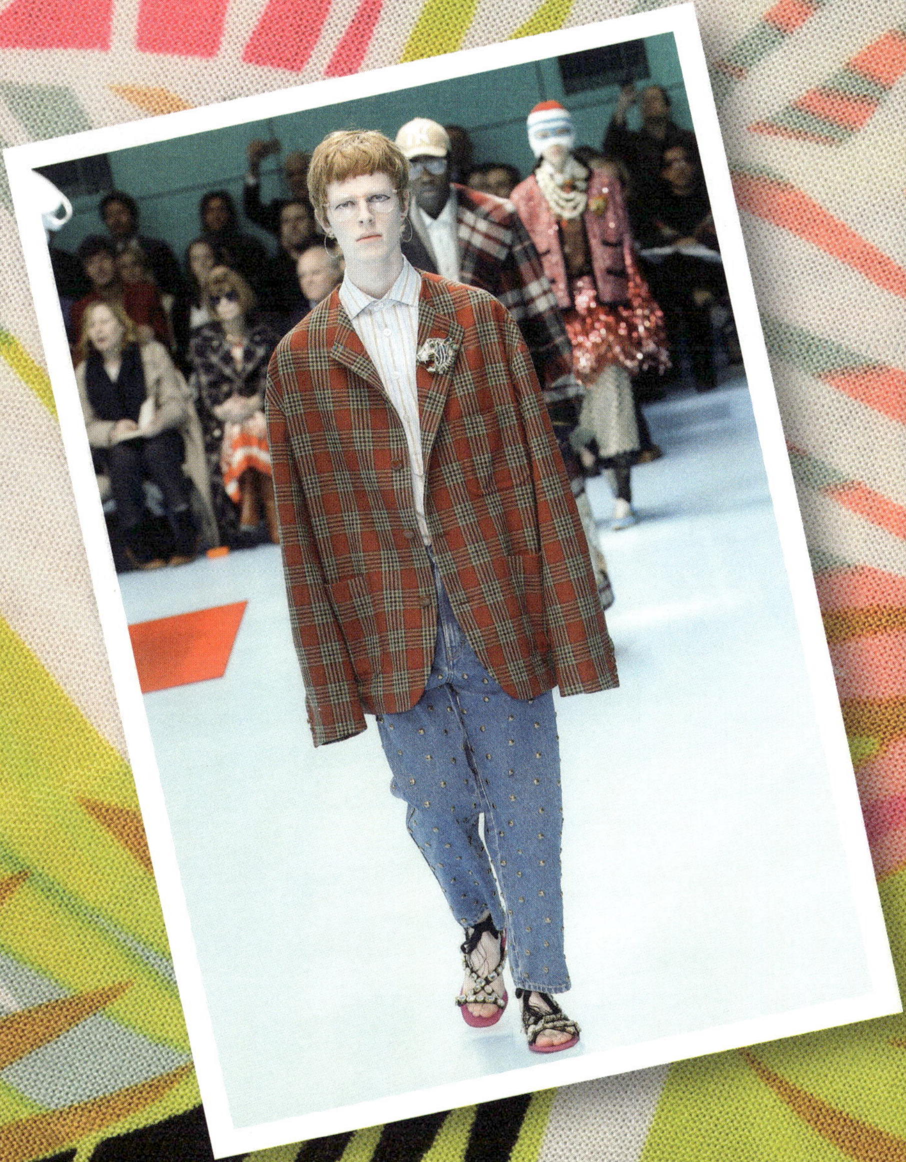

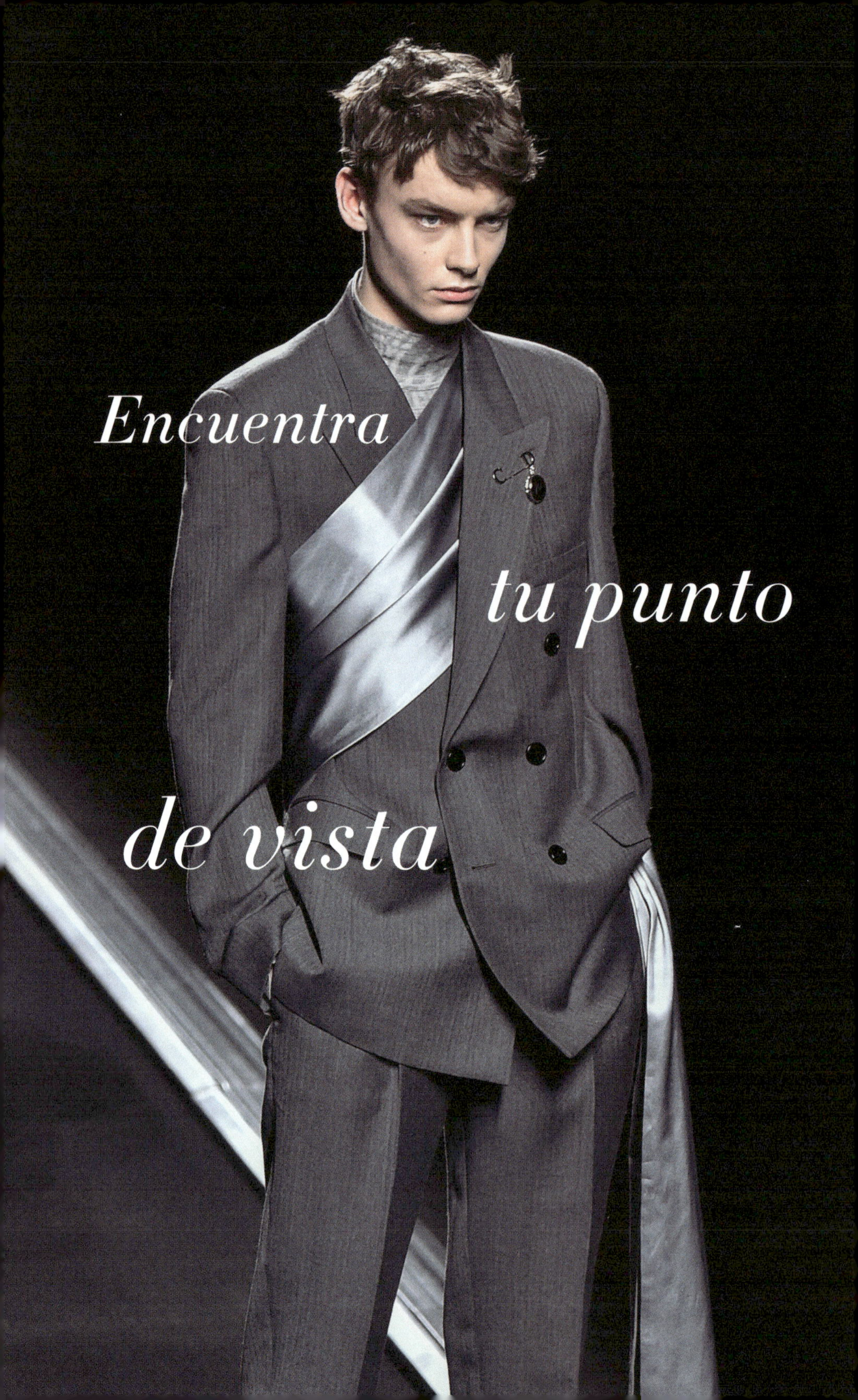
Encuentra
tu punto
de vista

- **Siéntete feliz.** No se trata de complacer más que a tu pupila y a tu espíritu aventurero, así que no veas límites ni te agobies si el experimento es un desastre. Nadie adquiere estilo sin equivocarse primero y, aun cuando te sientes en control, a los que nos gusta arriesgarnos siempre nos puede suceder que, una vez ensamblado el outfit, nos damos cuenta de que los colores se repelen, las proporciones nos comen o nos sentimos como disfrazados y es de sabios cambiar de opinión y de ropa en ese momento. Pero ¡diviértete!
- **Olvídate de los demás.** Obviamente, no propongo que te aventures a llevar el outfit más arriesgado para tu entrevista de trabajo, cuando vas a conocer a tus suegros o si vas a una junta relevante para tu ascenso. Ni siquiera aspiro a que experimentes en tu vida cotidiana. Pero el día que decidas salir con tus amigos, que vayas a un *cocktail* o, simplemente, en tu tiempo libre, ejercita el músculo de tu originalidad. No importa lo que la gente diga, tu estilo no será poderoso hasta que lo hayas llevado al límite para conocer sus fronteras.

PRESUPUESTO

Si el buen gusto fuera producto del dinero, nunca veríamos las aberraciones que salen todos los días en Instagram. En lo que resulta útil un buen presupuesto es para poder elegir entre toda la gama de productos de lujo o masivos, lo que más te guste. Incluso es funcional para buscar ayuda de un profesional que te asesore para encontrar ropa que te favorezca, te funcione y te ayude a construir un estilo.

¿Te has preguntado qué hace a una revista de moda diferente de la otra? La respuesta es: su punto de vista. Que los editores especializados han hecho una curaduría de las tendencias y elegido las prendas para construir atuendos con el ADN propio de su publicación. La alta moda puede ubicarse en *Harper's Bazaar*, *Vogue* o *W*, por mencionar sólo tres publicaciones de lujo, pero cada una impregnará el concepto de la tendencia y mostrará una imagen conducente a su personalidad. Eso es justo lo que tienes que lograr tú: impregnar tu esencia y tu sentido estético a un look.

Pero para los que no siempre podemos darnos el lujo de gastar mucho, pero amamos vestir bien, los recursos son variados y nada desdeñables:

- **Viste con tu propia ropa.** Vete de *shopping* a tu clóset porque, ahora que estás decidido a romper las reglas, verás que hay una infinidad de nuevas posibilidades que no habías considerado en ese armario.
- **Vintage.** Ésta es una buena manera para hacerte de ropa y accesorios de calidad o incluso de marca, sin pagar tanto. Elige con cuidado las tiendas o páginas web, y asegúrate de visitarlas con frecuencia porque los tesoros son los primeros en ser descubiertos por los voraces fashionistas.
- **Básicos.** Hazte de una buena colección de básicos de calidad y verás que eso te permite tenerlos, por décadas, listos para combinar con tus novedades.
- **Prendas de precio razonable.** Siempre que se vean de calidad y le sumen interés a tu guardarropa, puedes comprar ropa económica que usarás por escasas temporadas. Elige bien para que las uses mucho en ese límite de tiempo.
- **Ropa de marca.** Si vas a disponer de una buena cantidad de recursos para hacerte de una prenda, ámala con pasión. Así te asegurarás de felicitarte cada vez que la veas colgada en tu clóset y te sentirás como un millón de dólares cuando la uses.
- **Piezas de colección.** Los clásicos y consagrados, como el esmoquin de Yves Saint Laurent, la Birkin de Hermès o un diamante de Harry Winston, no son sólo para disfrutarlos en el aquí y en el ahora, sino para tu futuro y, mejor aún, para que los herede tu descendencia.

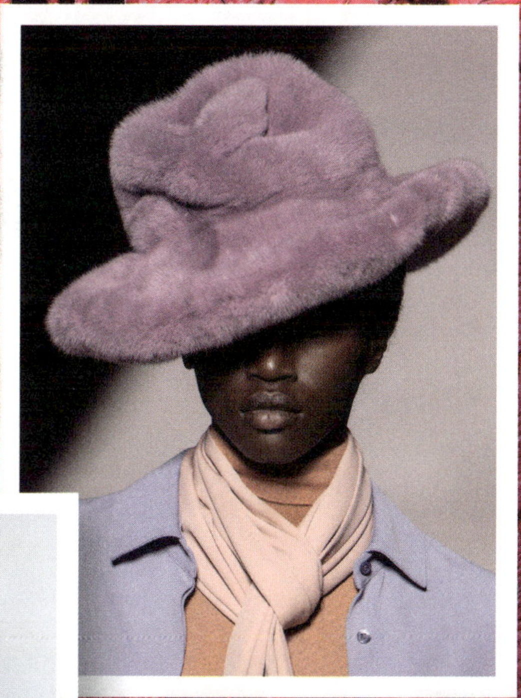

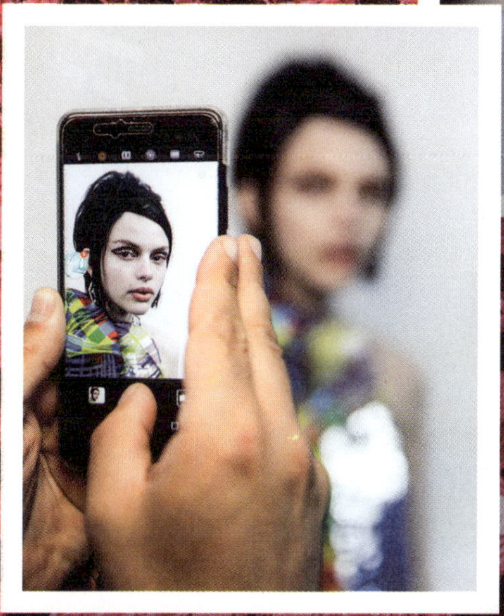

HAY UNA INFINIDAD DE NUEVAS POSIBILIDADES

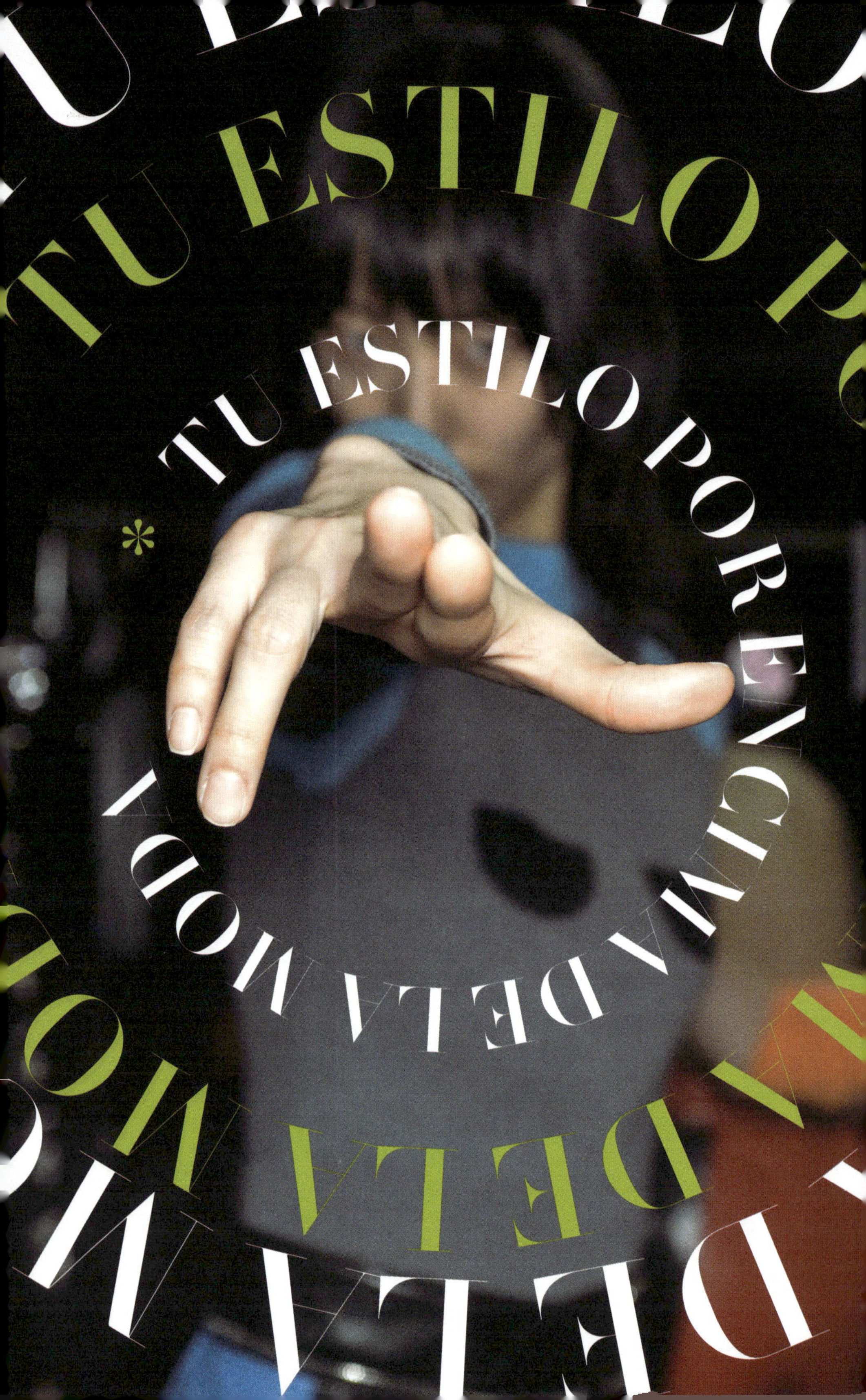
TU ESTILO POR ENCIMA DE LA MODA
*
TU ESTILO
DE LA

Sé tú

Es probable que tú, como la mayoría de la gente, hayas captado desde tu infancia ciertas reglas sociales de vestimenta y terminado de completar el catálogo de peticiones sociales una vez que llegaste a ser un adulto. Eso ha implicado absorber una gran cantidad de información cultural, social y moral. Al mismo tiempo, como ser humano, tu manera de vestir responde a tres instintos básicos que datan desde el origen de nuestra especie.

El instinto de supervivencia, por el cual te vistes para cubrirte del frío, taparte de la lluvia o soportar altas temperaturas sin acalorarte o quemar tu piel.

El instinto sexual, cuyo principal objetivo es garantizar la reproducción de las especies y que, en nuestro caso y en este siglo, seguimos respondiendo a él al elegir ropa para generar interés, excitación, con la posibilidad de derivar en un acto sexual que pueda asegurar tu descendencia. ¿Suena primitivo? Pues lo es, pero no negarás que puedes reconocer que lo has hecho y, en algunas situaciones, has cumplido con cada requisito.

El instinto social es el que juega el papel más relevante en nuestra manera de vestir, ya que ha sido diseñado para satisfacer nuestra necesidad de pertenecer, sentirnos aceptados e incluso admirados. Un uniforme escolar o laboral rápidamente cumple este deseo de arraigo y de que formamos parte de una escuela o institución. Vestir como un ejecutivo para trabajar en el banco, ponerte la bata blanca de un médico o llevar una chaqueta de cuero, un casco y la motocicleta Harley-Davidson te incluye inmediatamente en un grupo o profesión. También hay una larga lista de referencias de marcas de lujo que brindan un estatus visible y reconocible por la sociedad para sentirte importante, poderoso, próspero y, con suerte, admirado.

Sin embargo, si hemos dejado de perseguir un venado para cazarlo y alimentarnos, si nuestras residencias lucen como todo, menos como un refugio para el frío y la lluvia, o si hemos postergado la paternidad con ayuda de los anticonceptivos, tenido sexo sin interés de arraigarnos a la relación ni tener descendencia, ¿por qué seguimos usando la ropa de modo tan primitivo?

El problema es que te has pasado tanto tiempo obedeciendo a los instintos milenarios que has olvidado tu propia voluntad, tus sueños, tu divertimento y tus ganas de ser libre.

Para poder consolidar tu personalidad y sentirte genuino a través del estilo, debes ser sincero contigo mismo. El estilo está por encima de la moda porque no debe responder a las tendencias del momento, ni a lo que dictan los diseñadores o grandes marcas con el propósito de que sigas consumiendo. Tu estilo tampoco debería estar sujeto a tus instintos básicos ni a las reglas arcaicas que ha marcado la sociedad. Tu estilo es el privilegio de ejercer tu poder cuando te vistes, hacerlo como y cuando quieres.

Ahora pregúntate, ¿te sientes complacido con tu imagen actualmente? ¿Estás listo para experimentar? Ya lo dice Apfel: "Es mejor estar feliz que bien vestido".

VÍSTETE PARA TI MISMO

Los hombres creen que las mujeres nos vestimos para ellos. Las mujeres creemos que nos vestimos para nosotras mismas. Pero lo cierto es que las mujeres nos vestimos para las otras mujeres, en un perverso juego de competencia.

Los hombres, en cambio, rara vez se visten para una mujer y menos aún para otro hombre. Eso sucede en ocasiones muy intencionales, pero en el día a día son más pragmáticos y, aunque hay los que son exigentes y vanidosos, muchas veces nos encontramos con que se visten como pueden, sin darle mucho tiempo ni recursos a su guardarropa.

Vestir para ti misma, entonces, será una sana vacación para las mujeres y un poco más de conexión real con el estilo personal de cada hombre.

Ejercitando el poder de vestir para ti mismo te puedes seguir dando el lujo de halagar a tu anfitriona: al llevar un outfit formal que la haga sentir que te esmeraste para asistir a su cena. También puedes tener intenciones claras de seducir, llamar la atención, verte próspera o sentir que perteneces y eres admirada, si esos son tus propósitos del día. Pero lo más importante es que no lo hagas por otra persona que no seas tú. Tu imagen, la fabulosa sensación de que no te cambiarías por nadie así vestida y gozar con tu elección serán un círculo virtuoso que te hará lograr los objetivos anteriores. La satisfacción y la seguridad se proyectan. Créeme: todos hablamos y entendemos ese idioma cuando alguien se siente poderoso.

MARKETING PERSONAL

Cuando se trata de imagen, el mejor aspecto visual eres tú. La manera más fácil y rápida para comenzar a promoverte es por medio de tu imagen. La suma de estos elementos hará la diferencia.

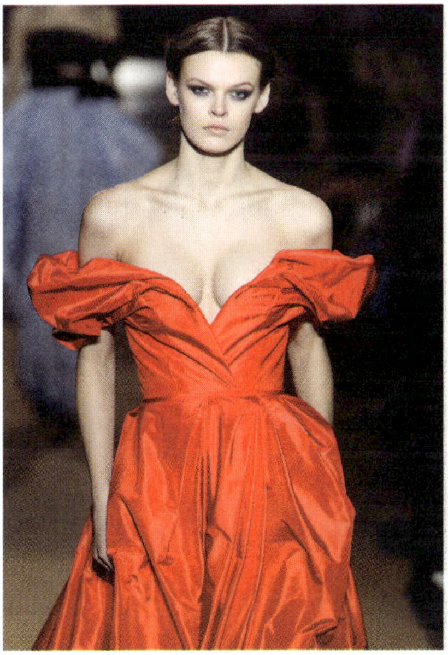

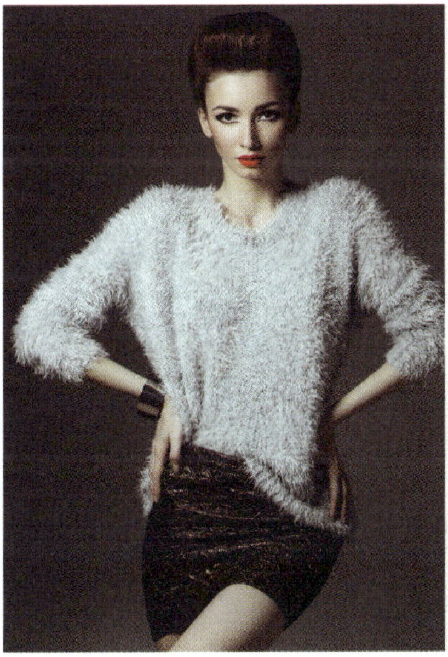

¿Qué quieres promover? Es importante que tengas claro cómo te quieres posicionar: como un líder en finanzas, como una persona confiable y cálida, como un ciudadano del mundo sofisticado, como el pintor más vanguardista del país o como una esposa ejemplar. Todo se vale. Pero sólo tú sabes lo que deseas y con lo que quieres vivir el resto de tu vida, así que te invito a que, más que elegir un personaje, hagas marketing con lo que te hace único, irrepetible y feliz.

- **Capitaliza tu comunicación no verbal.** El manejo de tu cuerpo es primordial para poder hacerte una buena campaña de marketing. Cuida que tu postura siempre sea correcta, que tu cuerpo no se colapse y que tu forma de caminar sea firme. Mira a los ojos, estrecha la mano con firmeza y nunca olvides sonreír.
- **Haz que tu ropa hable por ti.** Utiliza la ropa como una herramienta social y de trabajo para confirmar que existe una coherencia entre lo que te destaca y la manera en que lo dices a través de tus prendas y accesorios.
- **Envía un mensaje contundente sobre tus metas.** La ropa tiene un lenguaje universal que todos entendemos, así que no desperdicies la ocasión para formular una declaración de lo que eres y cuáles son tus objetivos. Por ejemplo: soy una periodista que sabe de moda y estoy trabajando para ser la directora editorial de *Harper's Bazaar*.
- **Aptitud + actitud.** El talento y la imagen valen poco cuando tu actitud es la equivocada. Ten hambre por aprender, utiliza los obstáculos como si fueran retos, rodéate de un equipo brillante y muestra siempre tu entusiasmo y tu pasión.
- **Seguridad es poder.** Conocer lo que haces bien, validar tu talento y hacer patente tu pasión serán ingredientes indispensables para darte la seguridad de que mereces el poder que te has ganado.
- **Asume que eres tu propia marca.** Seas fan de Instagram o no, ya no hay manera de evitar la exposición en las redes. Todos nos hemos convertido en personas públicas. Pero más allá de eso tienes que verte y, lo más importante, cuidarte como tu propia

marca. Sé coherente, sé precavido, sé estratégico y sé íntegro, porque el prestigio de tu marca será tu carta de presentación en cualquier ámbito.

EDITA TU CLÓSET

Un armario organizado es funcional y te garantizará no sólo usar la mayor parte de tu ropa, sino también ahorrarte tiempo cuando tienes que decidir qué ponerte. El punto es lograr que tu clóset esté en el presente.

- **Visibilidad.** Mientras más puedas ver lo que tienes en tu clóset, mayores oportunidades tendrás de hacer combinaciones.
- **Ropa sin personalidad.** Elimina lo que ya no tiene coherencia contigo y tu estilo de vida, lo que es aburrido, se ve viejo o no dice lo que realmente quieres transmitir.
- **Calidad al cien por ciento.** No importa si gastaste 10 dólares o 10 000, la ropa debe lucir estupenda. Elige siempre la calidad por encima del precio o la belleza superflua. Más vale poco y bueno que mucho y te haga verte barato.
- ***Fit.*** Elimina o manda al sastre todo aquello que no te queda. La ropa restante debe quedarte impecable, hacerte sentir cómodo y muy favorecido.
- **Divide y vencerás.** Los trajes o los coordinados son una opción muy buena, pero su beneficio se multiplica si logramos pensar en las piezas como separadas: usa el saco de tu traje con una camisa blanca y tus jeans para el *Casual friday*. O rompe el coordinado de falda y blusa e incluye la falda en un nuevo outfit con un suéter y una mascada de seda.
- **Por color y silueta.** Acomoda la ropa por tipo de prenda: blusas o camisas de manga corta, larga y de gala, faldas o pantalones, chaquetas, sacos *sport* y de vestir, vestidos, abrigos, trajes de etiqueta, etcétera. Ahora organízalos por color: de claro a oscuro y al último los estampados.

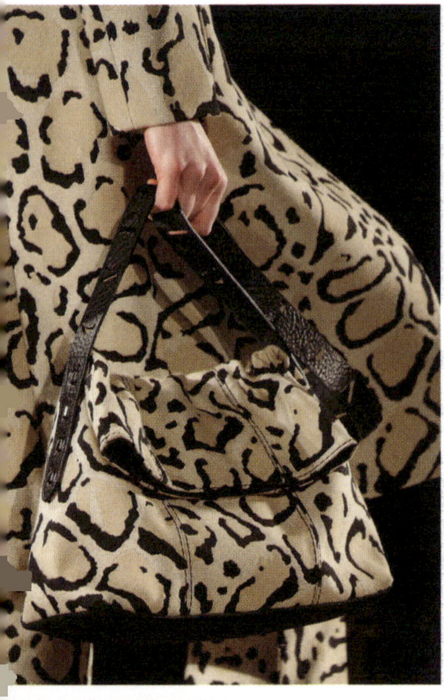

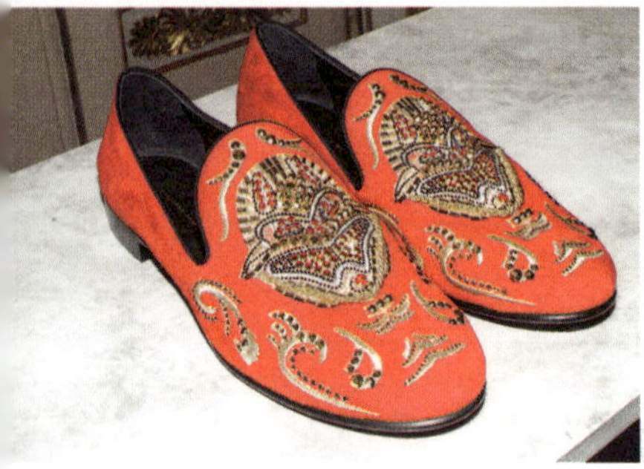

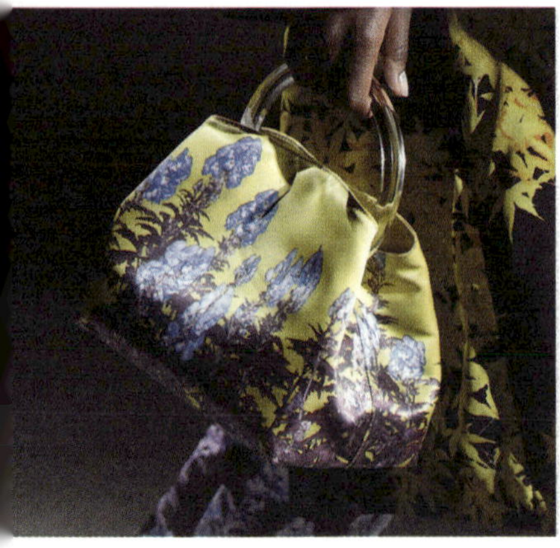

- **Tejidos de punto doblados.** Cuando se trata de suéteres y camisetas, es preciso que, en lugar de colgarlos, los guardes doblados para evitar que se estiren o se marquen con el gancho. Almacenarlos en rollo es una buena idea para evitar que se arruguen y ahorrar espacio.
- **Accesorios por tipo.** Las corbatas deben ir por un lado, las bufandas por otro, para asegurarnos de que todo tiene un orden. Las joyas y bisutería deben catalogarse por color o estilo y guardarse con bolsas guardapolvo para protegerlas y no se rayen entre sí, o que la plata no se oscurezca. Guarda los sombreros en cajas, lejos del polvo y la luz.
- **Apartado para las prendas poco frecuentes.** No vale la pena que tengas los trajes de baño junto con los abrigos y la ropa para esquiar. A esas prendas hazles un espacio que no sea tan visible, para que no interrumpa tu dinámica al vestirte por las mañanas u ocasiones especiales. Si tu clóset no es tan grande para albergarlas, usa cajas de cartón y papel libre de ácido para envolverlas y guardarlas lejos del polvo y la humedad.
- **No más ocasiones especiales.** Si te lo compraste, úsalo. De nada sirve que lo guardes como reliquia para eventos especiales. En caso de que

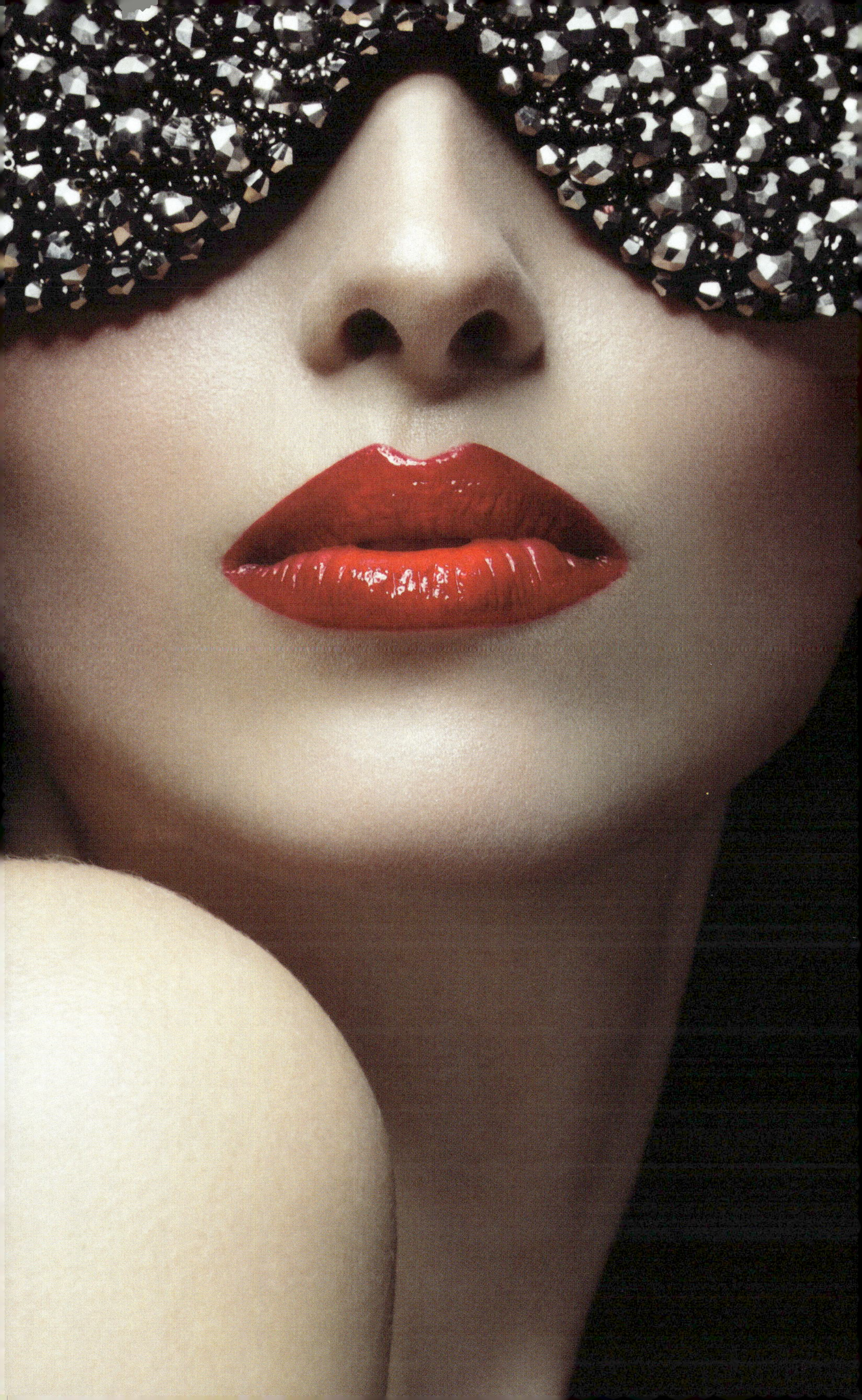

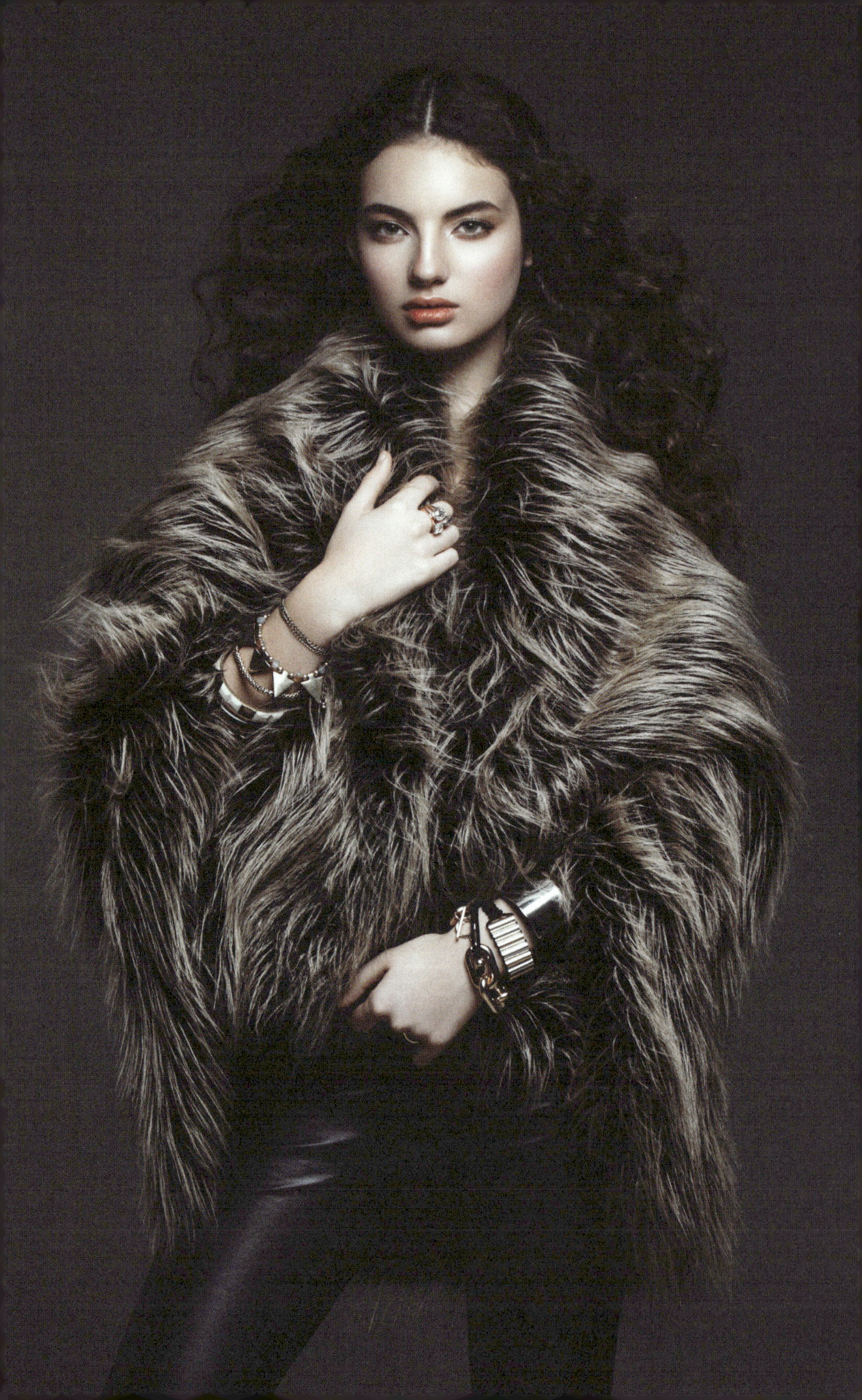

lo quieras usar y ya no esté de moda, no te parezca tan bonito como antes, ya no te quede después del embarazo o, simplemente, ya no sea tú, regálalo. Busca nuevas posibilidades de usar tus zapatos de noche con jeans en el día o tu camisa de seda para la presentación en la oficina.

- **Capitaliza lo que tienes.** Ve tu clóset con nuevos ojos, como si fuera una tienda y estuvieras cazando ofertas. Esa bufanda puede ser un gran accesorio para tu abrigo, las botas doradas se verán fantásticas si las combinas con la falda nueva, los aretes de tu boda serán como un nuevo aire para el vestido de *cocktail*.
- **Objetivo.** Sabes que has hecho una gran adquisición cuando la prenda que compraste te queda bien, te hace sentir increíble, es versátil, se mezcla fácilmente con otras de tu guardarropa y puedes usarla de día, de noche, para negocios, para cenar con amigos o en una cita romántica.
- **Ten un kit de mantenimiento.** Un rollo quitapelusa, una rasuradora de suéteres, un cepillo para limpiar las prendas, una esponja especial para limpiar las delicadas, un plumón para eliminar manchas, cinta para adherir la ropa a tu piel, seguros para fijar las prendas, costurero con hilos de diferentes colores, botones, agujas, alfileres y tijeras; plantillas para los zapatos que te quedan grandes, almohadillas para el talón, cera para darle brillo al calzado, bandas adhesivas para evitar ampollas y una plancha de vapor serán indispensables para mantener tus outfits impecables.
- **Sólo para mujeres.** Nosotras tenemos un par de secretos en nuestros armarios que ellos no sospechan: copas de gel para rellenar el bra, copas de bra adheribles para vestidos strapless, bras para hacer ejercicio, extensiones de bra para que no marque ni corte la espalda en dos, *spanx* cuando nuestra ropa es ceñida y necesitamos firmeza, medias transparentes, opacas y de colores, camisolas para debajo de las blusas reveladoras y fondos de varios tamaños para evitar que la ropa se transparente.
- **Mantén el espacio limpio y libre de bichos o roedores.** Es importante que se desempolve el clóset constantemente y

utilices lo necesario para eliminar cualquier insecto que se pueda introducir ahí. Sobra decir que las polillas dañan terriblemente la ropa, pero también animales como ratones o grillos pueden echarla a perder.

- **Cuidado con los rayos solares.** La luz en un armario es imprescindible. No obstante, la del sol puede decolorar la ropa haciéndola inservible. Cuida que tus prendas estén siempre lejos de los rayos solares.
- **Evita la humedad.** Incluye un bote de polvo especial para absorber la humedad y no permitas que la ropa se guarde húmeda, se manche o huela mal.

COMPRA CON INTELIGENCIA

Hay quienes prefieren salir a buscar tesoros y también están los que llevan una lista detallada de lo que necesitan y se limitan a comprar eso. Sea cual sea tu personalidad en este aspecto, será importante tomar en cuenta, cuando compres, que lo que eliges:

- Te sea útil
- Vaya con tu estilo
- Tenga el *fit* perfecto
- Sea versátil
- Lo ames
- Se mezcle bien con otras de tus cosas
- Tenga un color que te favorezca
- Sea la silueta que te encanta
- Dure más de una temporada
- Funcione para tu estilo de vida
- Te alcance
- Esté listo para usar
- Sea fácil de lavar y cuidar
- Diga algo bueno de ti

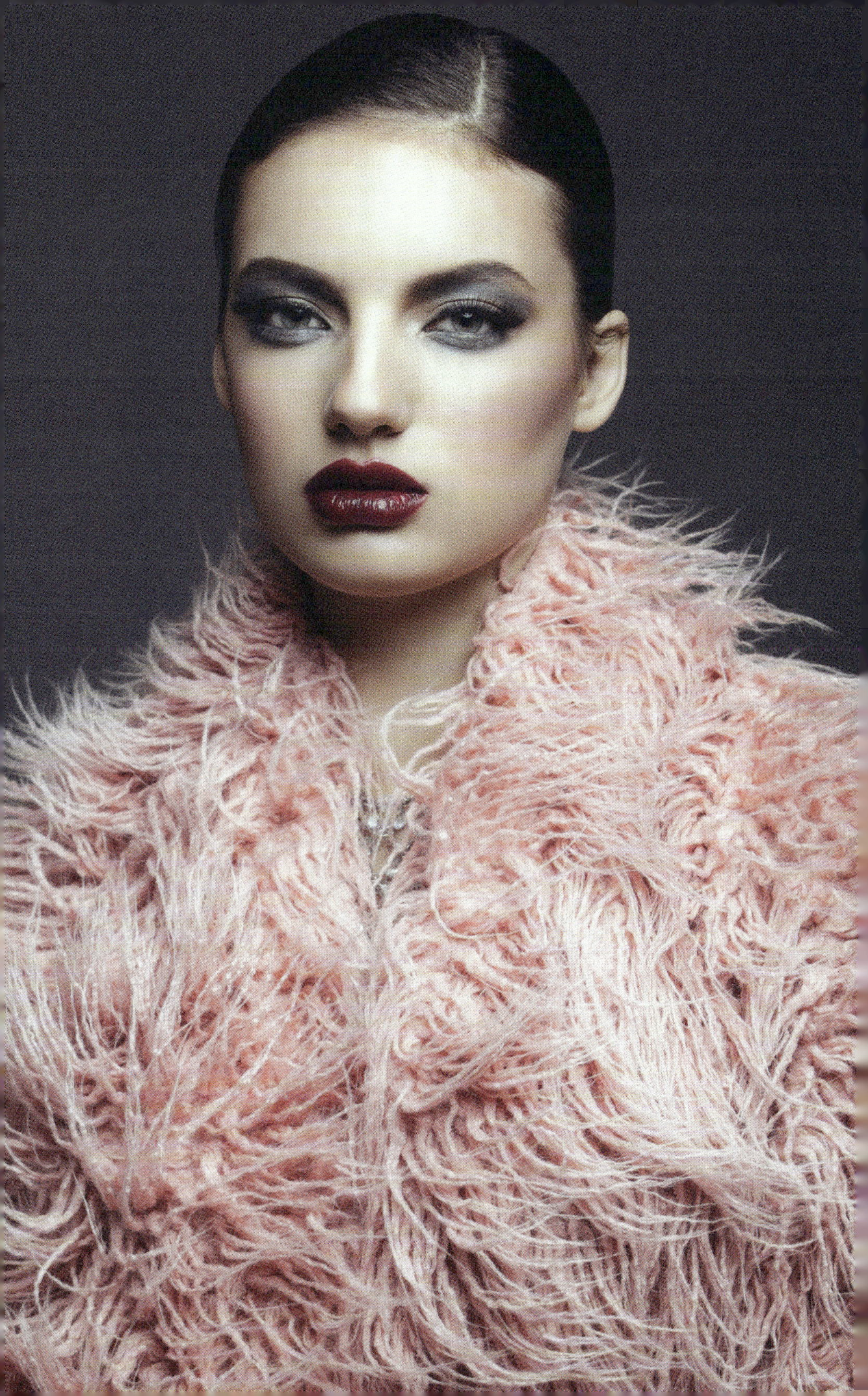

Piérdele el respeto a la ropa

Seamos realistas: para unos, la ropa es un mal necesario; para otros, representa retos que los hace sentir impotentes e inadecuados. Muchos aman comprarla, pero no sienten la habilidad para capitalizarla, y estamos los que la gozamos inmensamente y se nos puede convertir en una verdadera adicción.

El punto es que prácticamente en todos los casos la ropa está cargada de valores que suelen impedir que sintamos libertad y soberanía frente a ella. Lo que quiero decir es que le asignamos un poder que debemos comenzar a asumir como nuestro y no como si correspondiera a las prendas o a los accesorios. Por lo tanto, es hora de perderle el respeto a la ropa y comenzar a utilizarla como elemento lúdico, a transgredirla y otorgarle nuestra esencia, en lugar de permitir que ella nos defina o nos domine.

Deja de usar lo que crees que debes ponerte e invierte unos minutos en ensamblar un outfit que sea tan tuyo como tu propia piel. Vístete para expresarte y divertirte. Recupera las ganas de jugar, ganar y a veces perder. Haz que esa decisión de la mañana sea un espacio de divertimento en tu clóset y prolonga el placer de sorprender a los demás a lo largo del día.

Invierte

Vivienne Westwood dice que "si llevas ropa fabulosa, vas a tener una mejor vida", y yo te aseguro que no se equivoca. Al mismo tiempo, esta diseñadora, rebelde por naturaleza, afirma que hay que comprar menos, aunque es obvio que su negocio está encaminado a vender más.

La industria de la moda está diseñada para incitarnos a consumir, de ahí que haya tendencias por temporada y se implemente toda una mercadotecnia millonaria para hacernos desear sus productos.

No obstante, un buen comprador debe aprender a invertir en lugar de comprar a lo loco. Este concepto representa que lo que vas a adquirir sea útil para tu imagen.

No puedo hacer suficiente énfasis en sugerirte que inviertas sólo en las piezas que verdaderamente te enamoren. Vas a encontrarte baratas tentadoras y mucha de la mercancía que ofrecen no será de tu total agrado, aunque te fascine el precio. Sólo recuerda: no hay compra más cara que algo que adquiriste en barata y nunca usaste, desechaste muy rápido o despreciaste justamente por su poco valor.

Mejor compra poco y bueno. Con suerte, algunas de estas prendas o accesorios podrían tener un precio seductor, pero lo más relevante no es lo que te gastes, sino lo que esas piezas pueden hacer por tu imagen, tu trabajo y tu autoestima.

Invertir es comprar con inteligencia y pasión. Piensa con qué podrías usar esa prenda, ubica en qué medida puede ayudarte a cumplir otros sueños, como pertenecer al grupo selecto de amistades que se visten increíblemente o si puede darte un empujón para que te veas más profesional en tu empresa. Pero esa estrategia debe ir acompañada de gozo. Esa fuerza que te hará vibrar y te llevará a sacar la billetera o la tarjeta de crédito con la adrenalina a tope. Sólo así podrás estar seguro de que esa prenda vale oro, independientemente de su costo.

En ocasiones te encontrarás el básico que te acompañará por décadas o una prenda única que no va con nada de lo que tienes, pero resulta estimulante para alimentar tu estilo. Sólo pregúntate si realmente tiene la versatilidad, la calidad y el costo que justifica la compra. Si la respuesta es positiva, sólo queda algo por hacer: usarla mucho y de diferentes maneras para que haya valido la pena su compra.

En qué pensar cuando compras

¿El estilo refleja lo que deseas?
¿Te queda bien?
¿Es el tipo de silueta que te favorece?
¿Va con tu estilo de vida?
¿Lo puedes mantener en óptimas condiciones?
¿Puede combinar con tu guardarropa actual?
¿Debes buscar otras piezas para usarlo?
¿Se ve fino?
¿Vale lo que cuesta?
¿Te fascina?
¿Te hace sentir tú, pero mejor?

LO QUE PUEDES APLICAR

¿Te vistes para ti?

Si tuvieras que hacer un cálculo por porcentajes hasta llegar al 100%, ¿qué número ocuparían los siguientes rubros?

Me visto para:

Mí _____%

Las mujeres que me rodean _____%

Los hombres que me rodean _____%

Sólo para no salir desnudo _____%

Siento que mi ropa me complace:

Siempre_____

De vez en cuando_____

Sólo cuando me esmero demasiado_____

Nunca_____

Al vestir me importa más:

Lo que la gente piense de mí_____

Verme cuidado_____

Sentirme cómodo_____

Tener una imagen profesional_____

No perder el tiempo en cosas superfluas como la ropa_____

Mi ropa dice que soy:

Interesante______

Fashionista______

Descuidado______

Divertido______

Superficial______

Intelectual y no me importa mi imagen______

Totalmente ajeno a la moda______

A través de la ropa me gustaría decir que soy:

Profesional______
Intelectual______
Audaz______
Sobrio______
Elegante______
Fashionista______
Seguro______
Próspero______
Poderoso______
Bohemio______
Rebelde______
Otro______

Revalorando tu clóset

Haz una lista de prendas que necesitan ayuda para:

Tomar un carácter interesante.

____

____

____

Para ser intervenidas o modificadas por un sastre.

____

____

____

Combinarse.

____

____

____

Jubilarse.

____

____

____

Álbum de outfits ganadores

Haz un recuento y, si puedes, un archivo en fotografía o digital de tus atuendos consentidos. Estos son los outfits que verdaderamente me hacen sentir como un millón de dólares:

1. ______________________
2. ______________________
3. ______________________
4. ______________________

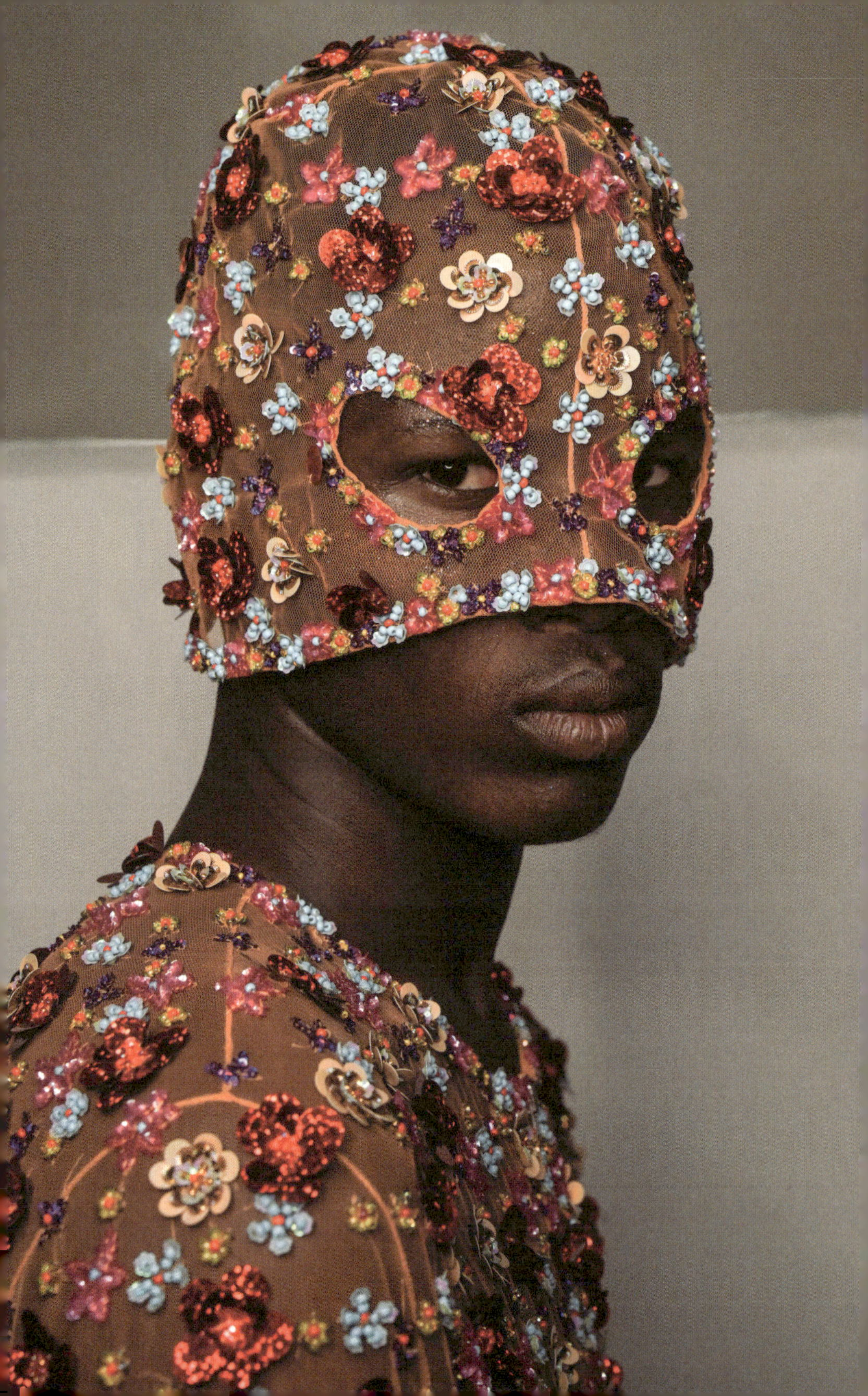

7

Laboratorio de estilo

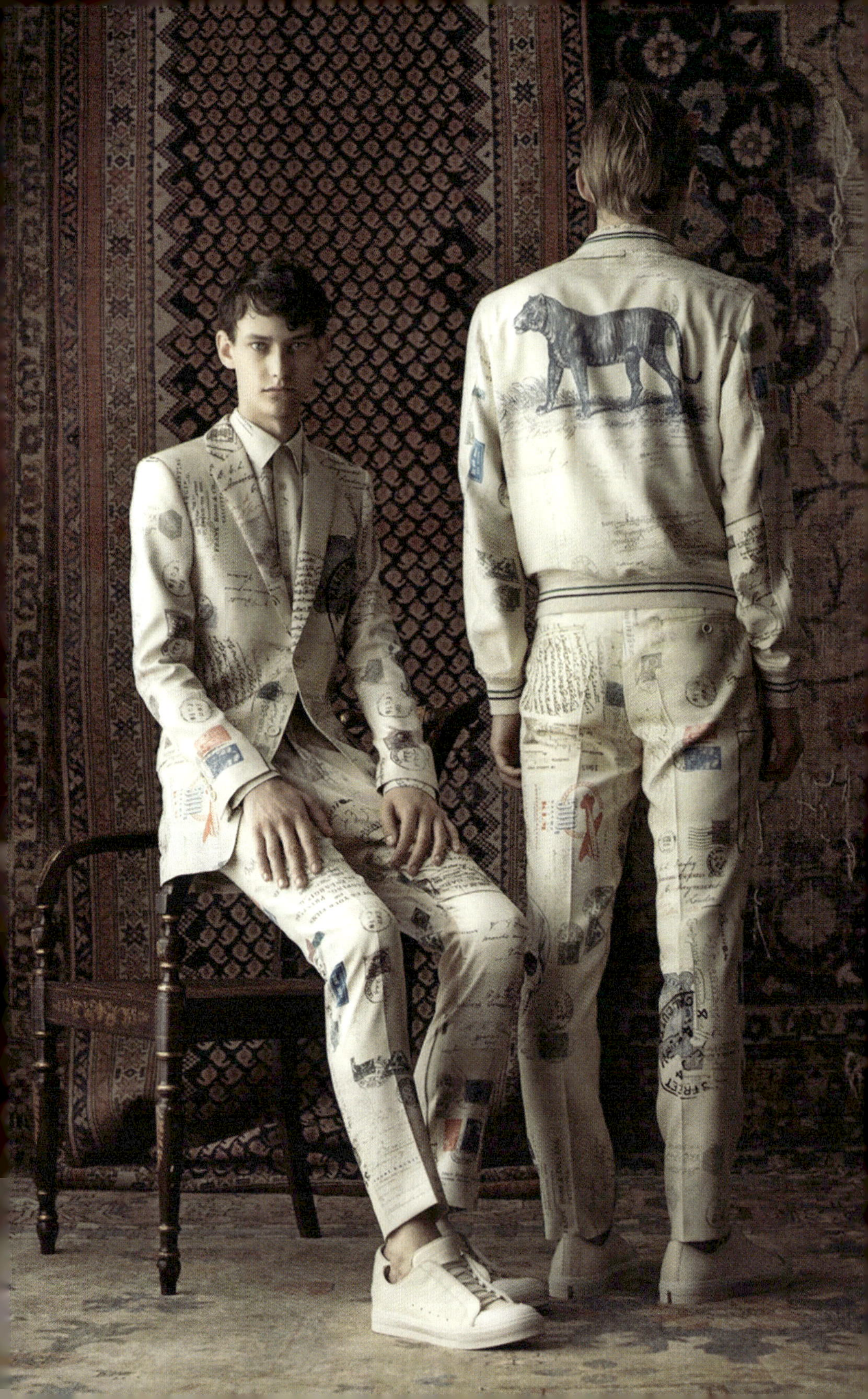

Experimenta con nuevas fórmulas

Repasemos los elementos que componen el guardarropa y su propósito para poder combinarlos como pócimas mágicas de autoestima, seguridad, gozo y poder.

- **Básicos.** Utiliza estos cimientos del guardarropa manteniéndolos neutros: sin adornos, en colores combinables y de silueta clásica, para que sean combinables con todo lo que vas a agregar a tu fórmula ganadora.
- **Prendas distintivas.** Con estas piezas aportarás interés e incluso darás el punto focal al outfit, para sumar atención a tu look.
- **Pieza de conversación.** Cuando tu propósito es atraer las miradas, usarás este elemento que define tu estilo, lo hace original y puede provocar el efecto *Wow!*
- **Punto focal.** Es la prenda o accesorio alrededor del cual se crea un outfit. La inspiración, la idea, el centro de gravedad. Puedes decidir que tu punto de partida para construir tu outfit hoy será un par de zapatos.
- **Complementos.** Su principal propósito es completar un atuendo de manera funcional, pero eso no significa que debamos ignorar su carga visual y el efecto que aportan al outfit. Si llevas unos guantes, por ejemplo, procura que sumen y no resten a tu ecuación.
- **Accesorios y joyas.** Estos elementos están diseñados para adornar. Puedes optar por usarlos pequeños y con mesura o hacer de ellos el punto focal. Una sola pieza adquirirá un papel estelar, mientras que la acumulación de varias, como cuando pones tres grandes pulseras juntas, tendrá un efecto visual como conjunto, pero se pierde la individualidad de cada pieza. Pregúntate: ¿qué prefieres?

- **Iconos de poder.** Aumenta tu imagen de prosperidad con un guiño de abundancia. En este rubro, exagerar suele ser un mal que padecen los nuevos ricos. Aquí se trata de gozar del abolengo de las marcas cuya tradición ha trascendido y se ha posicionado en el mundo del lujo. Pero no te concentres en el nombre o estatus de las marcas, sino en el valor real y personal que estas piezas representan para ti. Si un icono de poder te hace sentir lujoso, entonces está haciendo bien su trabajo.

ESTILOSO ESTILOSA

Manos a la obra

Los siguientes ejercicios son para que hagas tu propio laboratorio de estilo en los momentos que desees ejercitar tu músculo creativo y encontrar inspiración dentro de tu guardarropa. Aquí algunas fórmulas que te harán divertirte y forjar tu propio criterio sobre lo que te acomoda, te hace sentir genuino y sube tu autoestima sin lugar a dudas.

Para los principiantes, conservadores o temerosos propondré el nivel *mild*, que es el que se usa cuando ordenas un platillo tailandés que no tiene picante. Al siguiente nivel, en el que se encuentran los que están dispuestos a experimentar un poco más, guardando siempre una pequeña reserva de control, le designaré el adjetivo que aplica a esa misma analogía de comida extranjera: *spicy*. En tercer lugar están los arriesgados, los dispuestos a practicar cruzando las fronteras y llevando su experimentación al límite, a quienes sugeriré prácticas con la denominación *extra hot*.

Mild

Ensambla un outfit con los siguientes elementos:

Básico + accesorios + 1 pieza de conversación. Outfit negro (básico) + collar de perlas y reloj (accesorios) + chaqueta de mezclilla con bordados y estoperoles (pieza de conversación).

- **2 piezas distintivas que funcionen como punto focal + básicos**

+ complementos. Jeans con camiseta blanca (básicos), cinturón de *pony* con estampado de leopardo y zapatos de ante rojos (dos puntos focales) + impermeable caqui y paraguas negro (complementos).

- **1 básico + 1 pieza distintiva + 1 complemento + 1 pieza de conversación.** Pantalón casual color caqui (básico), camisa con múltiples rayas de colores (pieza distintiva), *foulard* de chinchilla estampado en contraste (pieza de conversación) y bolso para la computadora beige (complemento).
- **Básicos + 1 accesorio que sea el punto focal + 1 icono de poder.** Traje azul marino con camisa blanca (básicos), corbata roja (punto focal) y mancuernas de Montblanc (icono de poder).

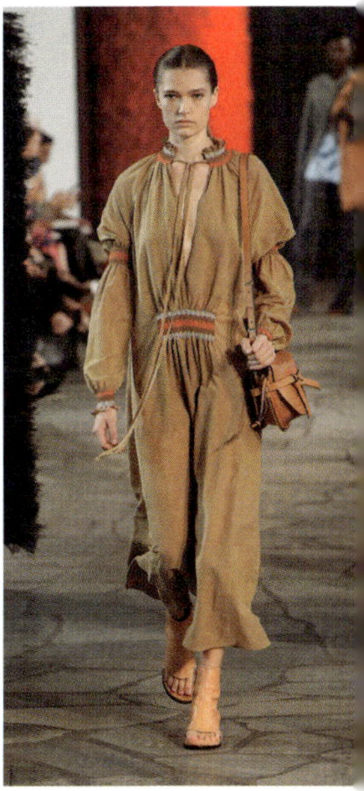

Spicy

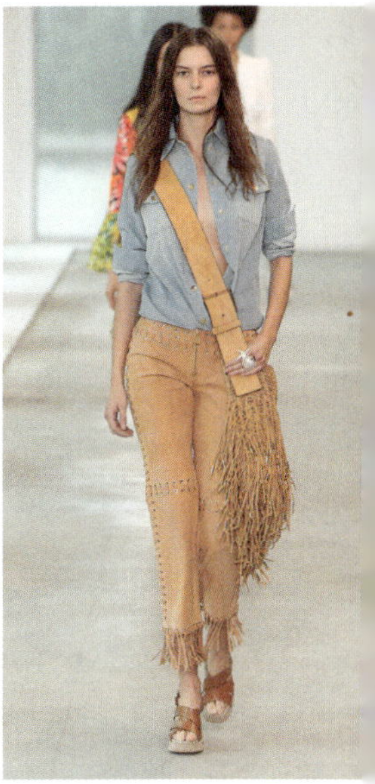

Mild

Spicy

- **Básico + 1 pieza distintiva + accesorios que den dos o tres puntos focales.** Vestido azul marino (básico) + saco a cuadros (pieza distintiva) + aretes grandes, brazaletes apilados y bolso a cuadros (accesorios como puntos focales).
- **2 básicos + una pieza distintiva como punto focal + 2 accesorios que también sean punto focal.** Falda y blusa color camello (básicos) + botas vaqueras y bolso rojo (accesorios como punto focal) + abrigo de leopardo (pieza distintiva como punto focal).
- **Básico + complementos neutros + pieza distintiva que rompe con tus proporciones + un icono de poder + pieza de conversación como punto focal.** Pantalón de mezclilla (básico) + suéter peludo extragrande (prenda dis-

tintiva que rompe tus proporciones) + calcetas y guantes de lana (complementos neutros) + collar de diamantes (icono de poder).

- **2 básicos + 3 accesorios que sumen un punto focal + un complemento protagónico.** Pantalón negro y camisa blanca (básicos) + aretes grandes, cinturón de cadena y zapatos dorados (accesorios como punto focal) + impermeable transparente de nylon corrugado (complemento protagónico).

Extra hot

- **2 piezas distintivas + 1 icono de poder + 1 pieza de conversación que rompa con tus proporciones.** Camisa tipo vaquero con estoperoles y pantalón de ante con flecos (dos piezas distintivas) + reloj Audemars Piguet (icono de poder) + capa estampada extragrande (pieza de conversación que rompa con tus proporciones).
- **Básico + 2 iconos de estilo protagónicos + 2 prendas distintivas que se contradigan en estilo.** Blusa color carne (básico) + aretes de zafiro Chopard y reloj de serpiente Bvlgari (iconos de poder protagónicos) + tutú de tul con una chaqueta de cuero estampada (prendas distintivas que se contradicen en estilo).
- **2 básicos + 2 complementos llamativos + 2 piezas distintivas + 2 iconos de poder + 1 pieza de conversación.** Traje de saco y pantalón negros (básicos) + camisa rayada con corbata rayada contrastante (piezas distintivas) + calcetines rayados y paraguas rojo (complementos llamativos) + bolso Chanel y reloj Cartier (iconos de poder) + sombrero rojo (pieza de conversación).
- **Básico + 1 pieza distintiva + 1 complemento protagónico + 2 accesorios como punto focal.** Blusa de seda color crema (básico) + falda estampada de flores (pieza distintiva) + mallas rayadas (complemento protagónico) + botas de plataforma con estoperoles y bufanda extralarga en tejido grueso (accesorios como punto focal).

Haz las combinaciones necesarias y sube el nivel de intensidad o interés del atuendo según sea la ocasión o tu estado de ánimo.

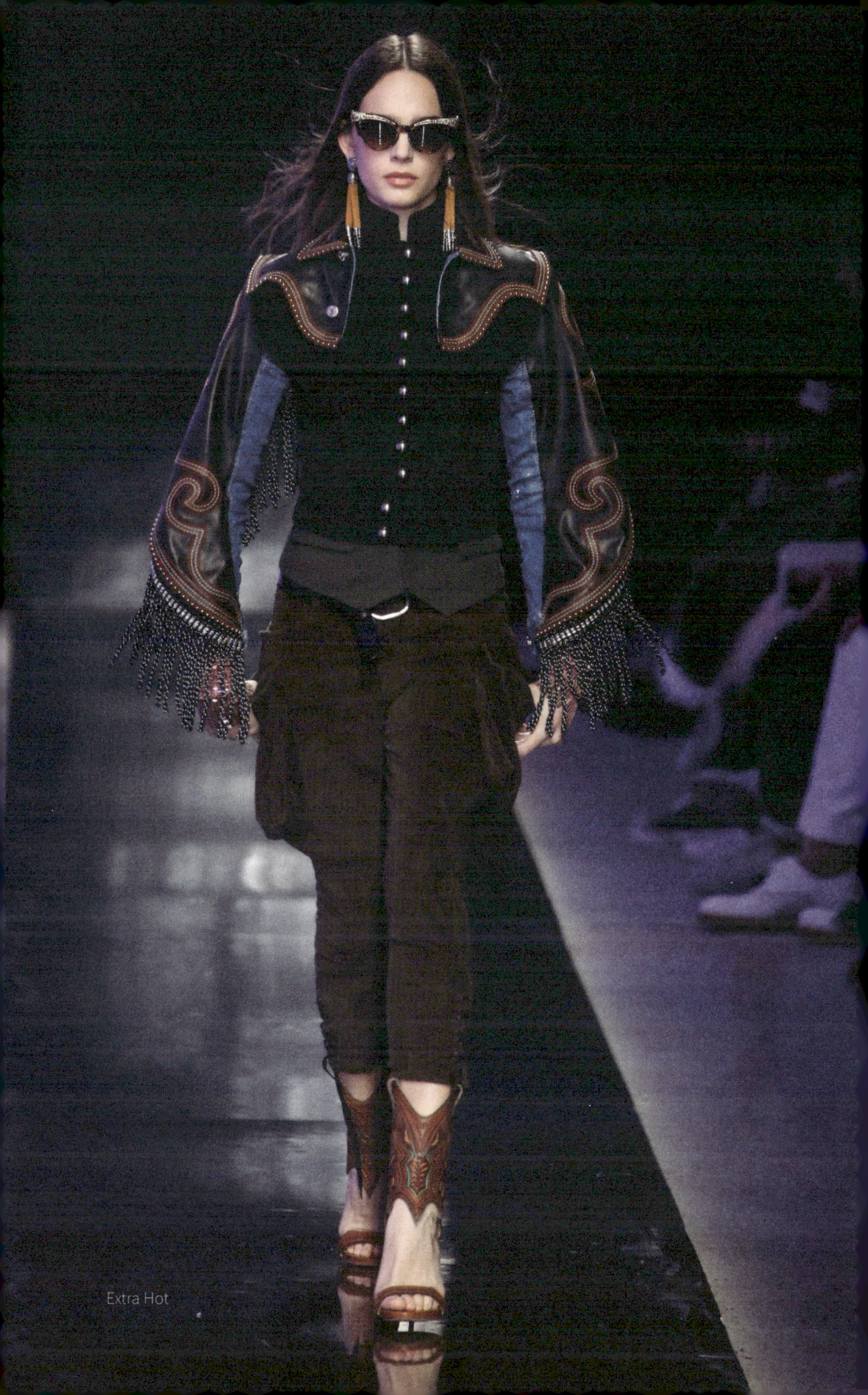

Extra Hot

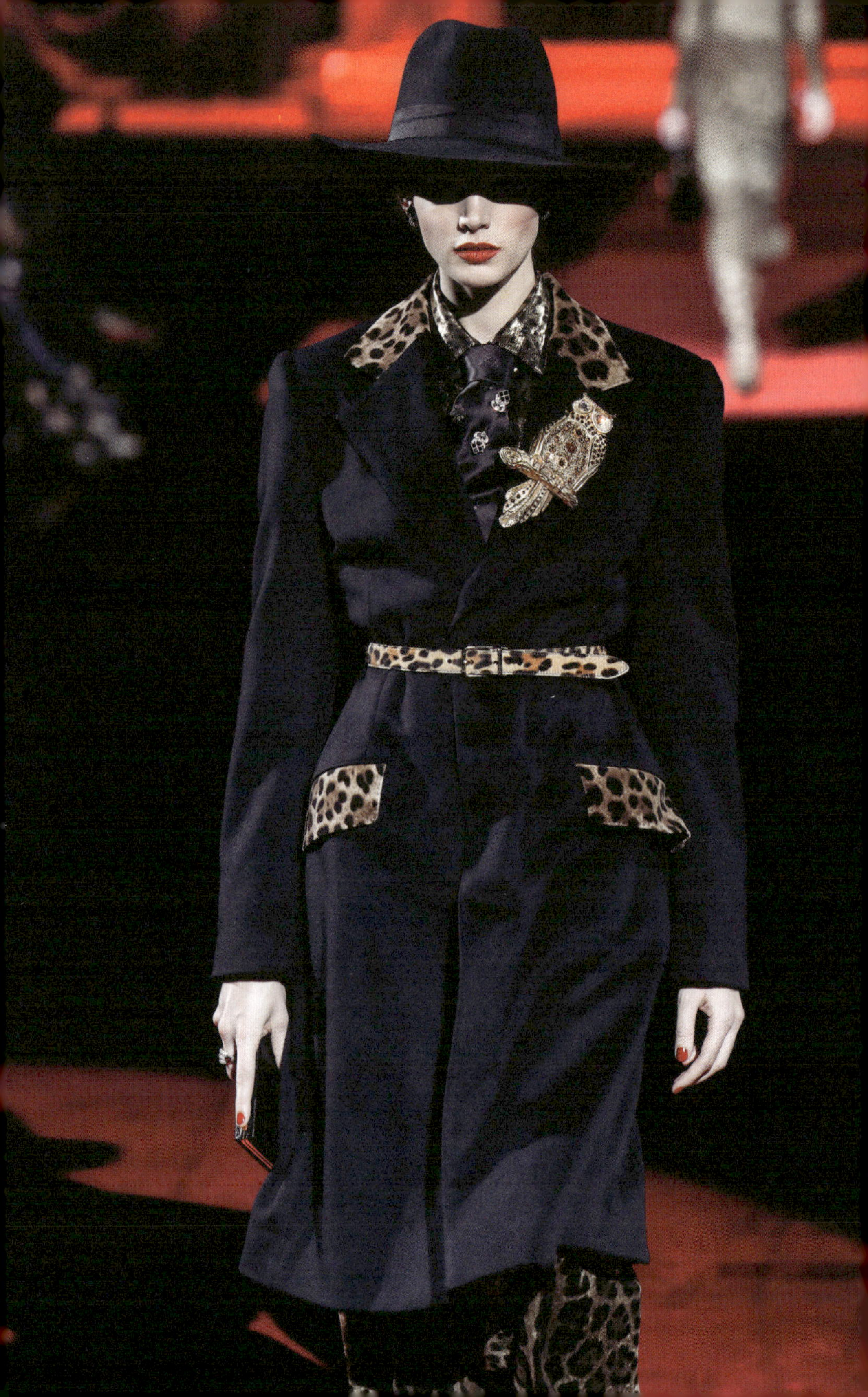

Motivos de gozo

ESTAMPADOS

Ahora viene la parte divertida que involucra los motivos y colores de cada estampado. Para practicar este ejercicio será importante que consideres las prendas con las que podrás explorar los diferentes retos.

Estampados neutros

Hay quien piensa que los estampados no pueden ser neutros y, en cierta forma, tiene razón, pues con el solo hecho de tener motivos en otro color la prenda pasa a ser distintiva. No obstante, hay de estampados a estampados y, curiosamente, hablaremos de algunos en esta categoría que, lejos de ser sencillos o minimalistas, terminan por servir como básicos, aun cuando son bastante protagónicos por sí mismos.

- **Rayas.** Cuando el estampado en una prenda es de rayas de un solo color, especialmente en negro o marino en contraste con un fondo blanco, las líneas pueden mezclarse con muchas prendas y estampados y convertirse en un fondo que aporta interés, pero no ocupa el punto focal que le reservamos a otras piezas.
- **Leopardo**. ¡Gracias, Dolce & Gabbana por mostrarnos que este *animal print* puede ser un comodín! La combinación de leopardo con otro estampado siempre dará un efecto maximalista a tu atuendo, pero la profundidad y textura del motivo harán que cualquier otra prenda sobresalga en el atuendo.
- **Blanco y negro.** El único requerimiento para que funcione esta fórmula es que el estampado conserve la combinación clásica y elegante del blanco con el negro. No importa si se trata de rayas, flores, cuadros o motivos abstractos, aquí la importancia la tiene el soporte de ese contraste como plataforma para agregar un segundo estampado más colorido y protagónico.

Combina estampados

Para poder aventurarte a experimentar con los estampados de tu guardarropa, debes iniciarte en el nivel *mild*, para después pasar al *spicy* y, finalmente, hacerte un maestro en *extra hot*. Aquí te enseño los secretos para lograrlo.

- Mantén los estampados en la misma familia de color. *Mild*: busca que dos prendas estampadas compartan los mismos tonos en sus dibujos, para poderlos mezclar armónicamente.
- Mezcla un estampado protagónico + otro más sutil. *Spicy*: busca que una de tus prendas tenga un estampado más discreto o utiliza los neutros que mencioné anteriormente para mezclar uno con otro más rico en colorido o textura.
- Dos estampados totalmente distintos. *Extra hot*: lánzate por todo y combina dos prendas que no tengan nada que ver, pero que, al estar juntas, sumen interés y estilo a tu atuendo.

Juega con las rayas

Definitivamente, este estampado geométrico brinda una gran variedad de alternativas para experimentar tu estilo.

Tradicional

Rayas marineras

Las fantásticas líneas horizontales, favoritas del diseñador Jean Paul Gautier, aportan un toque chic y, a la vez, relajado cuando se combinan con uno de los dos tonos que forman el estampado.

Mild

Rayas como textura

Busca que tus rayas se conviertan en un fondo propicio para resaltar el resto de tus prendas. Usa una camisa a rayas con un traje a cuadros, por ejemplo. Lleva el pantalón a rayas con un saco floreado y la camisa en un tono que nada tenga que ver con tus otras piezas.

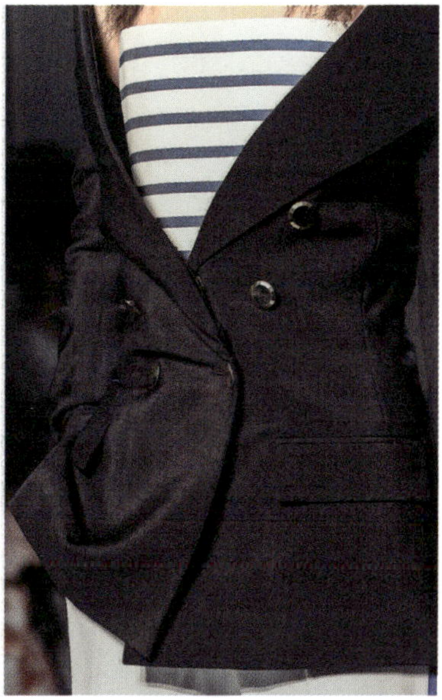

Tradicional

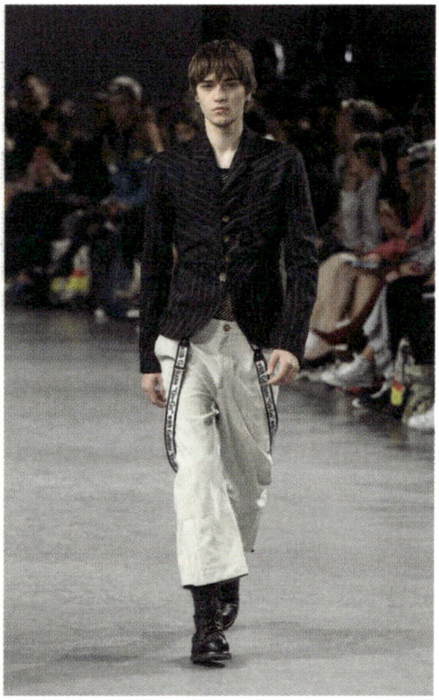

Mild

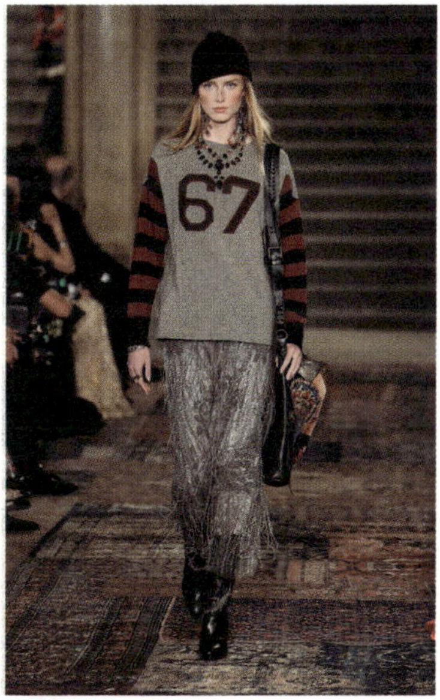

Spicy

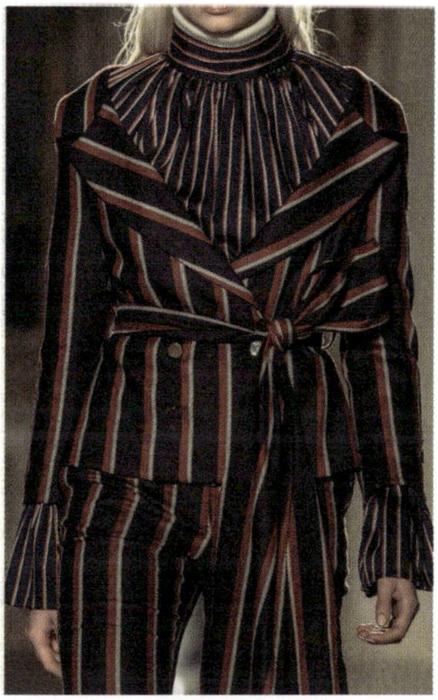

Extra Hot

Spicy
Rayas como punto focal

Ya estás capacitado para convertir a una prenda o accesorio en el punto focal de tu atuendo. Prueba usar un outfit completo con un estampado distinto y agregar un bolso de rayas. Intenta que las rayas de una pieza sean tan imponentes que se conviertan en un obvio tema de conversación.

Extra hot
Rayas mezcladas

Estás líneas adquieren una personalidad relevante al mezclarse con otras rayas y, lo mejor de todo, es que no tienen que combinar entre sí.

También puedes probar coordinar unas rayas blancas con negro y con otros estampados del mismo contraste, para un efecto divertido y rico visualmente.

Rayas como hilo conductor

Las rayas, y también otros estampados, pueden funcionar como un hilo conductor en tu atuendo. Es decir, si llevas este motivo en la camisa, en los calcetines y en tu bufanda. O estarás creando un denominador común, si tu vestido tiene cinturón y cuello de rayas y decides aderezarlo con unos zapatos con líneas y un bolso con tiras en bloques de color que forman este mismo patrón.

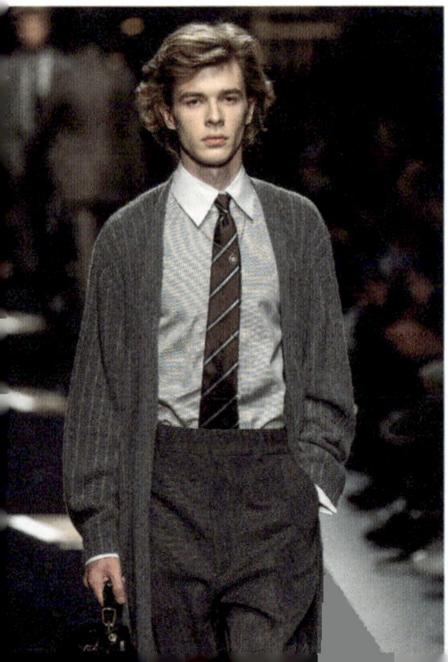
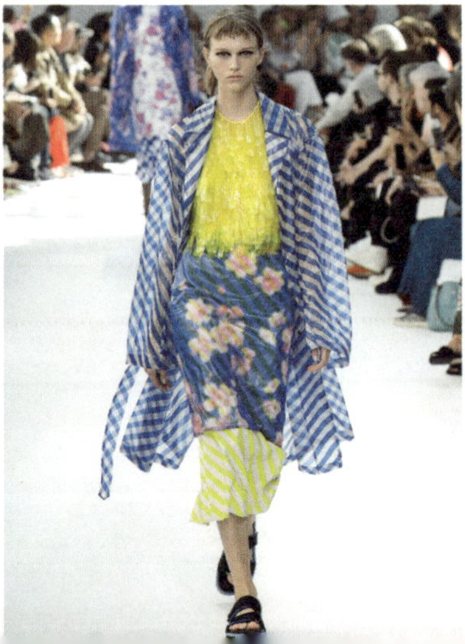
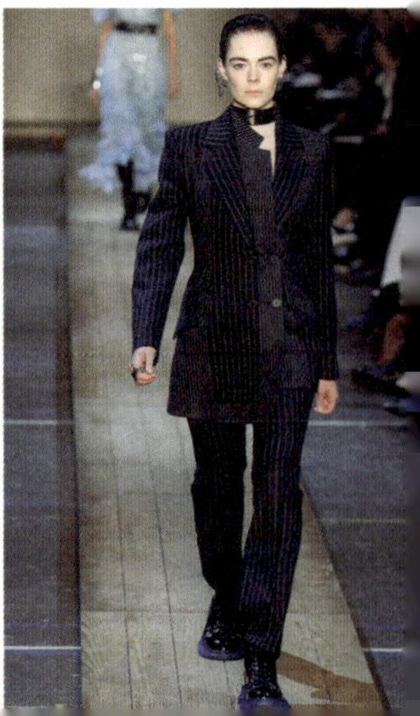

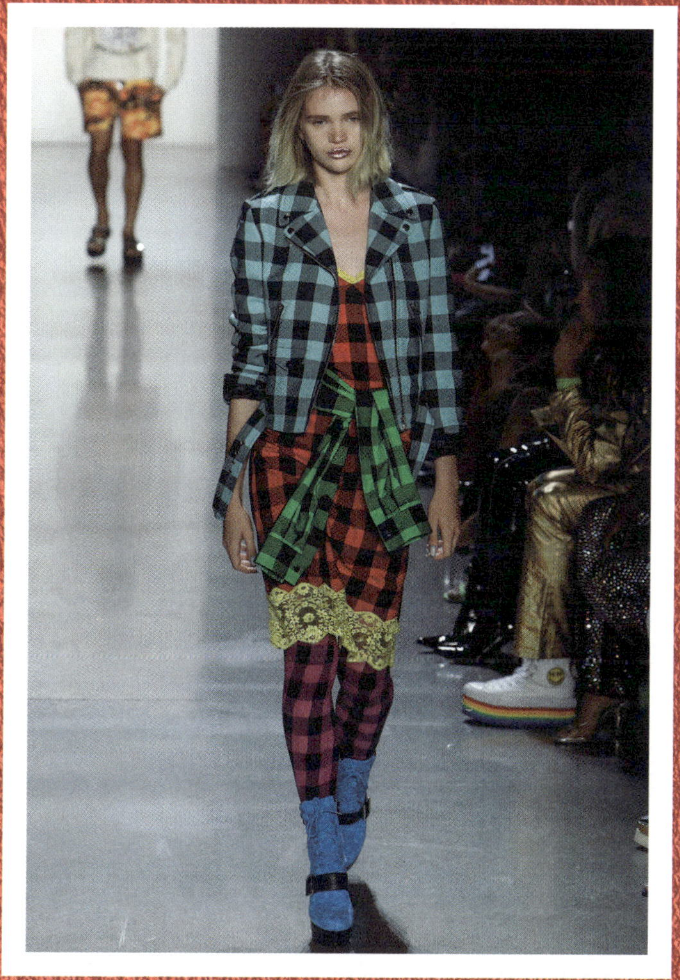

LO QUE EXPERIMENTASTE CON RAYAS, AHORA INTÉNTALO CON CUADROS...

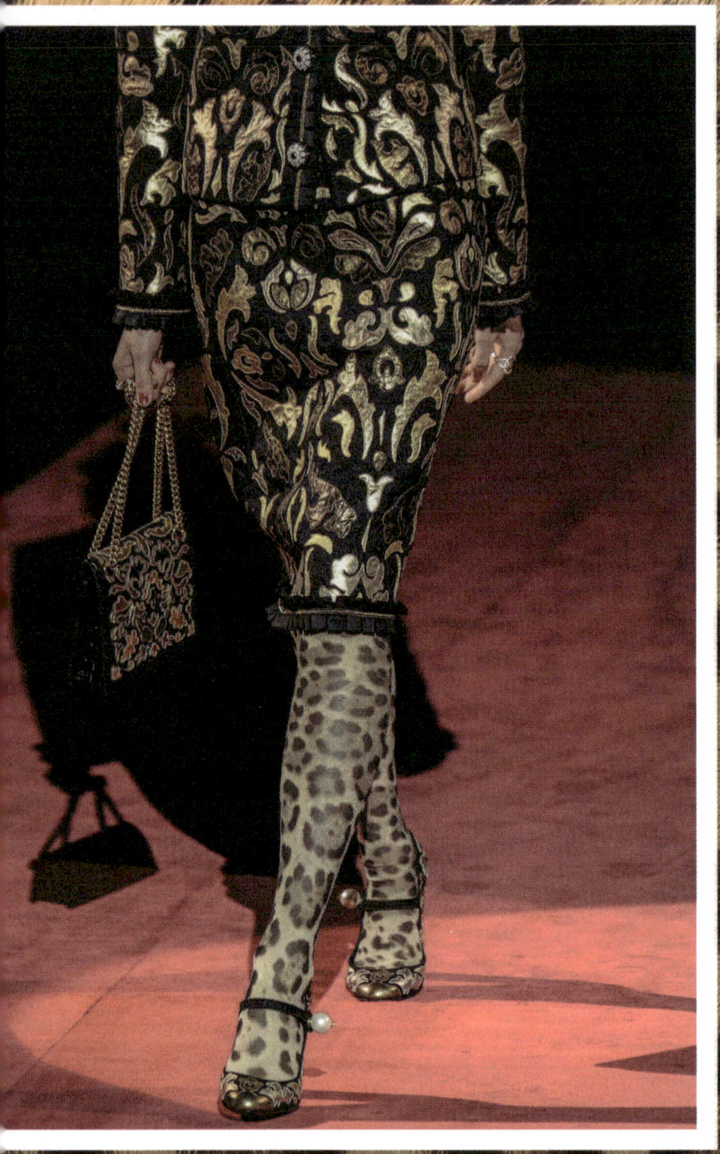

ahora inténtalo con leopardo...

Piezas de conversación

En general, estas prendas despiertan curiosidad y dan pie a infinidad de comentarios o incluso pueden ser tema para charlar. Quizá tengas algunas de estas fantásticas piezas y no lo sepas o tal vez sea el momento de recurrir a ellas para atraer las miradas y las cámaras.

Algunas de las categorías que lograrán ese protagonismo son los colores, las texturas y los accesorios.

COLORES

Una de las maneras más fáciles y prácticas para obtener más outfits de tu mismo guardarropa es conjugar colores de manera poco tradicional.

Las reglas han dictado por años que tres tonos son lo máximo que debes mezclar. No obstante, tu destreza y valentía probarán que no hay límites cuando se trata de explorar tu estilo.

Colores en pares

¿Estás harta de las mismas combinaciones? ¡Quién no! Pero eso se acaba hoy, porque te darás cuenta de que tienes infinidad de posibilidades que no habías considerado. Estas duplas de tonalidades agregarán un toque increíble a tu estilo y puedes aplicar su maridaje ya sea en un *outfit*, en prendas con accesorios, en piezas de conversación y básicos, etcétera. No hay límite.

- Rojo + rosa
- *Nude* + rojo
- Turquesa + granate
- Dorado + azul
- Verde + rosa
- Amarillo + verde
- Azul + naranja
- Negro + marino
- Rojo + marrón
- Amarillo + magenta
- Rojo + naranja
- Limón + turquesa

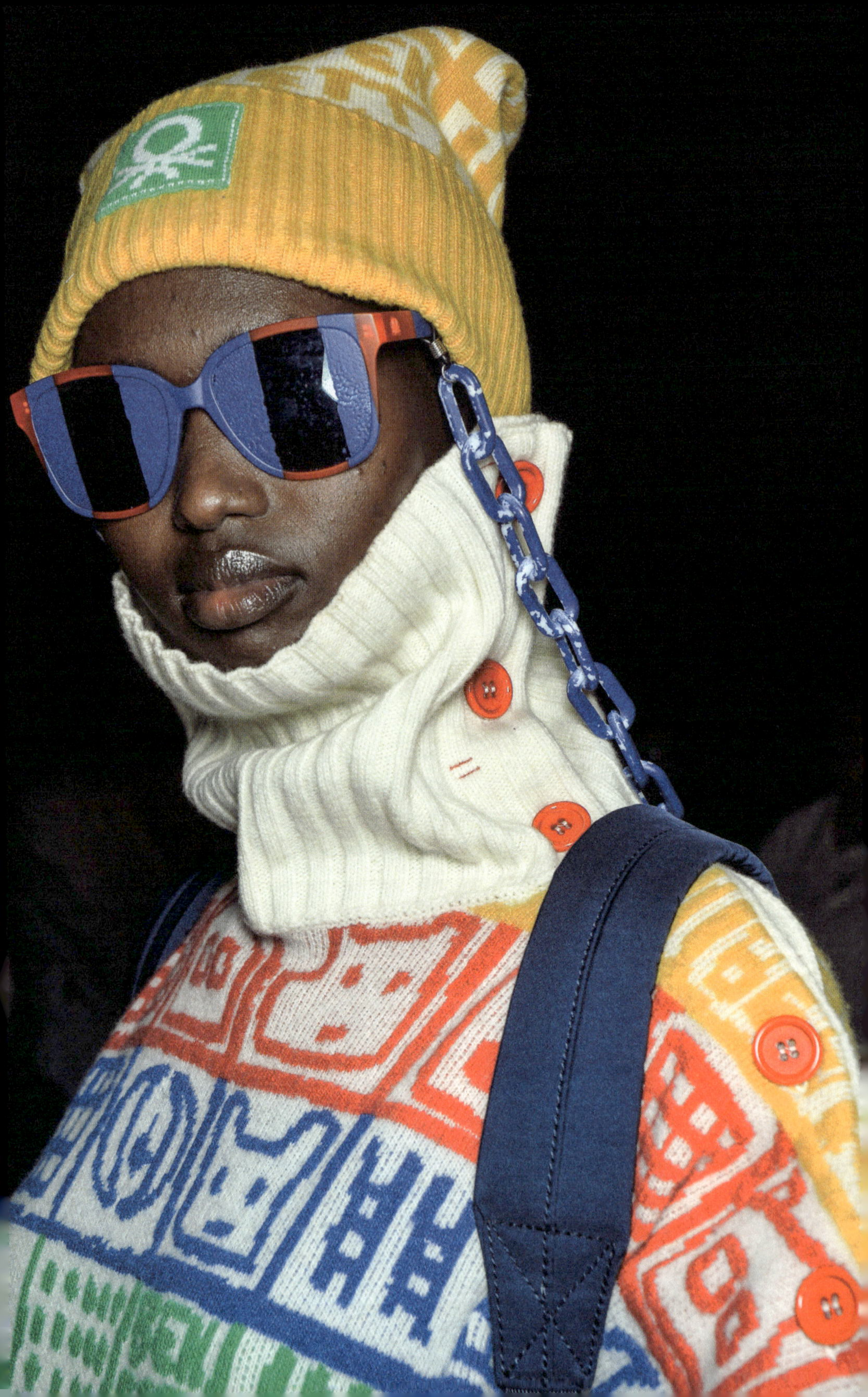

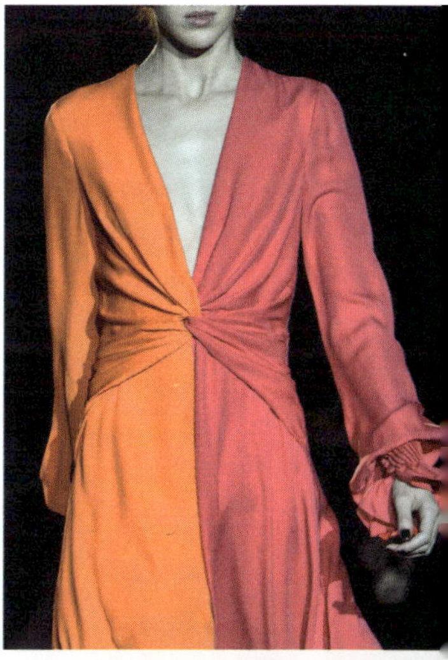

- Amarillo + salmón
- Lila + amarillo
- Rosa + granate
- Gris + morado
- *Aqua* + coral

Tríos

- Verde + naranja + fucsia
- Rojo + azul + gris
- *Beige* + rojo + militar
- Naranja + morado + rosa
- Negro + blanco + azul rey
- Verde musgo + negro + borgoña
- Dorado + blanco + rojo
- Fucsia + rojo + lila
- Plateado + turquesa + rosa bebé
- Marino + azul rey + rojo
- Ocre + negro + vino
- *Beige* + verde + rojo
- Gris + amarillo + azul claro
- Olivo + rosa claro + dorado

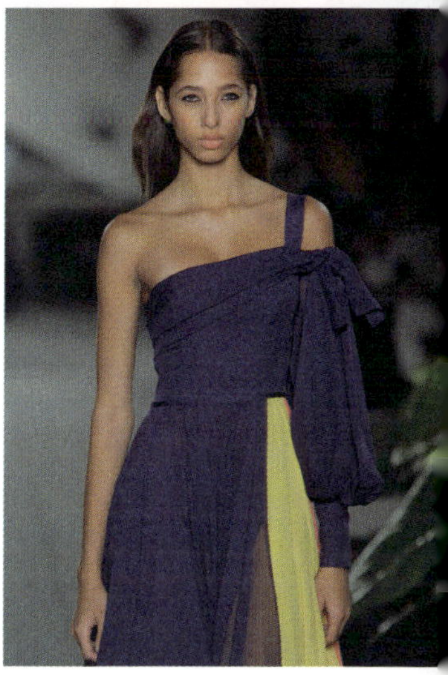

Combinaciones

- **Monocromático.** Todo el atuendo está basado en un solo color. Como vestir completamente de morado.
- **Complementario.** Siguiendo los tonos que la rueda de color marca como complementarios, elige un par de ellos para vestirte. Quizá el azul y el naranja.
- **Análogo.** Se trata de elegir los colores vecinos en un círculo cromático. Intenta con rojo, naranja y amarillo.
- **Acromática.** Un tono que carece de color, como el blanco o el negro.
- **Primarios.** Tres tonos increíblemente protagónicos forman esta categoría: amarillo, azul y rojo, en su intensidad máxima.

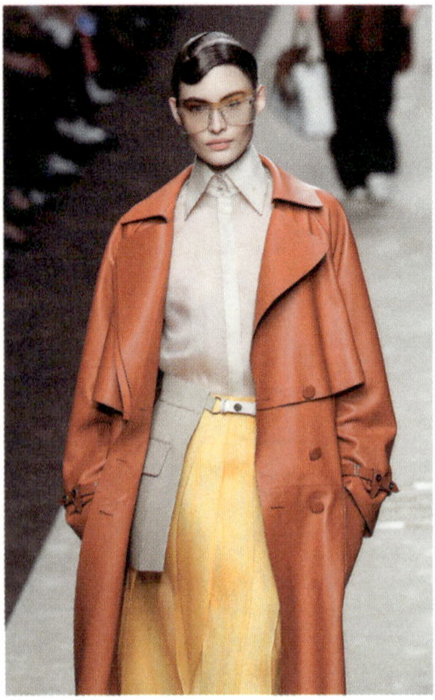

Mild

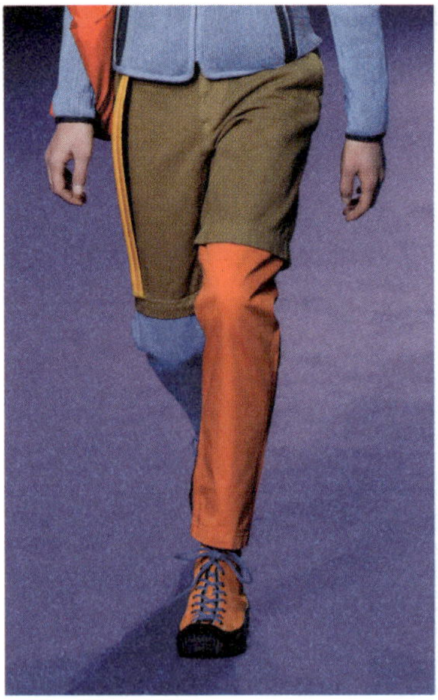

Spicy

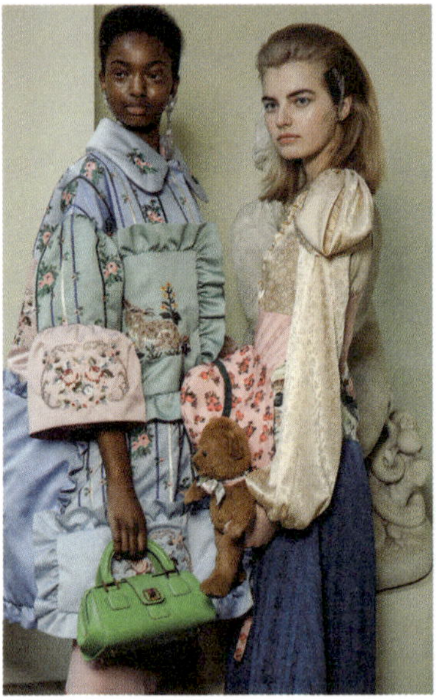

Extra Hot

- **Neutros.** Son colores que se caracterizan por su capacidad de combinar con otros tonos funcionando como base, en lugar de ser protagónicos. Estos incluyen: negro, blanco, crema, beige, marrón, gris oscuro y claro, así como azul marino.

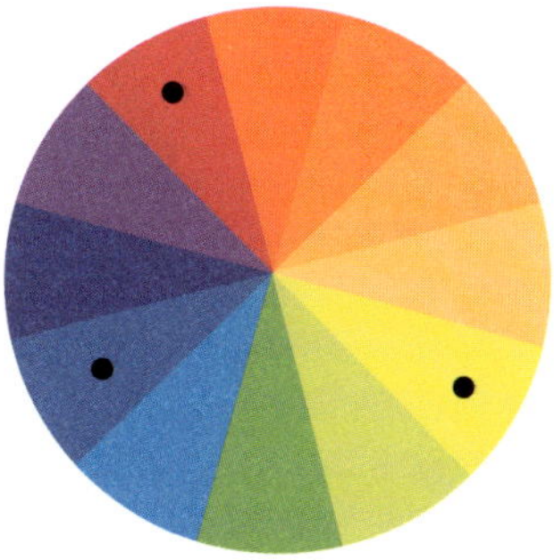

● Los colores primarios son el amarillo, el rojo y el azul.

Los análogos son el tono que queda a la derecha y a la izquierda del color elegido. Los complementarios son los que quedan enfrentados en la rueda de color.

- **Pasteles.** Colores que se han aclarado con la utilización del blanco, dando como resultado tonos suaves muy utilizados para bebés e ideales para un estilo romántico que busca la feminidad. Entre ellos están: lila, azul claro, rosa tenue, amarillo suave, verde menta, *aqua*, naranja sutil y salmón polvoso.
- **Terrosos.** Emulando los tonos de la naturaleza en un escenario otoñal, estos tonos se despliegan como árboles y terruños que muestran una gran variedad de riqueza en los marrones, ocres, vinos, arenas, verdes y cremas.
- **Bloques de color.** Se usa esta expresión cuando el outfit muestra claramente colores contrastantes en secciones delimitadas. Por ejemplo: un top color pistache con falda azul rey y saco rubí. En general, este efecto se logra mezclando piezas lisas, ya que los tonos producirán la magia sin necesidad de mayor textura o estampado.

Laboratorio de color

Ahora toca el turno de mezclar las tonalidades y gozar de tus diferentes fórmulas al construir un atuendo.

- *Mild*: practica hacer bloques de color con pasteles o terrosos.
- *Spicy*: mezcla dos grupos de tonalidades al maridar los terrosos con algunos pasteles o con los primarios.
- *Extra hot*: mezcla colores y motivos, combinando análogos en bloques + un estampado protagónico.

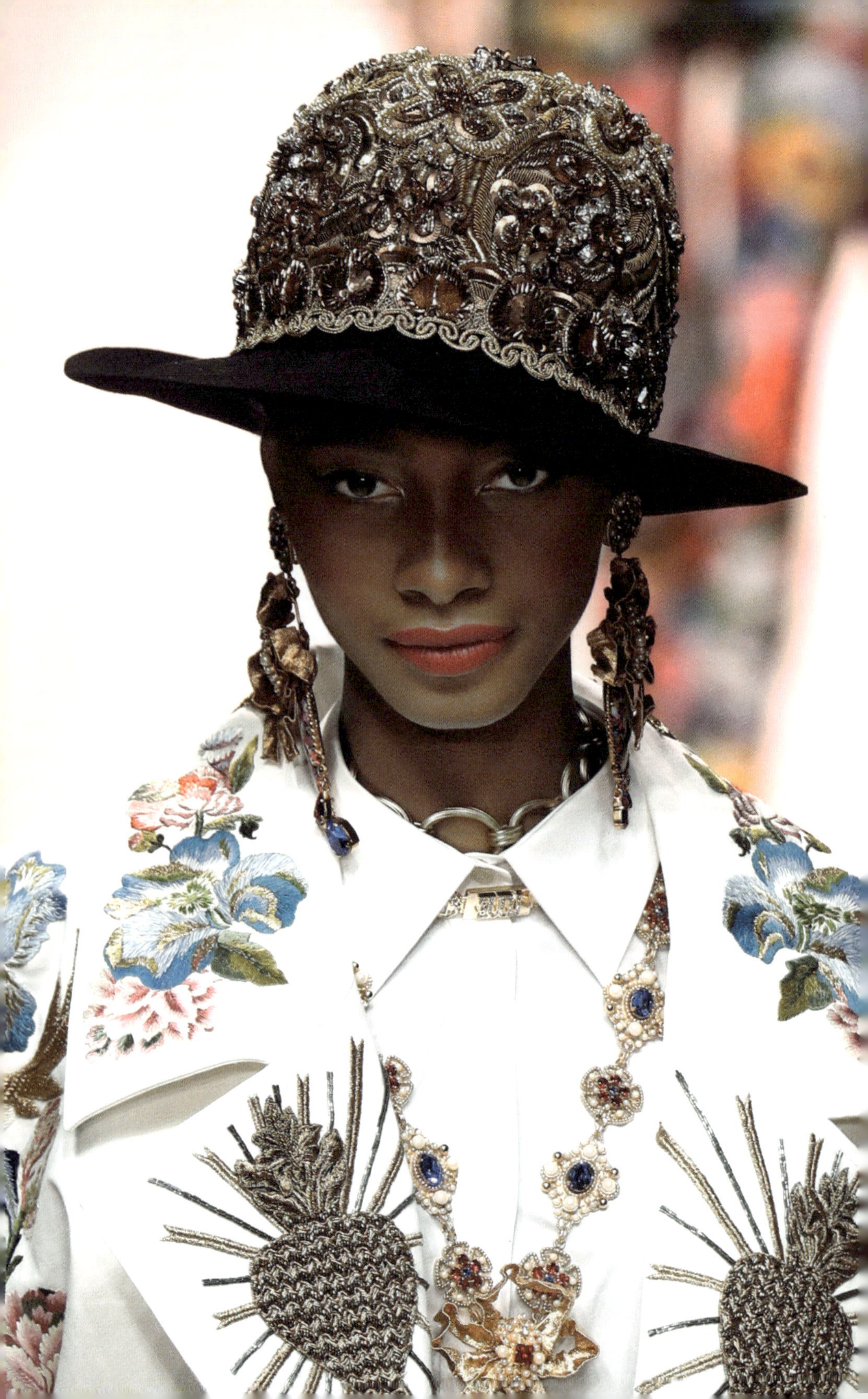

Todas las fórmulas son buenas mientras te hagan sentir estupenda. De ahí que el mejor color y la combinación perfecta no los puede decidir nadie más que tú. Cuando encuentres tus favoritos y las coordinaciones que te dan un estatus de gran estilo, repítelos cuantas veces sea tu deseo.

TEXTURAS

Llamaremos texturas a las telas que tienen un tejido visible, a superficies con dimensión, como brocados, así como a los bordados, flecos y ornamentos tipo estoperoles o aplicaciones, por mencionar sólo algunos.

Las prendas con textura son de interés tanto para el sentido del tacto como para el de la vista, de ahí que resulten fantásticas para consolidar el punto focal del atuendo. Su protagonismo, sin embargo, puede ser complicado a la hora de combinarse porque es difícil neutralizar su efecto, lo que hace que siempre llamen la atención más que las prendas lisas.

- **Tejidos.** Ya sea un punto visible o algo tan elaborado como un croché, los tejidos son visualmente muy ricos: su suavidad (hace que te veas amigable y accesible) y su dimensión generada por hilos entretejidos que crean zonas lisas, otras rebasadas y pequeños huecos entre los puntos, que se convierten en espacios negativos muy enigmáticos para la mirada, hacen resaltar cualquier prenda.
- **Encaje.** Se trata de un tejido ornamental que captura la transparencia a base de puntos calados y opacidad, gracias a zonas sólidas que van creando motivos. Su función suele ser adornar prendas, pero hay piezas elaboradas con este material en su totalidad. Lo intrincado de su textura hace que resulte muy atractivo, por lo que es un reto mezclarlo con otras prendas protagónicas. Incluso usar un outfit completamente de encaje puede dar un resultado en el que la prenda luzca barata, en lugar de fina. Así que dosificar el encaje es más sencillo que ensamblar un look total con impacto positivo.

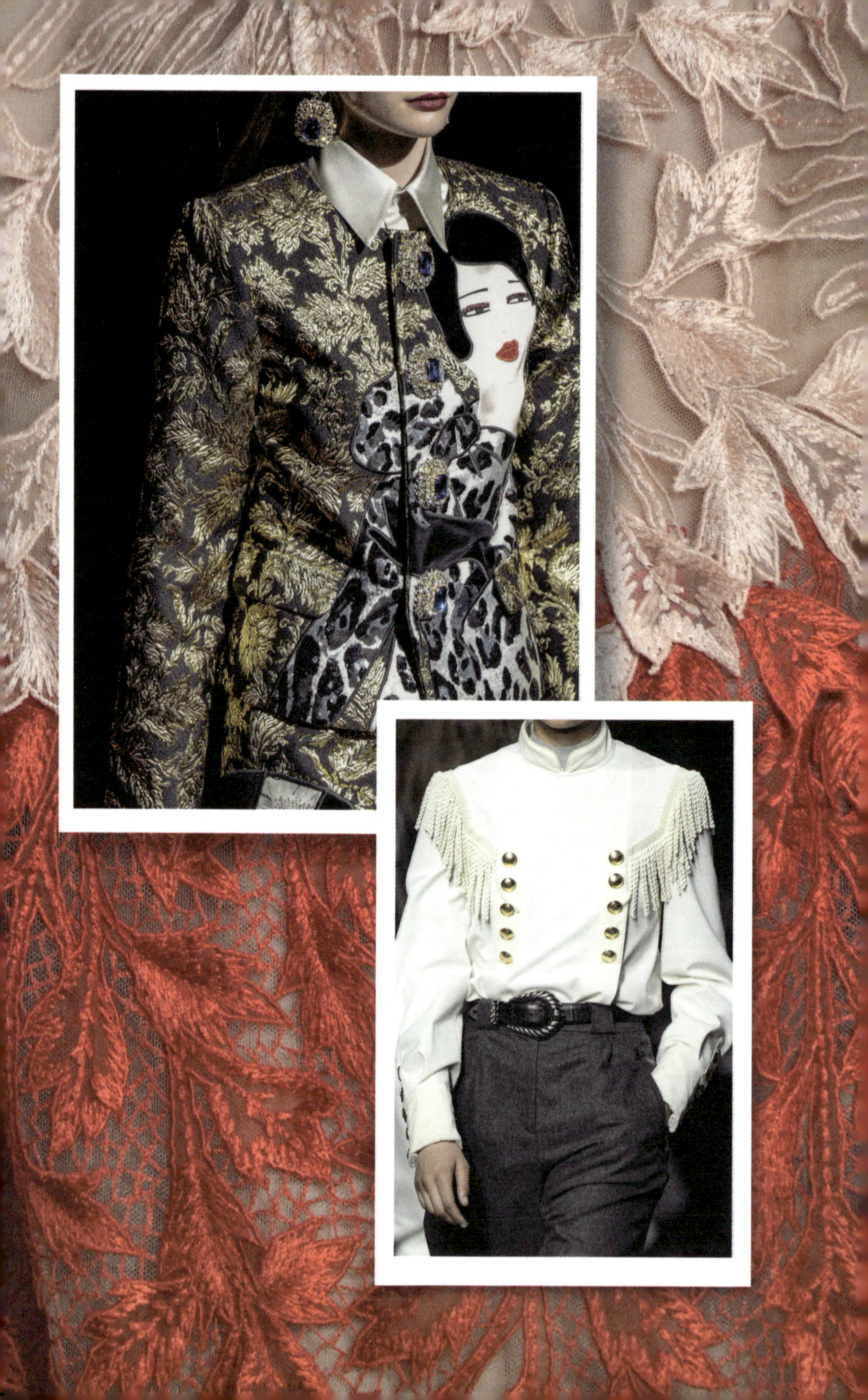

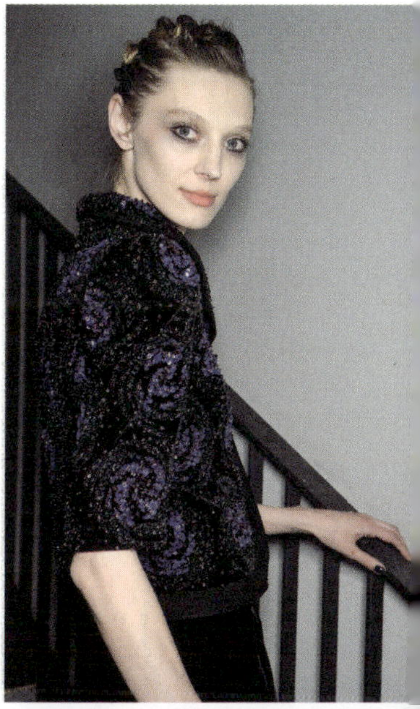

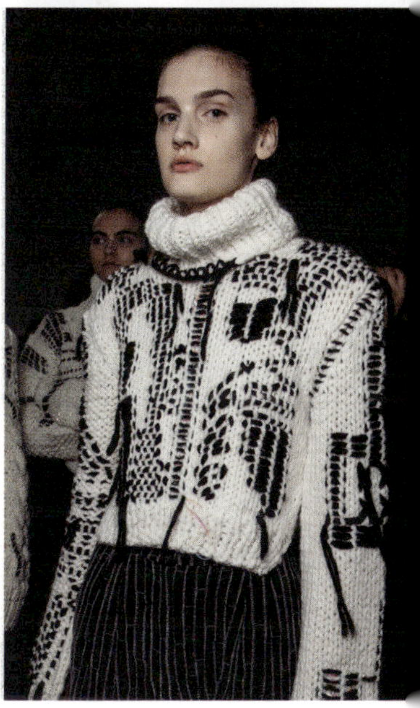

- **Brocado.** Es una tela entretejida con varias tramas que marca dibujos en su textura y lleva varios colores o un solo tono. No obstante, el manejo de los hilos marca zonas más lisas y otras resaltadas, e incluso puede jugar con el contraste entre lo opaco y lo lustroso. Sin duda este material tiene una riqueza visual que se asocia con el lujo y es dominante como punto focal cuando se mezcla con otras prendas.
- **Lentejuelas.** Si antes solía aplicarse una tira de lentejuelas para ornamentar una pieza, hoy podemos encontrar prendas completas con estos círculos brillantes. La luz que capta este material es ya bastante atractiva, pero se agrega el efecto de escama que se produce al guardar parte de las lentejuelas debajo de las otras. Así que, entre su brillo y su textura irresistible al tacto y a la vista, hay pocas cosas tan memorables como la lentejuela en cualquier atuendo.
- **Pedrería.** La suntuosidad que expresa una pieza con pedrería es inigualable. No sólo se trata del brillo que producen las gemas, sino también sus colores y atractivas formas. De ahí que resulten en un golpe visual y una experiencia interesante para tocar.
- **Aplicaciones.** Así se denomina a otros materiales que se agregan en una prenda: listones, botones, parches, pequeños bordados que se pegan a través de calor, etcétera. Evidentemente,

estas ornamentaciones añaden relevancia a cualquier prenda.

- **Estoperoles.** Esas piezas metálicas que se clavan en las prendas han perdido su función inicial de fijar una tela o aplicación en la prenda, pues ahora se utilizan por su atractivo de manera independiente. Suelen colocarse en piezas para propiciar un look bohemio o agresivo.
- **Flecos.** Lejos de funcionar únicamente para prendas étnicas, estas tiras en fila se han usado para looks más sofisticados. El movimiento de los flecos aumenta la importancia de cualquier prenda que los tenga.
- **Bordados.** Desde el logotipo en una camisa polo, hasta los más lujosos motivos, la utilización de figuras elaboradas con hilos monocromáticos o de fantásticos coloridos las convierte en una pieza protagónica por excelencia.
- **Piel** (*fur*). El pelaje natural o artificial crea volumen, textura y tonalidades que difícilmente puedes ignorar. Estos materiales acaparan las miradas, se prestan para ser acariciados y, por si esto fuera poco, siempre adicionan un sentido de lujo a cualquier combinación.

INVIERTE EN ACCESORIOS

A veces el efecto de cambio y de estilo se logra con la magia de los accesorios. No tienes que comprar muchos, pero invierte en los que sean versátiles, te duren muchas temporadas y se adapten a tus actividades para darles el mayor uso.

En ocasiones te darás el lujo de comprarte un accesorio como pieza de conversación y, aunque su utilización sea limitada, debes considerar estratégicamente en dónde quieres usarlo. El impacto que causará justificará el gasto, pero no te permitirá usarlo muchas veces más, por lo que debes pensar en aprovecharlo al máximo y asegurarte de que tus fotos de Instagram sean fabulosas; tus seguidores te lo agradecerán.

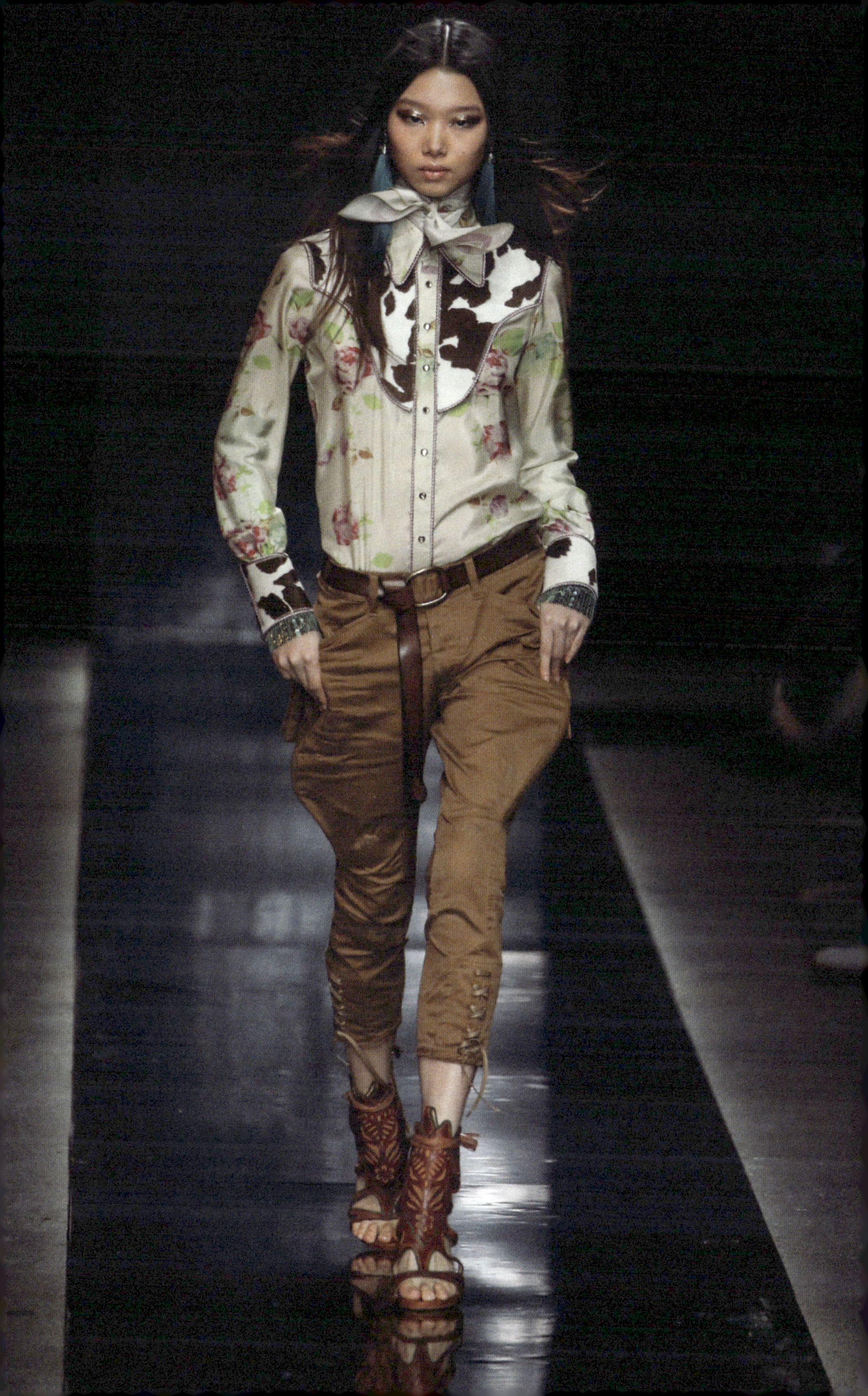

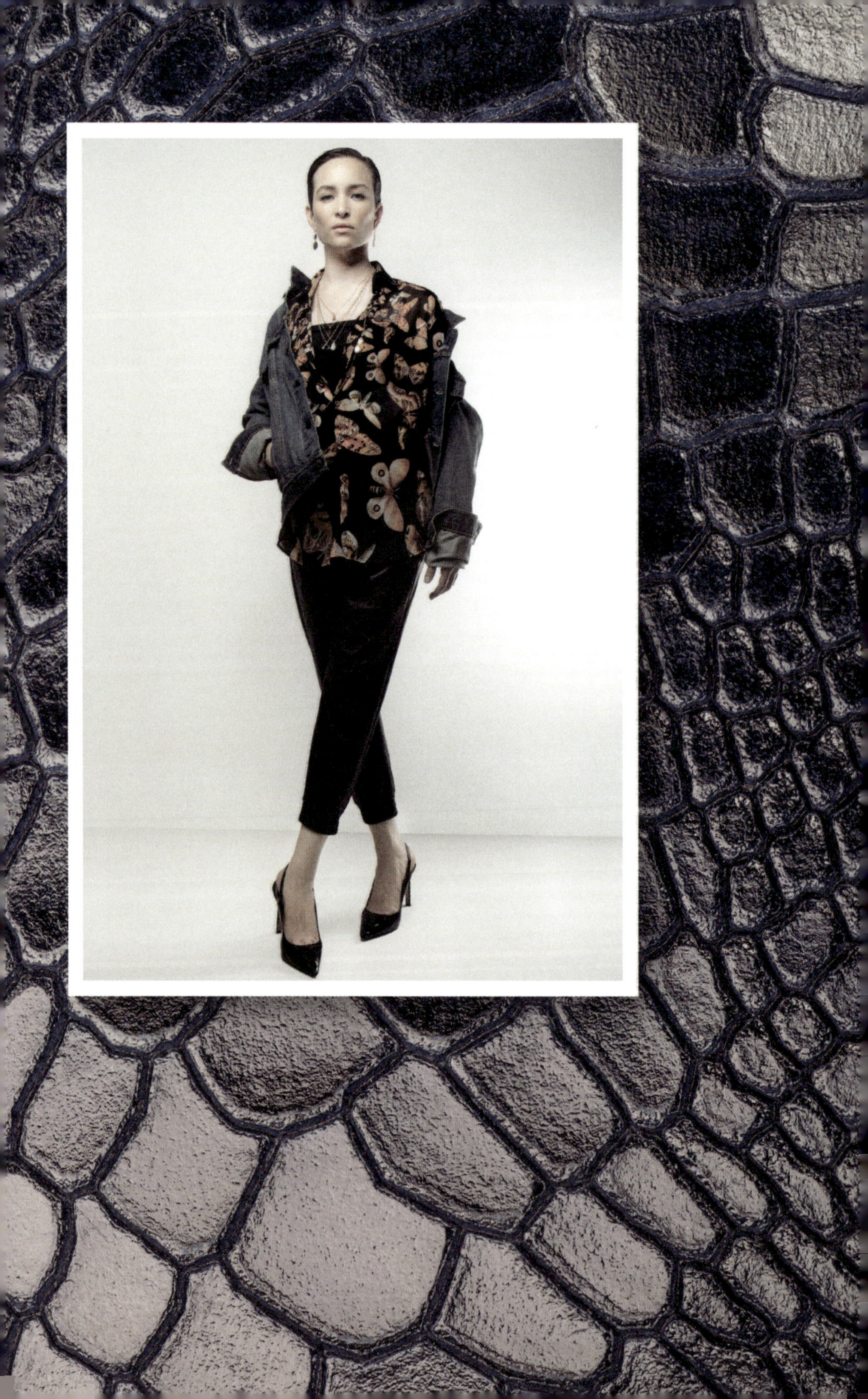

PRENDAS COMODINES

Designaremos con este adjetivo a las piezas de tu guardarropa que, aunque parezca que tienen un uso limitado, van con todo. Desde luego, debes tener imaginación, estilo y buen gusto para combinarlas, pero lo más importante es que te sientas complacido con su versatilidad.

- **Chamarra o pantalón de mezclilla.** Cuando se trata de un denim oscuro o medianamente gastado, puede funcionar de manera fantástica para ensamblar desde atuendos semiformales hasta los más casuales. Por ejemplo: jeans + blusa de seda estampada (prenda distintiva) + un abrigo de piel (pieza de conversación), en donde la mezclilla se neutraliza y prácticamente pierde su protagonismo para sostener, de manera discreta, a las prendas más atractivas.
- **Chaqueta de cuero tipo motociclista.** Lo mismo que con las prendas de mezclilla mencionadas antes pasa con esta pieza de piel que actualmente se lleva con pantalones de vestir, jeans, falda o vestido de noche por igual, agregando siempre un aire de desenfado al outfit.
- **Camisa, blusa o camiseta a rayas en blanco y negro o marino y blanco**. Al tocar el tema de los estampados ya exploramos esta opción, por lo cual ahora sabrás que este motivo asume un nivel de textura sutil, pero interesante, cuando es mezclado con piezas más elaboradas. Usa esta prenda a rayas, de fondo, como si fuera blanca y experimenta con otras que ensambles para completar un estilo más barroco.
- ***Sleepers* para ellos.** Esos zapatos que antiguamente usaban los señores para relajarse en casa, acompañados por una prenda cómoda que podían usar mientras fumaban sin el temor a impregnarse con el olor a tabaco (y que curiosamente dio origen al nombre de esmoquin), resultan más versátiles de lo que te imaginas. En cuestión de diseño, los *sleepers* pueden ser tan austeros u ostentosos como se desee, pero el hecho es que su forma va de maravilla con ropa casual, semiformal y hasta de gala. Desde luego que puedes ir incrementando su protagonismo.

- **Zapatos rojos.** Para alguien tradicional, el rojo va con rojo. Pero no hay que desdeñar el contraste y el interés que crea este tono. ¿Por qué no hacer vibrar un traje de casimir con unos mocasines escarlata o un vestido de noche blanco y negro con unos *stilettos* cereza?
- **Tenis blancos.** Antes no hubiera podido escribir esto, pero, por circunstancias ajenas al sentido común y al buen gusto, este calzado se usa con todo y ya no resalta. De hecho, se mimetiza, por lo cual un hombre puede viajar bien vestido y con unos tenis blancos y la mujer también los calza sin miramientos con un vestido largo y femenino. Si bien el look no será nunca *extra hot*, sin duda podrás optar por él y estar más cómoda que con tus zapatos de vestir o de tacón.

Lo que no va con nada, combina con todo

Zapatos protagónicos

Si posees ese típico par con colores, dibujos, estoperoles, una tela que los hace parecer de noche o una piel tan exótica que siempre es excesivamente complicada de combinar, entonces vas a tener que tomar en cuenta esta regla: lo que no va con nada, va con todo. Sé valiente, ¡no tengas miedo! Para un comienzo *mild*, ponte unos jeans con camiseta blanca y los zapatos, ahí no hay pierde. Para subir a la categoría de *spicy*, combina dos prendas de colores sin importar el de tus zapatos. ¿Lista? Ahora ve por el *extra hot* con un outfit estampado o con distintas texturas y tus zapatos hermosos; verás cómo se integran al atuendo.

Cambia tus zapatos

- **Tenis.** Agrega este calzado deportivo a tu ropa de calle y de trabajo.

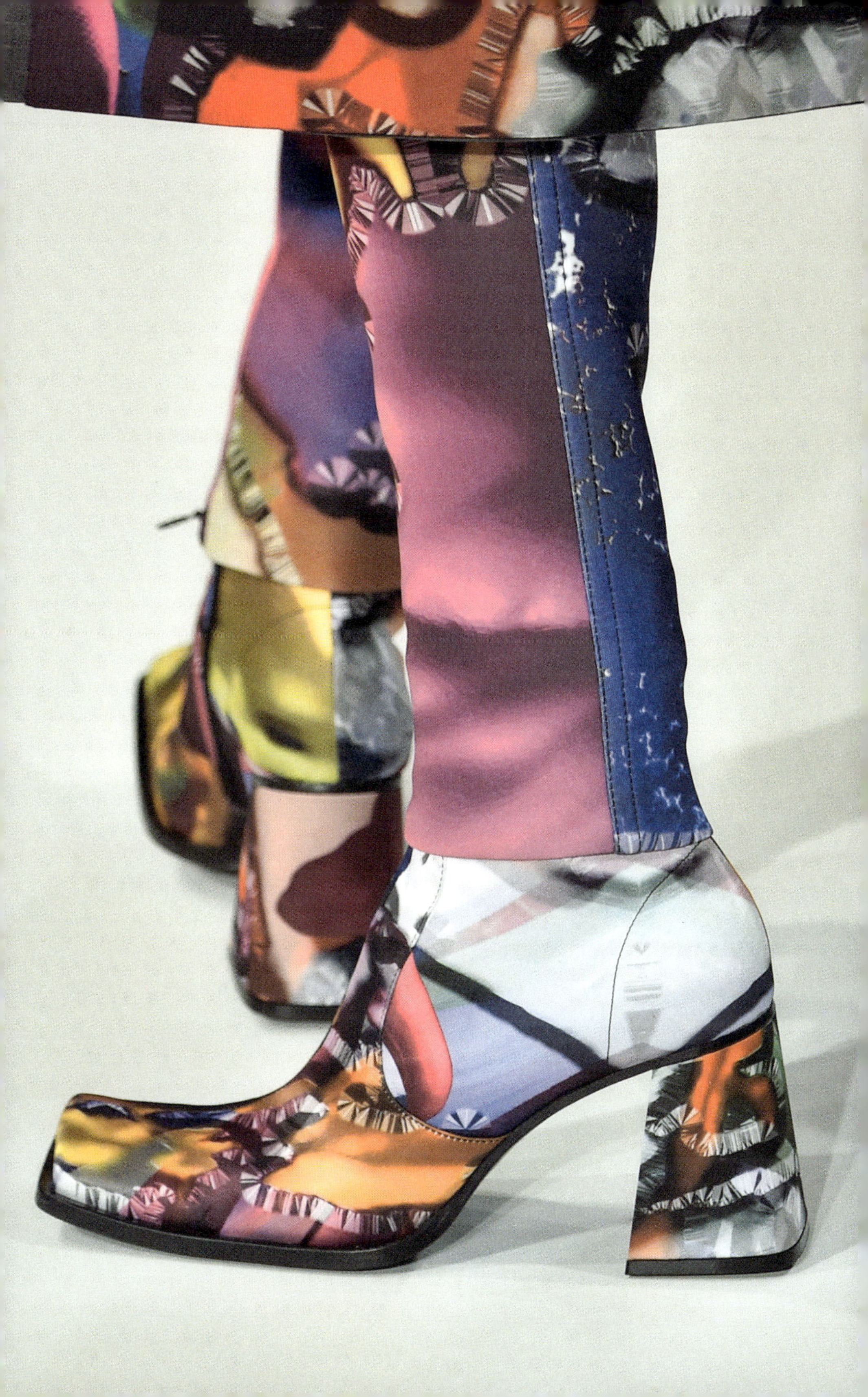

- **Flats.** Prueba estar cómoda al llevar unos zapatos de piso con tu vestido largo, tu falda de seda o tu traje de lentejuela, el contraste inesperado puede detonar admiración y aplausos.
- **Zapatos de noche.** No reserves esas zapatillas de satén y tacón alto para los vestidos largos o las ocasiones formales. Úsalos con tu traje negro para la presentación de tu empresa, con jeans y camiseta blanca para el *Casual friday* o con un vestido de algodón para desayunar con tus amigas.
- ***Sleepers.*** Tanto hombres como mujeres agregarán un toque de relajamiento y sofisticación al incluir unas zapatillas con sus trajes o combinaciones de pantalón. Simples, serán un accesorio discreto, y ornamentadas pueden convertirse en un punto focal.

PROPORCIONES

- **Largos de falda y pantalón.** Intenta cambiar las proporciones que has conocido como adecuadas para experimentar con otras: alarga tu falda, acorta tu pantalón, o viceversa, y mantente atento a los diferentes efectos que esto causa en el look total que llevas puesto.
- **Mangas.** Las fantásticas opciones para acortarlas, ensancharlas, ceñirlas o alargarlas demuestran que hay varias cosas que puedes hacer con tus mangas y que cambiarán la fórmula del outfit. Así, por ejemplo, corta las mangas de tu chaqueta de mezclilla y úsala con tu ropa de verano, lo mismo que con manga larga abajo, para darle variedad.
- **Cuellos.** Ponle uno dramático a tu pieza sobria, quítale el que tiene tu traje y cambiarás completamente el *mood* de tu ropa.
- **Altura de tacones.** Los zapatos y su altura suelen indicar no sólo un grado determinado de formalidad, sino también de lujo. A pesar de que cada vez hay más zapatos bajos o incluso de piso con materiales suntuosos que los capacitan para ser utilizados en eventos formales, nada se compara con la elegancia y distinción de un *stiletto*.

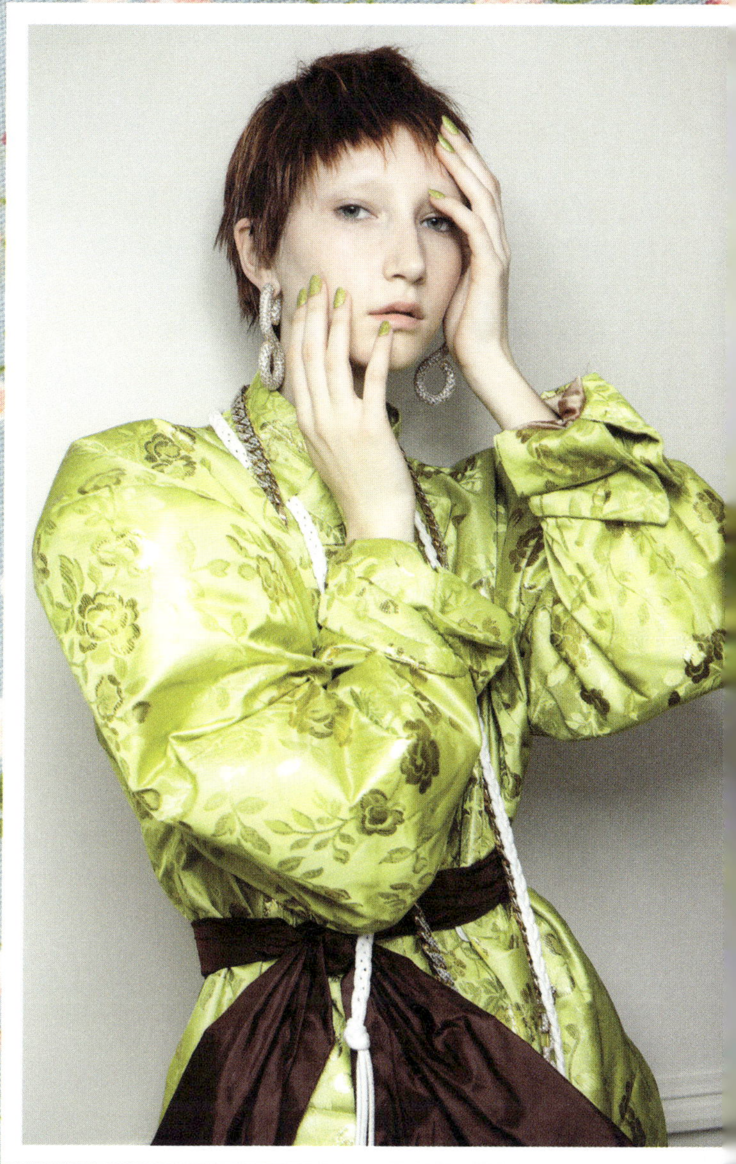

Experimenta con las mangas

CLIMA

Queramoslo o no, tenemos que vestirnos de acuerdo con lo que exige la temperatura. Pero tampoco le demos excesivo poder al termómetro y busquemos seguir nuestro experimento lúdico incluso cuando haga mucho calor o frío.

Usar colores pasteles en invierno, amarillos y naranjas en otoño, ciruelas en verano y marrones en primavera es válido mientras lo hagas por convicción y con mucho poder. También puedes ponerte terciopelo en el calor o algodón en el invierno, si tu temperatura corporal resiste esos retos.

¿No quieres aparecerte con botas en la playa? Perfecto, pero ¿quién te prohíbe buscar alternativas de colorido, tejidos y prendas que sorprendan? Un ensamble (abrigo de verano) puede ser una alternativa estupenda, lo mismo que las botas tipo jaula, que combinan el look sexy de ese calzado y la frescura que proporcionan los huecos muy al estilo sandalia.

PRENDAS ÉTNICAS Y SUS VARIACIONES

Cada cultura tiene riqueza en la indumentaria que la distingue. Pensemos en los vestidos típicos del istmo de Tehuantepec en Oaxaca, México, y la cantidad de prendas modernas y artesanales que se han inspirado en su colorido, sus bordados, sus siluetas o en sus joyas. Lo mismo sucede con otros tantos trajes tradicionales. Un quimono, un sari, un caftán o un poncho son sólo algunos ejemplos que pueden llevarse a la usanza del país, combinarse con ropa más contemporánea, intervenirse para darles un toque más moderno o sólo servir como una idea que se convierte en una prenda diferente, aunque con un aire anclado en la tradición original.

Karl Lagerfeld se basó en estas prendas para lanzar a sus pasarelas desfiles llenos de suntuosos detalles que tienen un guiño étnico, a pesar

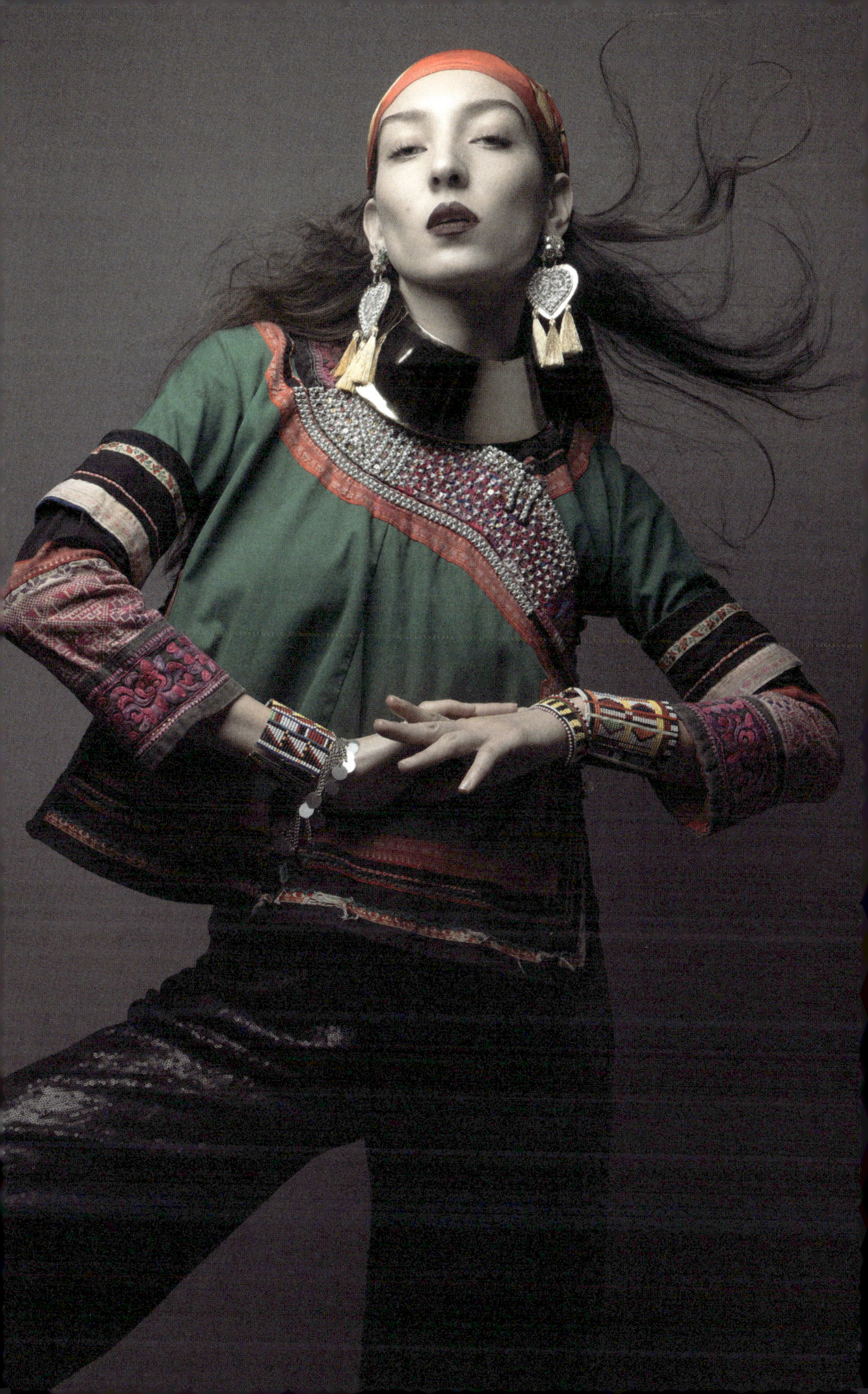

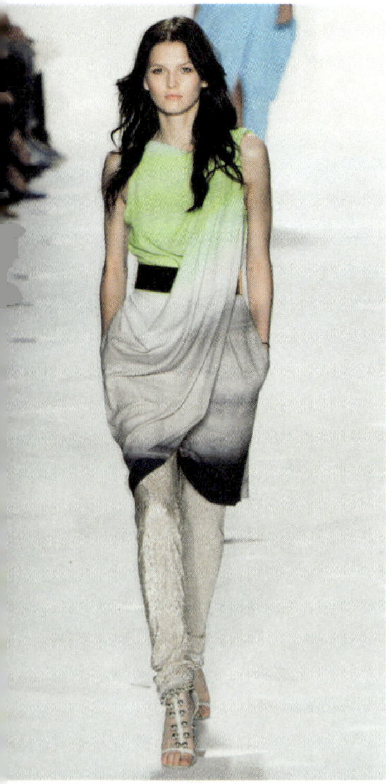

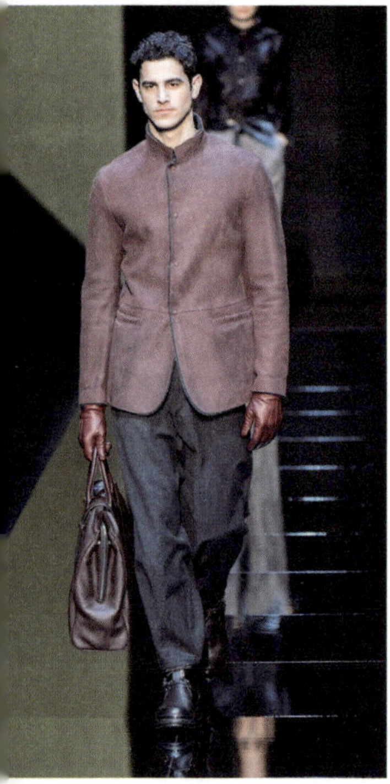

de que resguardan siempre el ADN de Chanel. Otros muchos diseñadores han hecho historia con sus diseños cuyas características principales se fincan en tradiciones extranjeras, como Yves Saint Laurent. Así que, ¿quién impide que tú hagas lo mismo y tomes una región del mundo para darte la licencia de vestir como ellos o con sus raíces estéticas como propósito de experimentación?

Usar todas las piezas del mismo origen podría parecer un disfraz. En cambio, llevar una o dos combinadas con piezas de otros lugares o modernas, resulta una fórmula enigmática y ganadora.

Tradicional

Lleva el traje típico, pero con una actitud contemporánea.

Mild

Usa sólo parte de la vestimenta tradicional de una zona y coordínala con la ropa de tu clóset.

Spicy

Elige una pieza muy protagónica de determinada región y mézclala con prendas o joyería formal para un look elegante.

Extra hot

Haz que la pieza étnica sea una de conversación que conviva con otros estampados y puntos focales para un lograr un look de alto voltaje.

PARA DAR EL SÍ

Cuando se casan, los novios tratan de lucir sus mejores galas: cuidan su vestimenta que, generalmente, es nueva y se toman meses para planear su look total. Todo eso está muy bien, pero algunos también buscan ser diferentes. ¿Quién no recuerda el traje de novia de Bianca Jagger?

(Novia)

Tradicional

Hay millones de opciones para no arriesgar el gran día. Si ésta es la tuya, siempre puedes alterar un solo elemento que te haga ver original y única.

Mild

Elige un solo detalle fuera de lo común: unos zapatos rojos, unas flores para tu tocado en tonos lilas o un collar que pertenecía a tu abuela.

Spicy

Experimenta con un tono de tela distinto o una silueta diferente: un traje palo de rosa o un *palazzo* de encaje fabuloso.

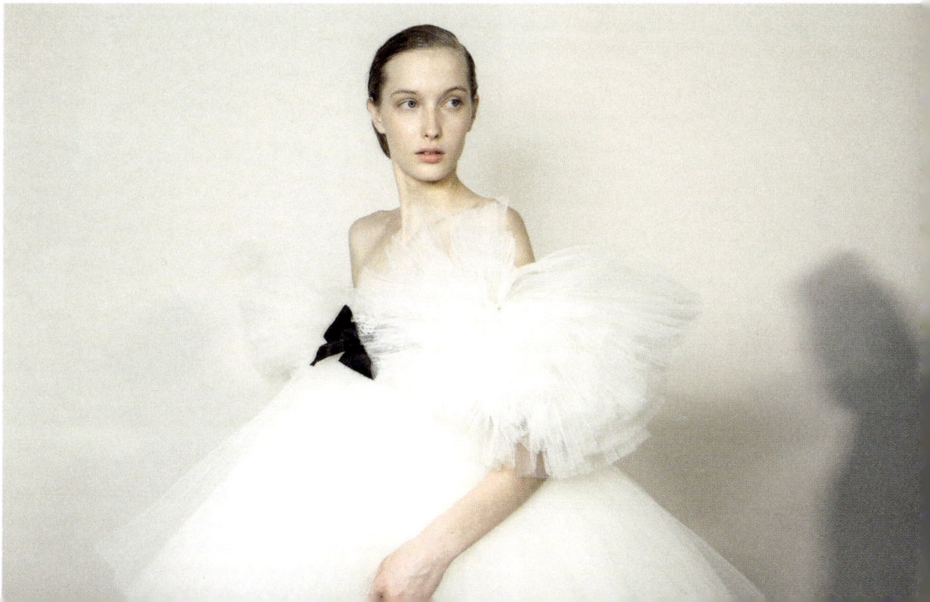

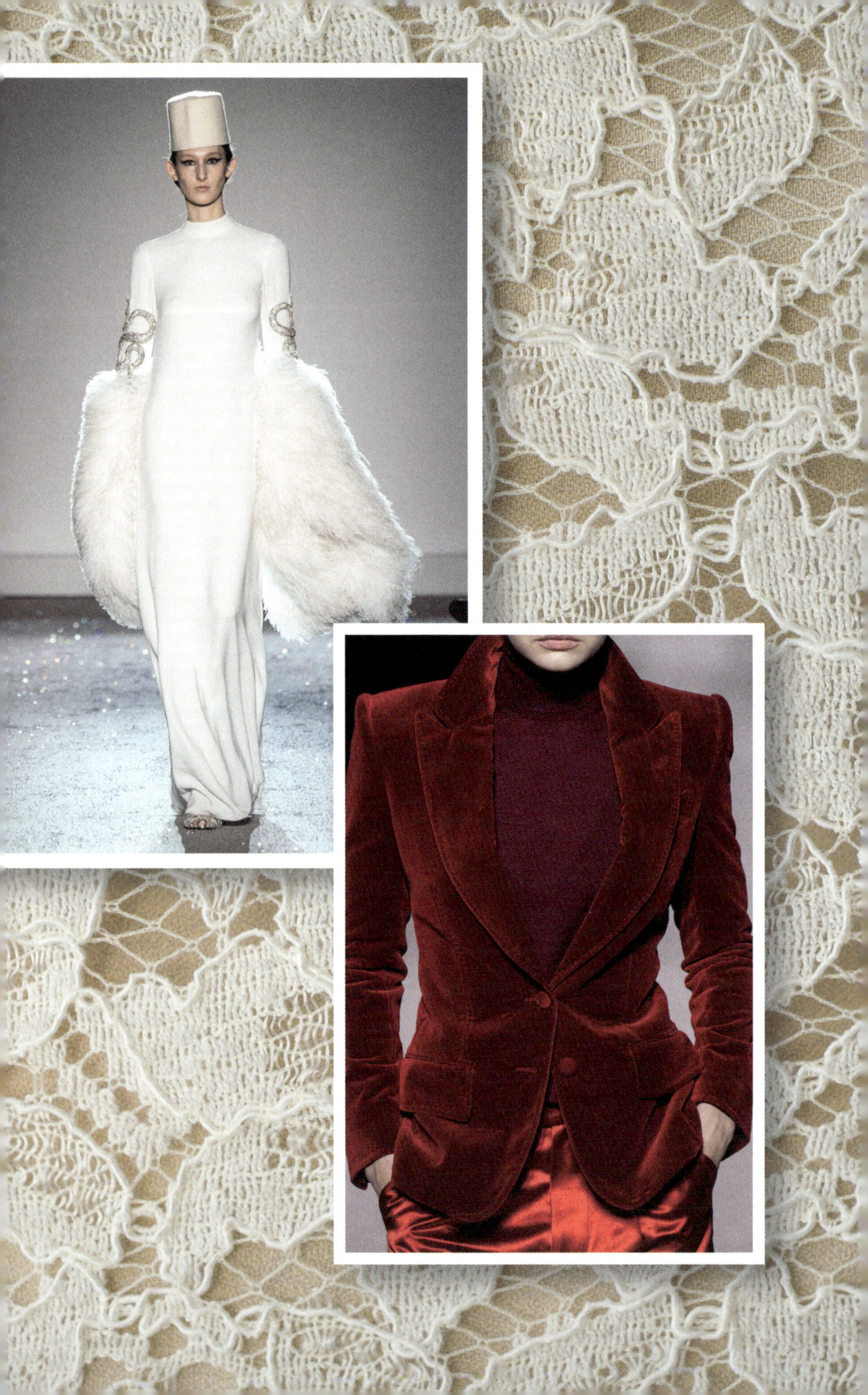

Extra hot

Tan memorable será la boda como tu vestido, si decides romper las reglas y casarte como nadie lo ha hecho. Un traje largo de mezclilla o un sari rojo con dorado.

(Novio)

Tradicional

Un traje claro para el día, oscuro para la noche, esmoquin o frac para la ceremonia de gala y guayabera para la playa son las apuestas más socorridas. Pero siempre puedes intervenir tu outfit con un elemento distinto que lo haga especial.

Mild

Opta por cambiar algo del conservador y aburrido traje nupcial. ¿Qué tal si usas unos *sleepers* en lugar de tus zapatos de agujeta o un traje a cuadros para sorprender a los invitados?

Spicy

Sin duda, puedes ir un poco más lejos al ponerte una chaqueta de cuero en vez de un saco o una camisa a rayas debajo del esmoquin.

Extra hot

Si quieres realmente gozar tu enlace matrimonial con tu espíritu lúdico y original, ve por un traje étnico formidable o escoge un atuendo que refleje tu personalidad, como un outfit de terciopelo con detalles de tafeta.

ROPA DE MATERNIDAD Y POSPARTO

Hace apenas unas décadas, las mujeres embarazadas trataban de despistar al ojo ajeno para que no se fijaran en su abdomen prominente. Incluso los amplios vestidos y batas se decoraban con baberos y moños, como si ellas fueran las niñas, dejando a un lado su *sex appeal* y personalidad.

Afortunadamente, mucho ha cambiado para las futuras mamás, especialmente la vergüenza por tener un cuerpo gestante. Hoy, en cambio, las embarazadas pueden verse elegantes, modernas, a la moda y sexys, sin importar cuántas semanas deban esperar para dar a luz.
Lo que no debe faltar en el guardarropa de la futura mamá:

- **Vestidos envolventes.** Pueden irse ampliando conforme pasen los meses.
- **Pantalones con sistema stretch.** Para crecer junto con la panza y piernas rectas o estrechas.
- **Prendas estructuradas.** Darán una sensación de formalidad a los atuendos.
- **Tejidos suaves.** Para facilitar la comodidad y la movilidad.
- **Prendas distintivas.** Los estampados, texturas y colores le darán variedad e interés a este guardarropa temporal.
- **Accesorios imponentes.** Para aderezar la ropa básica, subir el nivel de elegancia del outfit y direccionar el punto focal.

Estilo en gestación

El guardarropa de embarazo será más limitado y, por lo tanto, debe planearse con inteligencia. Todos los elementos que revisamos en el capítulo 2 siguen siendo vigentes, pero esta vez estamos hablando de una micro cápsula de prendas útiles que te harán sentir fantástica por nueve meses.

Para que puedas experimentar, divertirte y gozar tu estilo, será preciso agregar algunas piezas clave como:

- Básicos que duren todo el embarazo.
- Cuando menos tres prendas distintivas que puedas usar en el día o la noche.
- Una pieza de conversación que te haga sentir fabulosa.
- Zapatos con un tacón mediano, pero que sean sexys y también contemporáneos.
- Accesorios modernos y divertidos.
- Iconos de poder.
- Joyería y bisutería que se irán sumando para cuando necesites más brillo y autoestima.

EN UNA CRISIS DE SALUD

Cuando hay un problema de salud como el cáncer y se requieren radiaciones o quimioterapias, es importante recordar que la ropa debe jugar un papel esencial para darle al enfermo comodidad, seguridad y autoestima.

Lo que no debe faltar en tu guardarropa:

- **Prendas holgadas en tejido de punto de algodón suave.** Que permitan el movimiento sin lastimar la piel ni intervenir con los catéteres.
- **Camisas, blusas y piyamas que se abotonen al frente.** Para facilitar ponerlas y quitarlas sin lastimar, forzar o correr el riesgo de mover el catéter.
- **Piezas superiores y sacos con hombreras.** Con el fin de evitar que roce la prenda con el cuerpo o equipo médico, al mismo tiempo que puede ocultar las inflamaciones.
- **Pantalones fáciles de cerrar.** La jareta en estos casos es de gran utilidad, ya que se puede ir adaptando a las inflamaciones o pérdida de peso.
- **Materiales suaves, naturales, que no se arruguen fácilmente.** La piel de una paciente que se ha sometido a quimioterapia se vuelve extremadamente reseca y sensible, por lo cual se recomienda evitar las telas duras o rasposas, como ciertas lanas y poliésteres. Adicionalmente, los tratamientos y medicamentos hacen que la fatiga sea constante, por lo que llevar ropa que permita tomar un descanso o una siesta sin arrugarse es de vital importancia si el paciente está trabajando.
- **Camisetas, corpiños y *bras* para después de una mastectomía**. Las camisetas y corpiños darán un soporte ligero mientras permiten la cicatrización. Muchos bras cuentan con una copa especial para colocar la prótesis.
- **Uso de prendas y accesorios para protegerse del sol.** Junto con un bloqueador potente, es vital que la piel se cuide de los

rayos del sol. Blusas y camisas sin escote y manga larga, pantalones hasta el tobillo y faldas por debajo de la rodilla, acompañados de mascadas, sombreros y lentes oscuros harán que no haya riesgo de lastimar la piel sensible.

- **Zapatos cómodos y estables**. El cansancio, las preocupaciones y los medicamentos no son buenos amigos del equilibrio. Por eso es fundamental considerar sólo llevar un calzado que asegure el bienestar del paciente.

LO QUE PUEDE SUMAR

Afortunadamente, la ropa posee una carga emocional que durante una enfermedad adquiere un valor increíble. Hace algunos años conocí a una mujer que estaba luchando contra el cáncer y, a pesar de estar pálida, excesivamente delgada y sin pelo, lucía totalmente arreglada y al último grito de la moda. Su lema era que la moda era su salvación y puede ser la de todo fashionista.

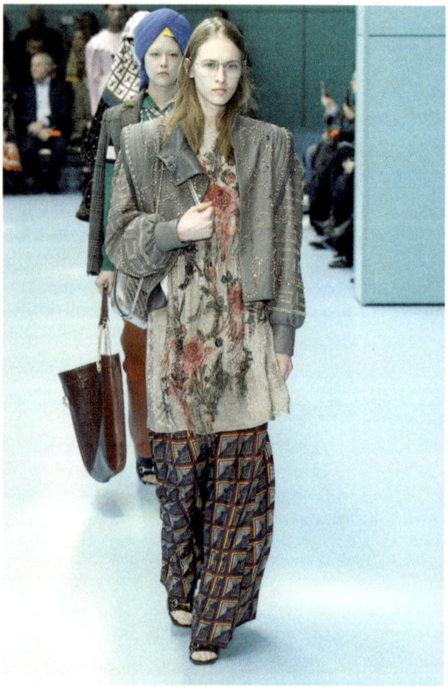

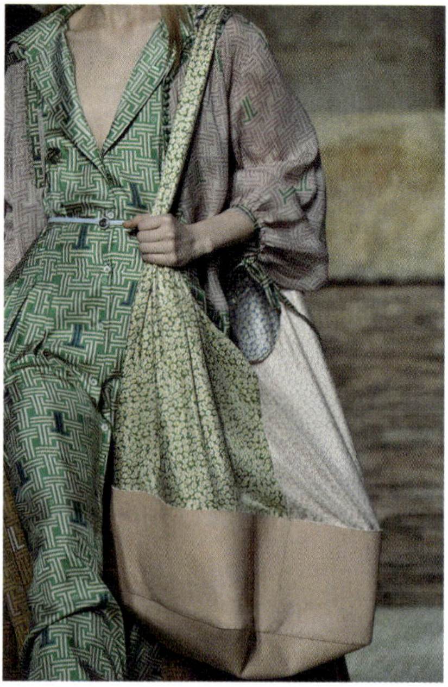

Si bien cada enfermedad tiene sus retos, desgastes y complicaciones, está en el paciente saber usar a la ropa como una herramienta fenomenal para subir su ánimo y seguir encontrando placer al vestirse. Para inyectar estilo al guardarropa en caso de una crisis de salud aplica los siguientes ingredientes:

- **Goza los colores.** Utiliza la psicología del color y tus propios gustos para aumentar tu energía, hacerte sentir más atractivo o animado con una paleta de color que te reanime.
- **Juega con las siluetas.** En una situación como es la falta de salud, no se trata de que te veas más alto o delgado, sino que la ropa te ayude a ocultar o resaltar un área.
- **Agrega prendas distintivas.** Un estampado, una textura interesante o un poco de volumen pueden hacer la diferencia cuando has perdido más que peso. Date el gusto de vestir bien para sentirte mejor.
- **No desdeñes a las piezas de conversación.** Quizá quieras despistar la mirada ajena y que, en lugar de que vea tu falta de pelo, se impresione con tus increíbles zapatos o simplemente porque cuando te sientes mal hay que usar la ropa para verte fabulosa, elige piezas que se conviertan en imán y hagan que seas admirada.
- **Suma accesorios.** Un pañuelo colorido, un collar fascinante, el bolso de lujo o unos mocasines increíbles le darán el toque de distinción a cualquier atuendo, por holgado y cómodo que parezca.

LA ROPA ES UNA
HERRAMIENTA
FENOMENAL PARA
SUBIR EL ÁNIMO
Y SEGUIR ENCONTRANDO
PLACER AL VESTIRSE

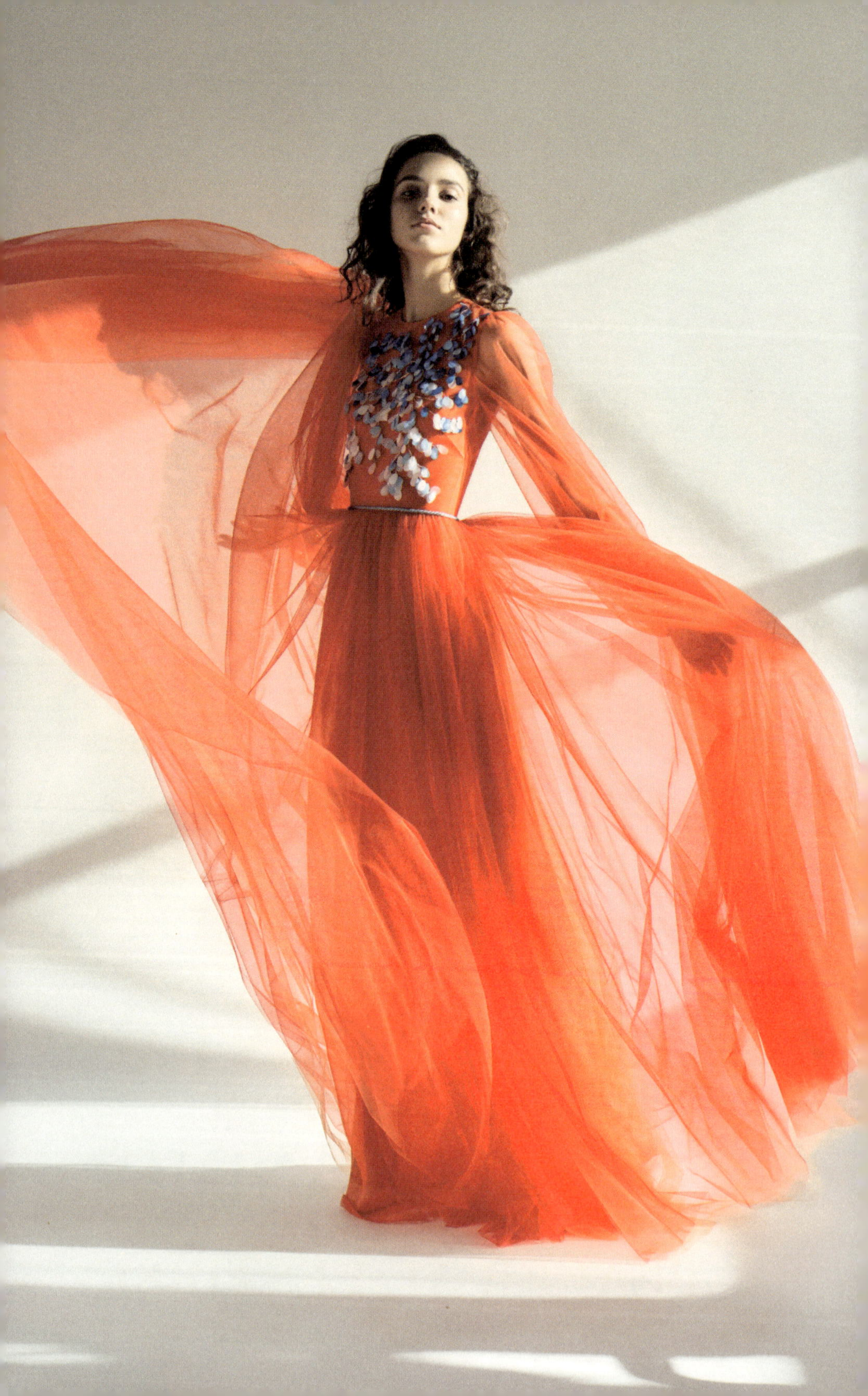

MISMA X, DIFERENTE LOOK

Una gran manera de experimentar y capitalizar tu clóset es eligiendo una pieza X para combinarla todos los días de manera diferente. Empieza el lunes con la combinación conservadora que has usado y ve subiendo el tono de las mezclas, conforme pasen los días. El sábado y el domingo serán los más lúdicos y creativos.

Así, arranca con tu X: una chaqueta floreada y ve sumándola a combinaciones, primero lisas, después con texturas y al final con estampados. Llévala al trabajo, a los eventos sociales y hasta al picnic que planeaste para el sábado. Experimenta, usa prendas que habías tenido rezagadas, capitaliza la versatilidad de tu ropa y toma nota para no olvidar lo que realmente funcionó y descartar lo que no sumó.

THE WOW! FACTOR

Si fuera tan fácil tener estilo, no hubiera escrito este libro, ni tú estarías leyéndolo. Para obtener resultados cuando quieres sentir que tu ropa te representa, que estás cómoda y convencida con lo que hay en tu clóset y puedes decidir, conscientemente, si deseas verte casual, elegante, *edgy* o como un imán para el sexo opuesto, hay que conocer las reglas y después romperlas a tu favor. Pero nada de ello sería posible si, después de esta exploración y experimentación, no te sientes más segura y feliz contigo misma.

Como en su momento dije en mi libro *El poder de tu belleza*, la seguridad nace desde adentro y la única manera de obtenerla es al haberte reconciliado con quien eres y amarte con aceptación.

Dicho lo anterior, es cierto que la ropa puede hacerte atractiva, incluso es capaz de modificar tu estado de ánimo, pero el verdadero efecto *Wow!* se produce en tu actitud. Ésta va a permear en una buena postura, un caminar firme, una mirada fija y atenta, una sensación de

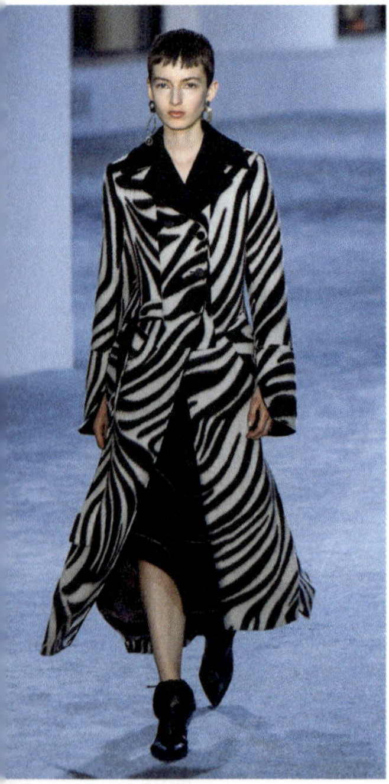

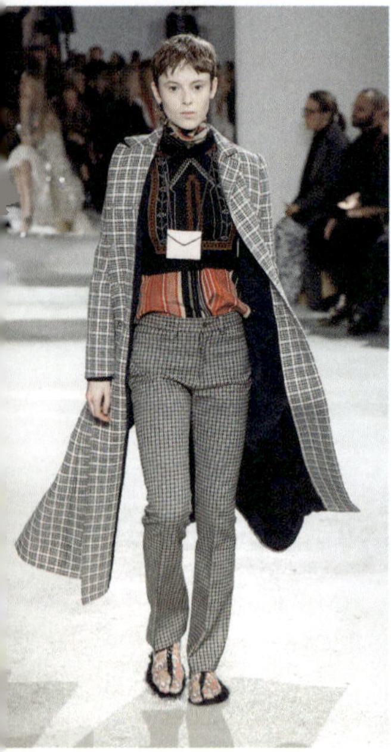

estar bien dentro de tu piel y sentir que tu ropa agrega mucha autoestima a todo ese poder.

Puedes vestir totalmente de negro haciendo un homenaje al minimalismo y verte tan sofisticada y cara como si estuvieras con un traje de alta costura y luciendo las mejores joyas. Porque no es la ropa sino tú la que se distingue. Y aunque las prendas suman o restan, no lo hacen necesariamente de manera externa, sino en tu propia apreciación. De ahí que debas vestir para ti y construyas un estilo que sea funcional para tus necesidades y placeres.

Verte al espejo debe ser el momento en que tu mente, tu alma y tu corazón digan al unísono: *Wow!*

PARA ROMPER LAS REGLAS

Sigue los consejos de la directora editorial de *Harper's Bazaar US*, Glenda Bailey, y deja que tu atuendo incluya:

- Sorpresa y deleite
- Las fabulosas posibilidades de la moda
- Una pizca de humor
- Algo cálido, ingenioso e inclusivo

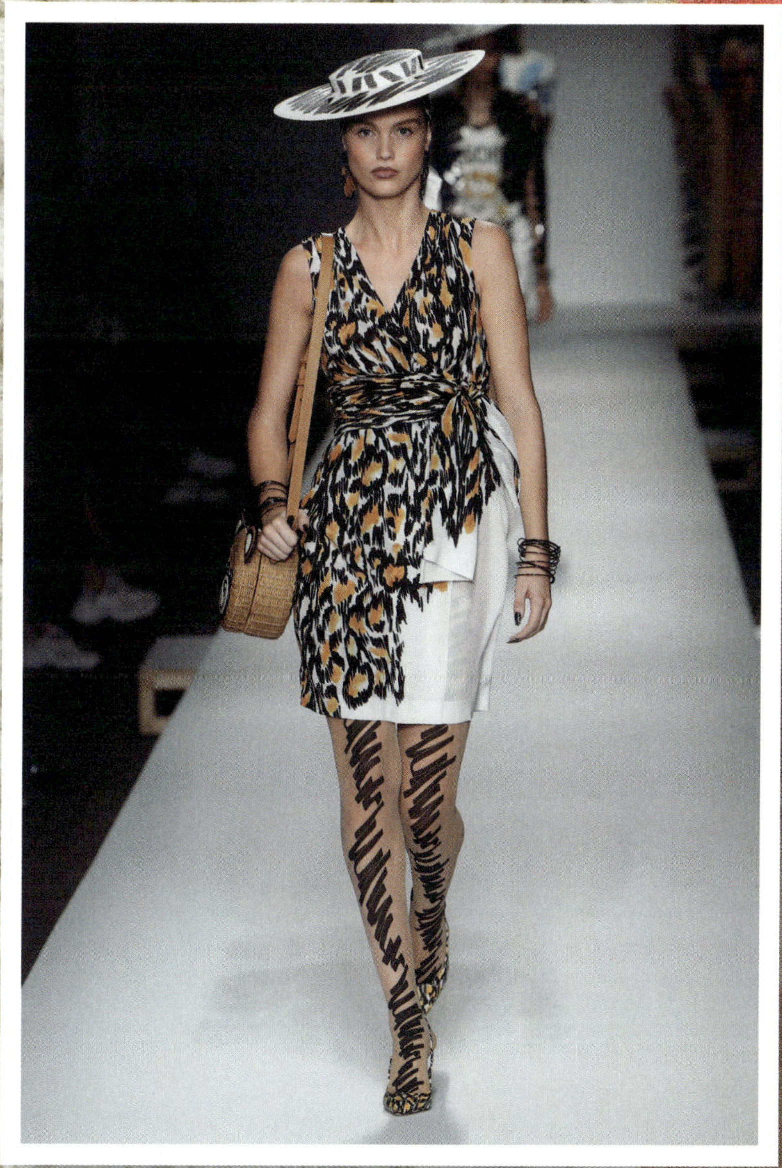

Las fabulosas posibilidades de la moda

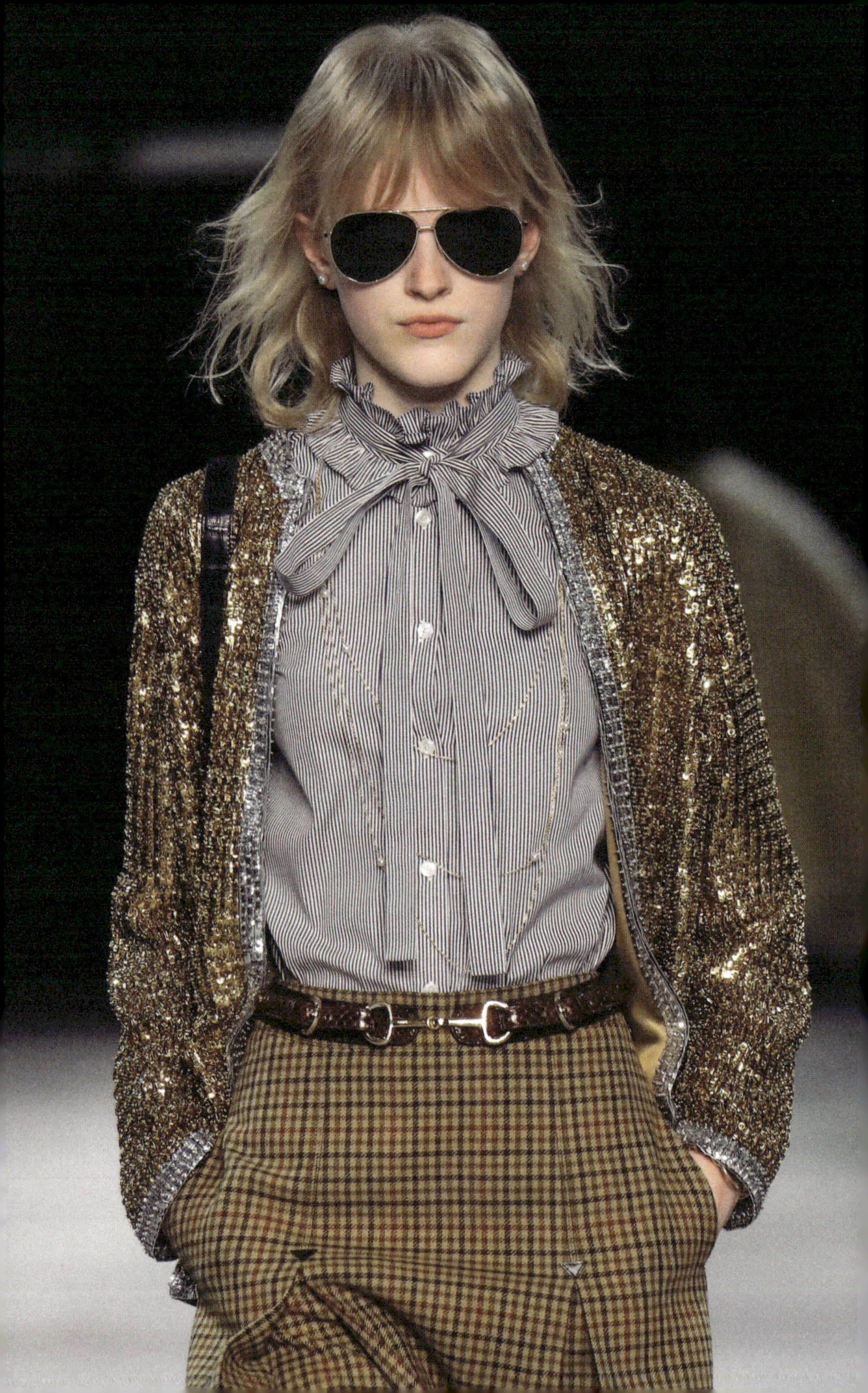

Be bold!

Iris Apfel asegura que "tienes que estar interesado para ser interesante". Es decir, si la vida no te hace vibrar, si no encuentras deleite en una buena actuación o en un cuadro, si no puedes mantener una conversación que no se trate de ti, entonces es probable que la moda y tu propio estilo sean algo aburridos o sin profundidad.

Los que amamos los colores, las formas, el tacto de algo suave o resbaloso, el efecto de una pluma o un estoperol, podemos darnos el lujo de aventurarnos a hablar otro idioma: el del estilo. Si llegaste hasta este punto del libro, estoy segura de que perteneces a este gremio cuyo sentido más desarrollado es la vista, aunque puedes escuchar una sinfonía cuando una falda de tafeta roza con el suelo o sentir un placer absoluto cuando acaricias el pelaje de un zorro e incluso salivas como si tuvieras un antojo cuando presencias una pasarela. Hay adrenalina, existe esa pasión, y el deseo de dominar el arte del vestir surge desde tu vocación y veneración por la estética.

Pero si se trata de exaltar esa pasión, vale la pena que explores la filosofía de Apfel, quien afirma: "*More is more and less is a bore*" (Más es más y menos es aburrido). Recuerda que la valentía no es falta de miedo, sino caminar a pesar de él, y eso es justo lo que te tocará hacer desde este momento.

¿Te inquieta equivocarte? Nadie ha tenido éxito sin haber fallado anteriormente. De hecho, los errores serán más valiosos que los aciertos porque te darán idea de qué no debes hacer porque te incomoda, te baja el ánimo o te da vergüenza. ¿Te preocupa que te critiquen? Nunca faltará quien te juzgue o hable negativamente de tu elección de ropa y de todo lo demás. Pero ya no puedes vivir ni vestir para todos, menos para ti. Lo que importa es que tu estilo sea sinónimo de tu poder. Sé audaz, sé creativo, sé único y original. *Be bold!*

LO QUE PUEDES APLICAR

Ensayo de combinaciones

¿Qué combinaciones vas a intentar?

____

____

¿Qué duplas de colores formarán parte de tus siguientes outfits?

____

____

Prueba algo nuevo hoy

Algunos retos con los que puedes seguir ejercitando tu estilo

- Usa tres prendas a rayas
- Combina dos colores que jamás habías usado juntos
- Lleva una pieza de noche para el día
- Junta dos estampados completamente diferentes
- Rompe un coordinado y usa las piezas por separado
- Súbele el nivel a tus prendas de mezclilla combinándolas con piezas lujosas: un traje de casimir, un collar hermoso o un par de zapatos de noche
- Lleva tu traje con tenis

Ella:

- Ponte tenis para trabajar
- Usa tu chamarra de mezclilla + un vestido largo
- Lleva un collar étnico + un vestido formal
- Usa jeans blancos + un top dorado o camello
- Ponte lentes espectaculares
- Elige unas medias que te hagan sentir sexy
- Invierte en una bolsa que represente la vida que deseas

Él:

- Usa una camisa estampada
- Lleva un pañuelo en tu saco sin necesidad de tener corbata
- Usa un broche de bisutería en tu saco
- Ponte jeans blancos + un suéter marino o negro
- Elige lentes espectaculares
- Quítate los calcetines
- Usa una piyama de seda para recibir a tus amigos en casa

Usa una pieza X para crear un diferente outfit

Utiliza una pieza de tu guardarropa y combínala por una semana completa con diferentes outfits.

Primera semana:

Pieza X a combinar ________________

Lunes ____

____

Martes ____

____

Miércoles ____

____

Jueves ____

____

Viernes ____

____

Sábado ____

____

Domingo ____

____

Segunda semana:

Pieza X a combinar ______________

Lunes ____

____

Martes ____

____

Miércoles ____

____

Jueves ____

____

Viernes ____

____

Sábado ____

____

Domingo ____

____

Tercera semana:

Pieza X a combinar ______________

Lunes ____

____

Martes ____

____

Miércoles ____

____

Jueves ____

____

Viernes ____

____

Sábado ____

____

Domingo ____

____

Cuarta semana:

Pieza X a combinar ______________

Lunes ____

____

Martes ____

____

Miércoles ____

____

Jueves ____

____

Viernes ____

____

Sábado ____

____

Domingo ____

____

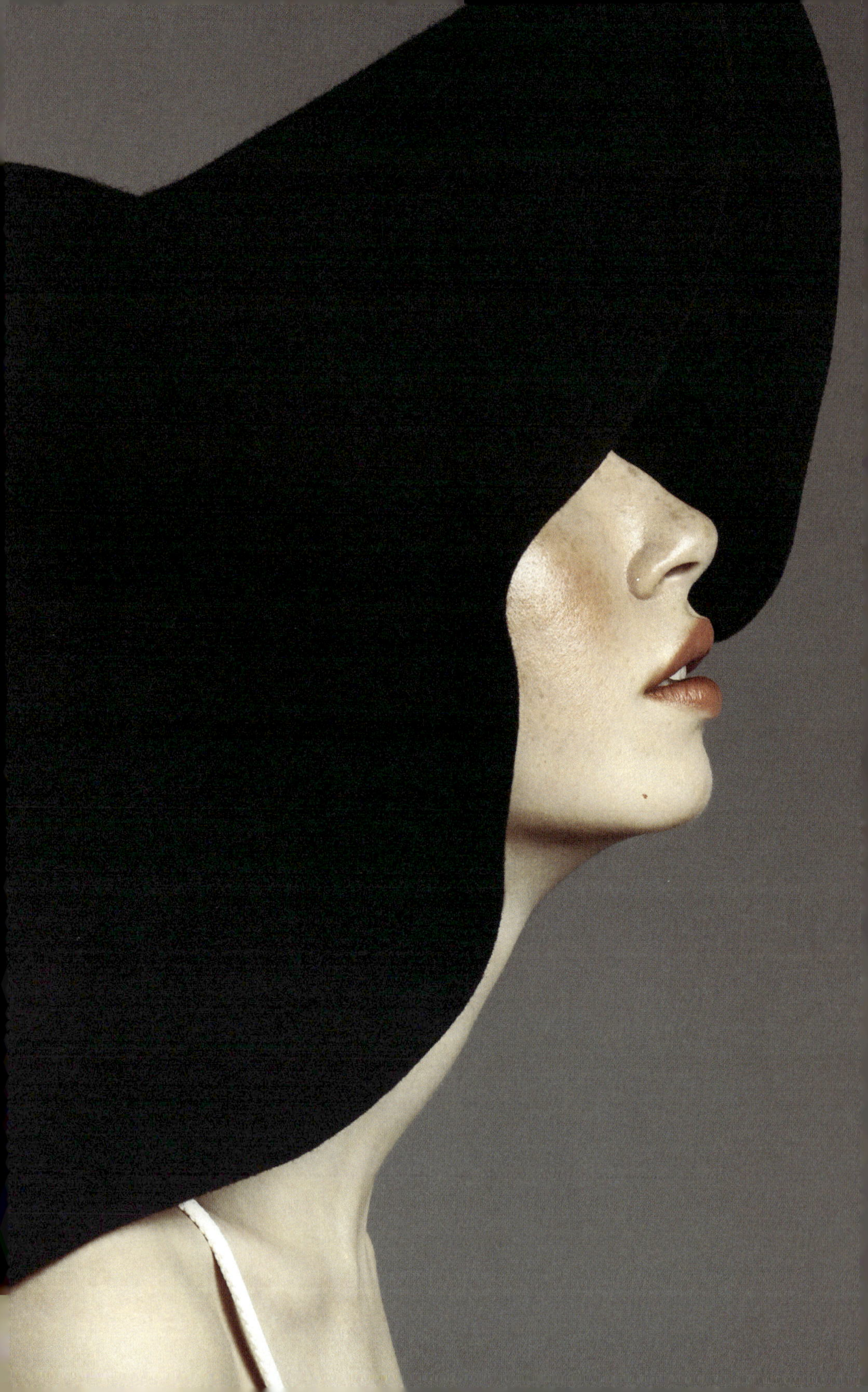

8

El estilo se hace a tu medida

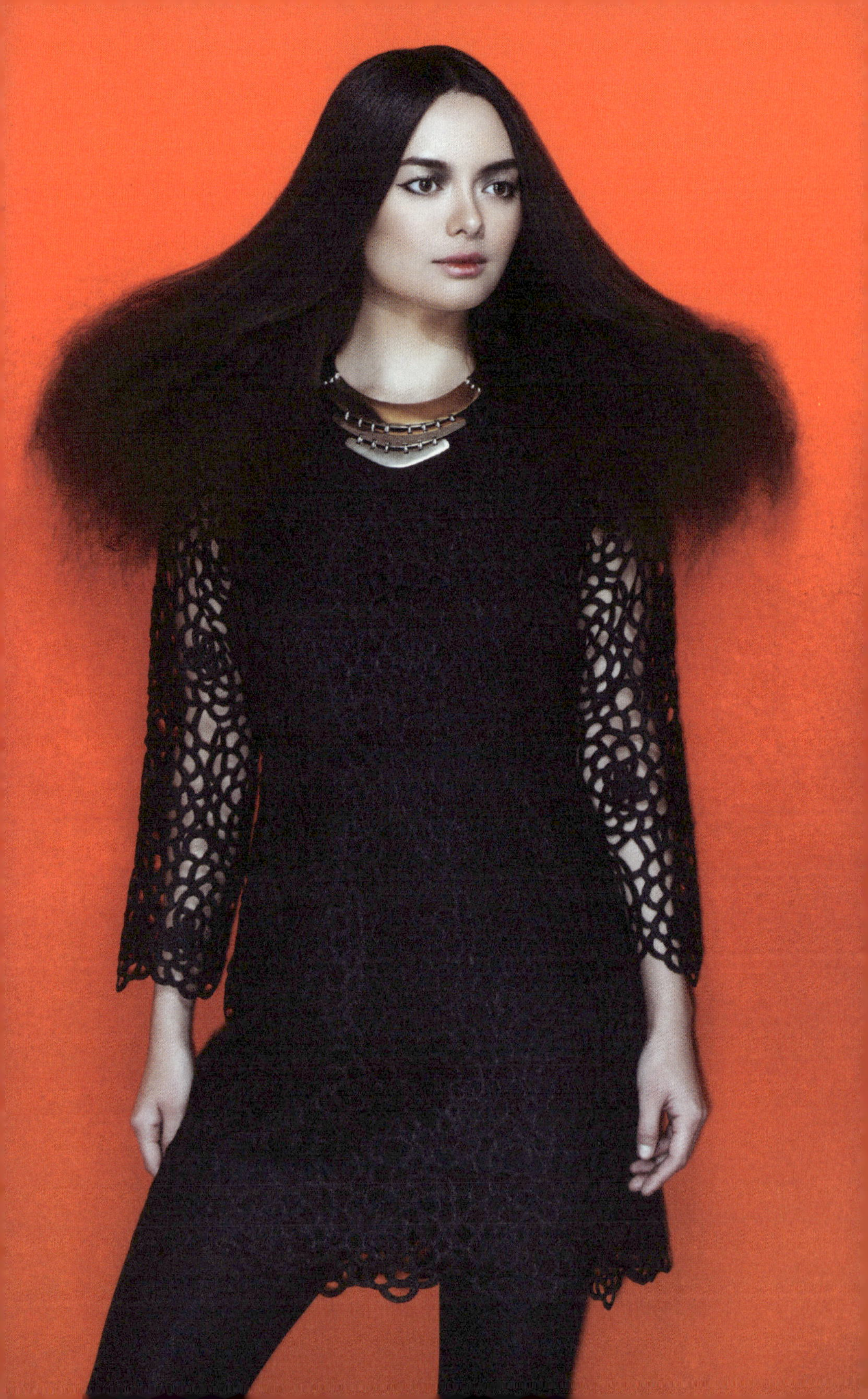

Ánimo de vestir

Las personas deben sentirse atractivas, valiosas y basar sus decisiones de estilo en esa seguridad. Pero también funciona en sentido contrario. Una investigación comprobó que las personas que cantan se sienten más contentas. Es decir, no están felices y cantan, sino que inducen su alegría al hacerlo. De esa misma forma puedes fortalecerte a través de tu outfit cuando te sientes decaído o sabes que te espera una jornada difícil. Si vas a firmar tu divorcio, sabes que te van a llamar a junta, vas a ir a la fiesta donde estará tu ex, planeas pedir un ascenso o, simplemente, necesitas una inyección de autoestima: usa tu estilo para subir tu nivel de energía y gozo.

Para ello será preciso pensar qué te hace sentir mejor. Un color, una prenda, un icono de poder, vestir más estiloso que de costumbre o estrenar algo que siempre deseaste y hasta ahora pudiste hacer tuyo.

REVIVE PRENDAS DE TU CLÓSET

No tienes que comprar para sentir que estrenas, hay decenas de posibilidades ahora que ya viste lo que puedes hacer con las piezas que tienes en tu guardarropa.

- **Separación de bienes.** Es momento de dividir todo en tu armario y buscar nuevas combinaciones de colores, siluetas, estilos y proporciones; así encontrarás un sinnúmero de alternativas excitantes sin gastar un solo peso.

- **Transformar.** Sin duda, vas a tener que visitar al sastre para actualizar, modificar o intervenir algunas prendas: cortar o alargar un pantalón, ajustar la cintura de un traje, cambiar las mangas o transformar una pieza para que luzca más moderna y tenga el *fit* perfecto.
- **Lo viejo.** Habrá también un par de prendas que llevan muchos años contigo y no te has animado a sacar. El día que conocí a Vivienne Westwood habló sobre un suéter que amaba, aunque tenía un par de hoyos. Lo relevante de guardar una pieza así es que, al ponértela, tienes la sensación de estar con un amigo. No obstante, es obvio que debes reservar esa pieza para cuando estás en casa o con gente cercana y sin necesidad de mostrar tu estilo o prosperidad. El resto de las antigüedades que ya no usas o no te quedan debe salir de tu clóset: ya sea para ser donado, vendido, reciclado o almacenado en cajas para la posteridad.

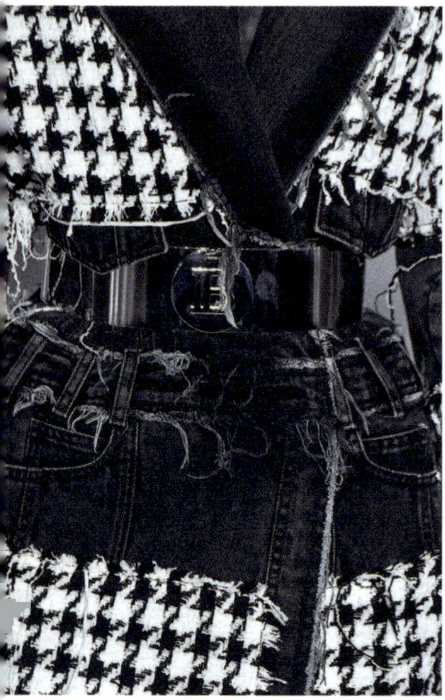

- **Sólo originales.** Todos hemos deseado tener alguna prenda o accesorio que nos parece la encarnación de nuestro estilo y muchas veces caemos en la tentación de comprar mucha ropa, bolsos, corbatas, relojes y zapatos que no se parecen o son una imitación. El problema es que no nos damos el gusto de poseer lo que tanto hemos deseado y ninguna otra cosa va a satisfacer. Por ello lo mejor es ahorrar hasta cumplir nuestro sueño. Tal vez nos lleve años conseguirlo, pero también nos durará muchas décadas gozarlo. Intervén las prendas y accesorios de calidad que realmente hacen una diferencia en tu guardarropa, en tu look, en tu actitud y en la manera en que te valoras a ti mismo. No eres digno de la piratería, te mereces un original.

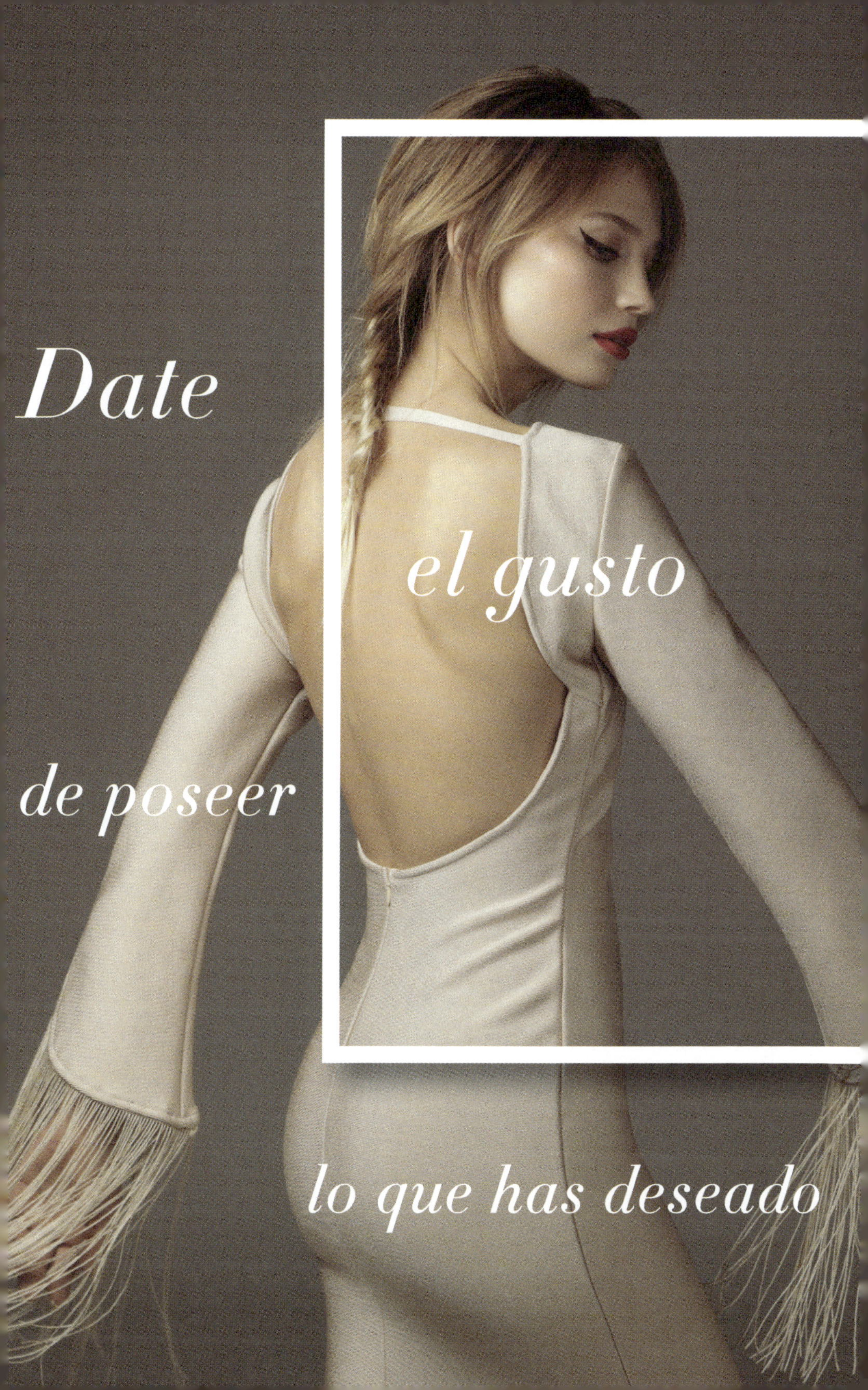
Date
el gusto
de poseer
lo que has deseado

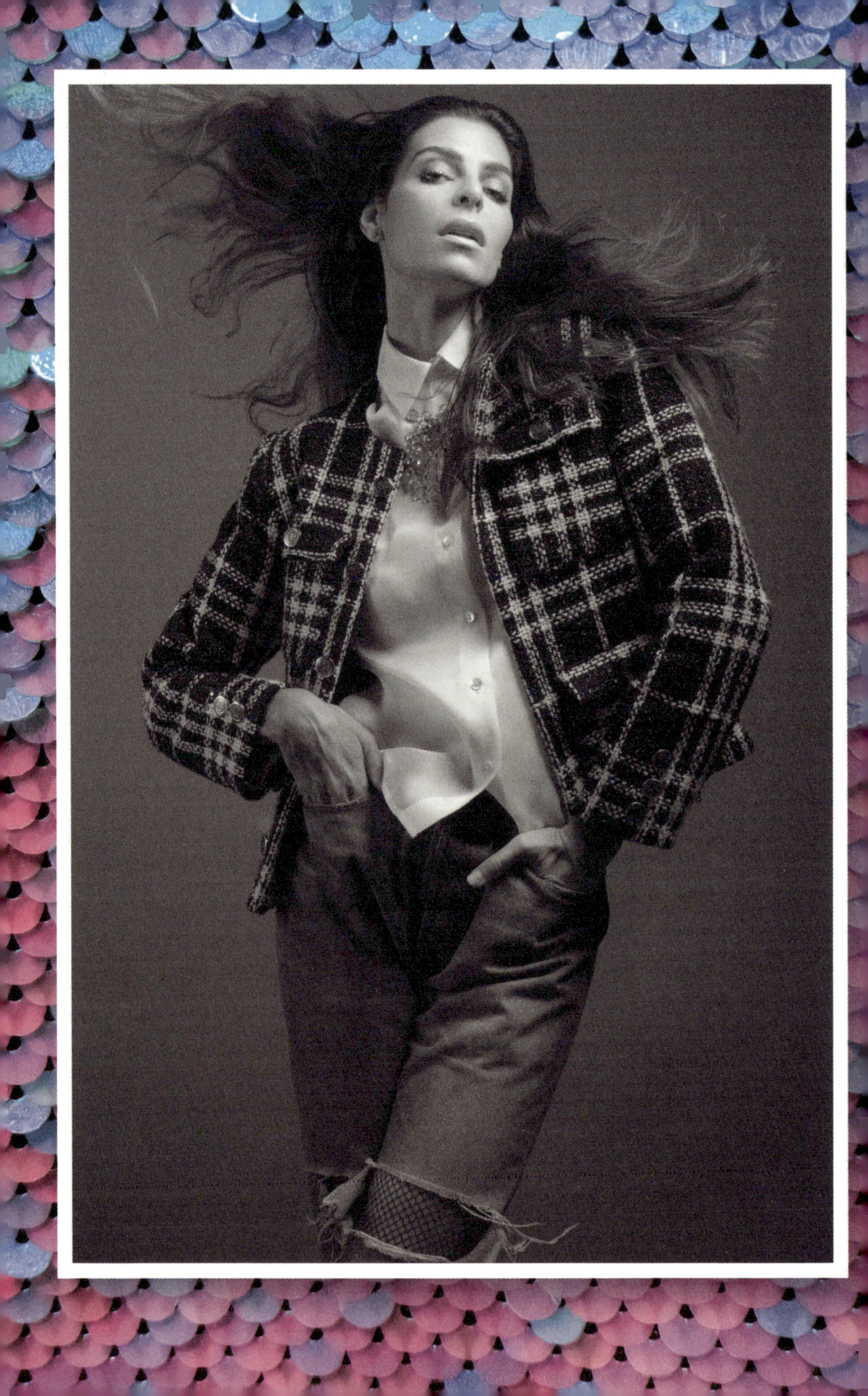

- **Prestado.** Si conoces a alguien que tenga algo que te funcionaría para completar tu look o que, simplemente, te parece divino y lo deseas, prueba pedírselo prestado. Las hermanas y amigas solemos compartir algunas cosas para darle diversidad a nuestro look. También puedes tomar un *foulard* de tu pareja, un suéter o compartir la corbata. Es más, los novios que están por casarse deberían de implementar el sistema de préstamo para las ceremonias con otras parejas que están a poco tiempo de su boda, porque no tiene caso que todos gasten una fortuna en cosas como el velo, el lazo o las arras, que sólo se usan unos minutos.
- **Souvenir.** Si comprar una prenda o accesorio es un deleite, nada se compara cuando lo adquieres durante un viaje maravilloso. Ponerte una pieza de aquel sitio no sólo traerá memorias fabulosas, sino que dará a tu outfit un twist que nadie más podrá imitar.

Alto contraste

Ejercita con los contrarios al configurar tu atuendo, no sólo en estilos diferentes, sino también en texturas, colores y protocolos. Ponte unos zapatos de charol (que sólo usabas con tu esmoquin) y úsalos con tus jeans, lleva medias de leopardo con tu falda de tul o un poncho sobre tu traje de casimir. ¡Todo se vale! Los polos opuestos nunca habían sido tan atractivos.

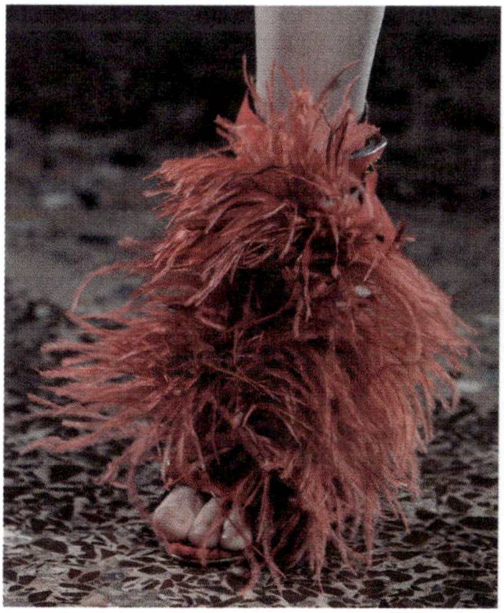

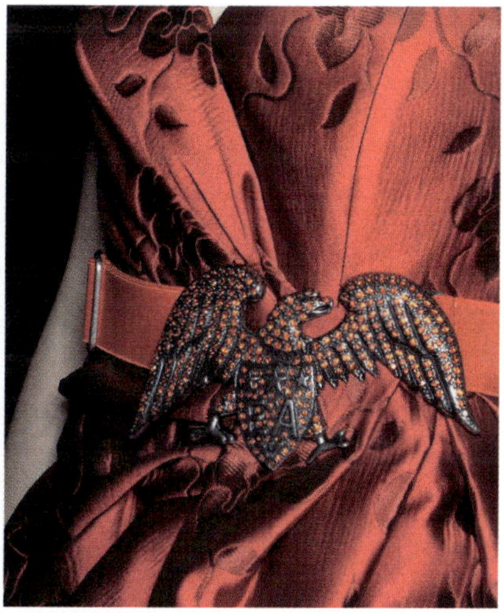

UNA IMAGEN CONTUNDENTE

Las personas que trabajamos en el mundo editorial —periódicos, revistas, páginas web, blogs, libros, etcétera— decimos que un look o un accesorio es muy editorial cuando es impactante visualmente.

Una cadena con un pequeño diamante puede ser una joya fina y fantástica para admirar en una persona sentada frente a ti, pero en las páginas de una revista se pierde y no logra atraer la mirada del lector o audiencia. Por el contrario, una gargantilla gruesa se convierte en un imán para los ojos y, por ello, funciona completamente para un medio editorial.

De ahí que un *stylist* que se especializa en la alfombra roja, cuando se trata de trabajar en una revista, no logra ensamblar un look suficientemente fuerte si sigue el criterio de vestir a una celebridad para los eventos sociales.

Las páginas de una revista o un libro requieren de una imagen contundente, no hay lugar para la timidez o el segundo vistazo. Es un golpe visual, acertado o errado y sólo hay una oportunidad para hacerlo bien.

Así que, si quieres ser fotografiado, incluso para tus redes sociales, piensa en hacer que tu atuendo sea interesante. Con ello no quiero decir que deba ser barroco o que los accesorios sean extragrandes. Bastará con que el look sea relevante y que tú sientas que eres la mejor edición de ti mismo.

Edición

Como cualquier director editorial de una revista, tienes que sentirte capaz y preparado para quitar y poner piezas al ensamblar tu guardarropa. Si Coco Chanel decía que antes de salir de tu casa debes quitarte algo, yo te invito a que no siempre restes, algunas veces eliminarás cosas, otras tantas sumarás. El punto es que vayas con un look que te deleite todo el día.

¡Sorprende! Reinvéntate y nunca dejes olvidado el gran reto de aportar poder y buen gusto como el hilo conductor de tu estilo.

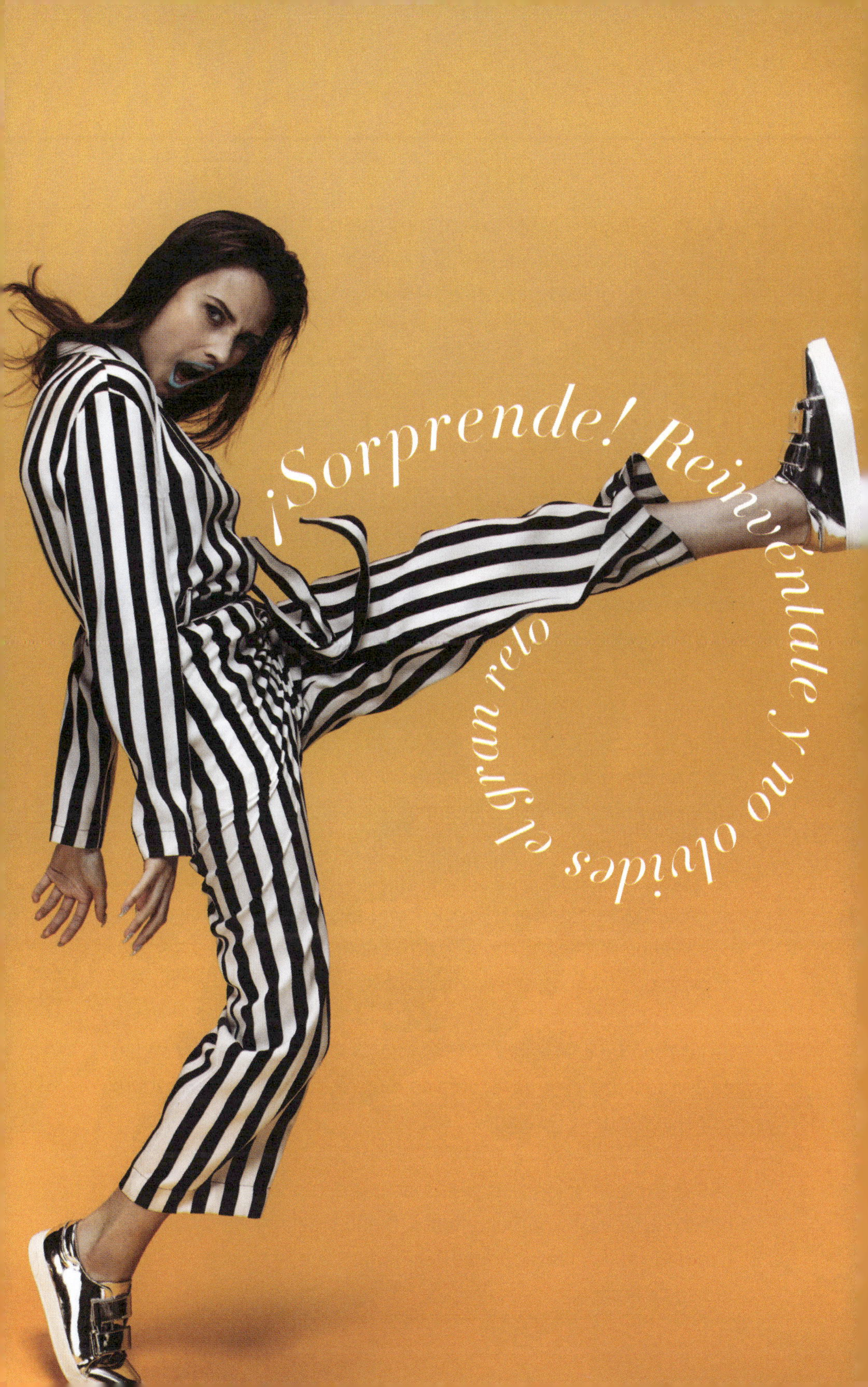
¡Sorprende! Reinventate y no olvides el gran relo

Tu objetivo es conseguir una imagen que cumpla con tres cualidades:

- **Icónico,** porque la gente lo recordará como un look fantástico.
- **Increíble,** en vista de que el outfit es innovador y poderoso.
- **Impecable,** ya que todo está en el sitio correcto y el balance es estupendo.

SÉ DIFERENTE A TU MANERA

Hay quienes han luchado toda la vida por ser iguales a los demás, pero no me refiero a condiciones de equidad de sexo o de trabajo, sino a parecer un miembro más de la manada, y es válido.

Otros han encontrado la satisfacción de ser originales, y ser únicos no los aísla de la sociedad, sino les brinda un valor excepcional. Algunos de los personajes que conocemos así han optado por uno de estos caminos:

- **Ser diferente siendo igual.** Karl Lagerfeld o Jean Paul Gautier se construyeron un personaje y con él definieron un outfit identificable y distintivo que los ha acompañado siempre, incluso después de fallecer el primero.
- **Ser diferente a través del elemento sorpresa.** Con la ambición de no pasar inadvertidas, el gran placer que encuentran Lady Gaga y Madonna al presentarse en público es ver cómo abrimos nuestros ojos, grandes como platos, ante los outfits que crearon para tal propósito.
- **Ser diferente capitalizando el minimalismo.** La elegancia discreta de las prendas que se hacen presentes por su buen corte y calidad en el diseño era el arma favorita de mujeres como Audrey Hepburn o Jackie Kennedy Onassis.
- **Ser diferente experimentando con el maximalismo.** Para la insaciable imaginación y las personas que no conocen límites en su edad o estética, Anna Dello Russo, Diana Vreeland e Iris Apfel nos han dado todas las lecciones necesarias para reconocer el placer lúdico de la ropa.

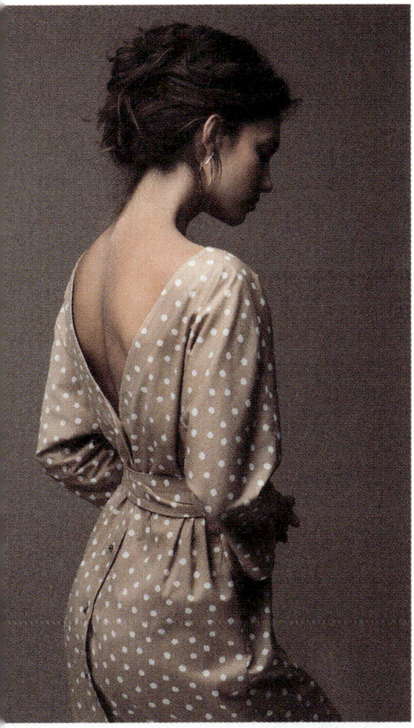

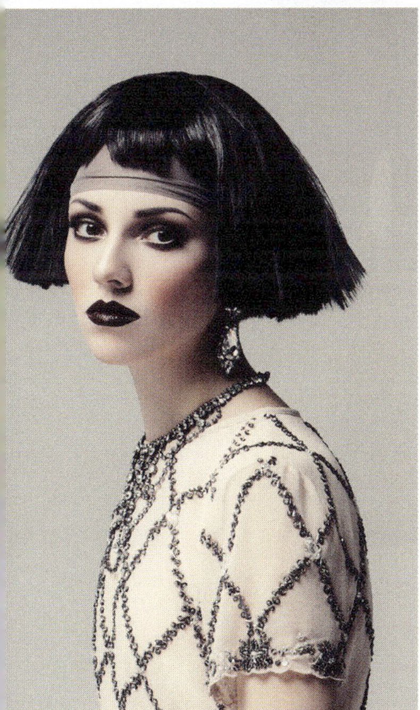

AUTOESTIMA

El amor por uno mismo tiene que practicarse diariamente, como si fuera un ejercicio para abdominales. Si dejas de alimentar tu alma, agradecer lo que tienes, gozar los pequeños momentos de la vida y sentir amor por lo que haces, será muy fácil volver a caer en la trampa de concentrarte en tus carencias y no en tus bendiciones.

Hay muchas cosas externas que pueden llenar tu mundo y tu clóset, pero si tu interior está vacío o si sólo te comportas como un impostor tratando de parecer algo que, en el fondo, no eres, terminarás luciendo como un cascarón sin alma. Bien vestido, tal vez, pero sin personalidad. No habrá nada atractivo ni memorable en ti.

Por eso es muy importante trabajar en tu aceptación, el autorreconocimiento de tus virtudes y fortalezas. Se vale que quieras ocultar tu celulitis o tu papada, pero no puedes vivir y vestirte a partir de ese "defecto". Por el contrario, tienes que tomarlo como algo que no es de vida o muerte, que muchas personas comparten y, lo principal, que, si tú aceptas y quieres, puede ser recibido sin problema por los demás.

Abraza tu físico, tu edad, tu condición y tu forma de ser. Celebra que hay en ti una chispa de creatividad y tienes la energía para explorar tus gustos y gozar tus éxitos. Usa la ropa como la herramienta laboral y social que es. Deja que el acto de vestirte se convierta en un nuevo lenguaje en el que te expreses como alguien genuino y libre. ¡Sé feliz con la ropa!

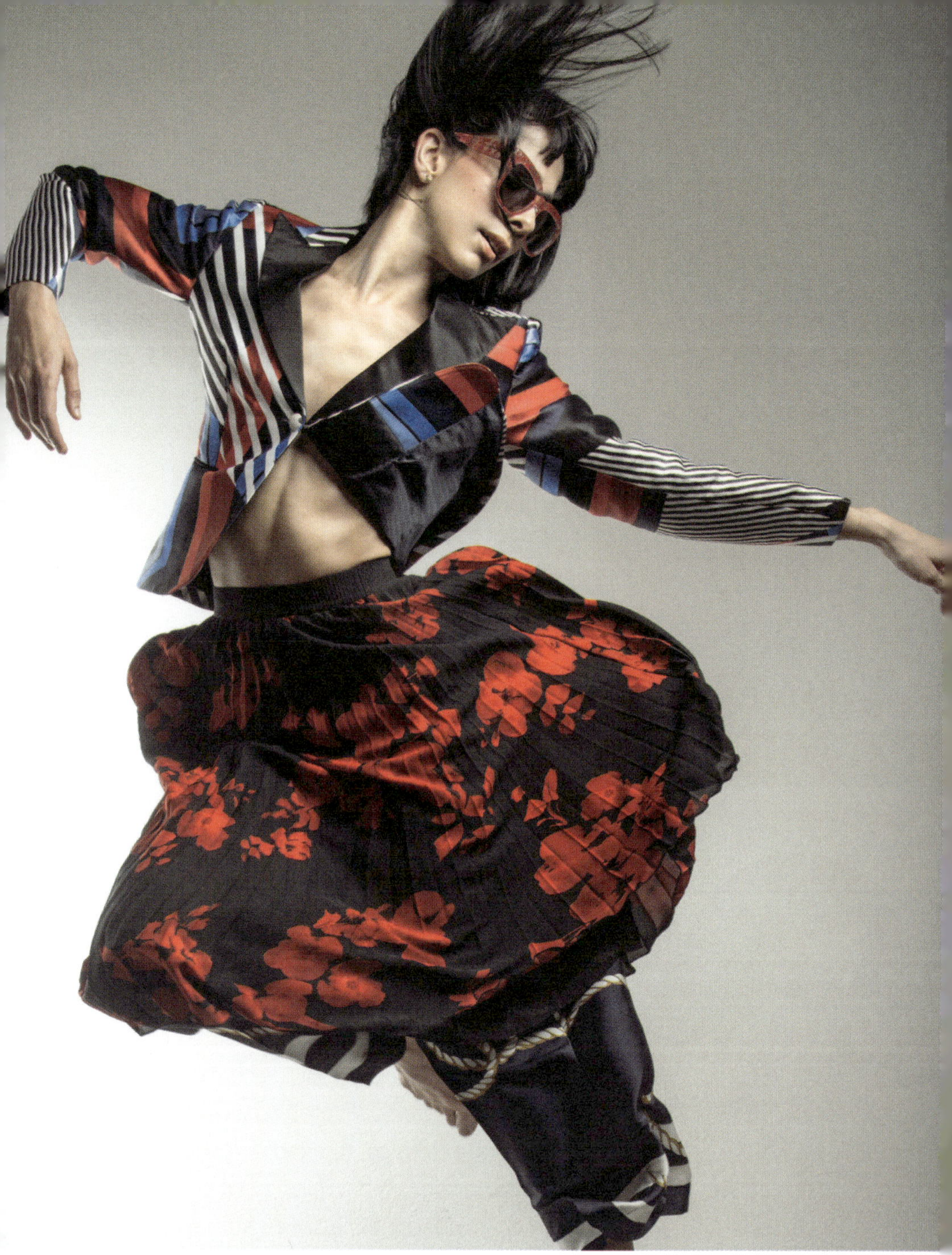

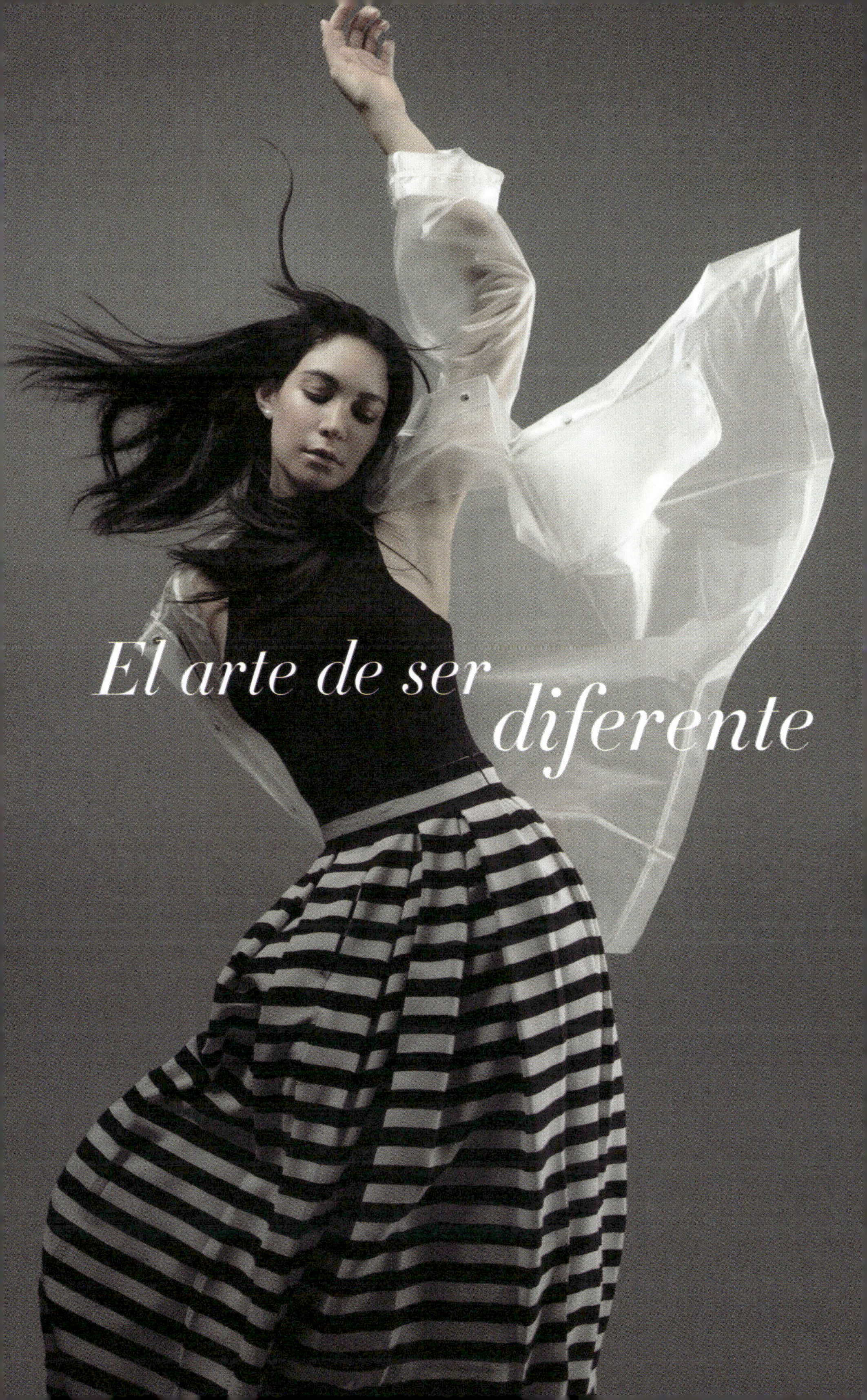
El arte de ser
diferente

Agradecer los halagos

Nos educaron para dar las gracias cuando alguien nos hace un comentario positivo sobre nuestro aspecto. Sin embargo, recibir ese halago suele representar un reto y no pocas veces un momento incómodo porque no sabemos cómo manejar la ambivalencia entre el agradecimiento y nuestras ganas de ser humildes.

Las respuestas que todas hemos barajado ante un halago varían desde "Muchas gracias", mirada hacia abajo y cambio de conversación para evitar más comentarios, hasta "Gracias, lo compré en una barata en H&M a mitad de precio". ¿Por qué tenemos que revelar que la ropa es de cierta marca o fue adquirida con descuento? Me temo que es por vergüenza lo que hace que revelemos esa información, haciendo patente que no hay de qué estar orgulloso porque no gastamos mucho y no merecemos la alabanza.

Por si eso fuera poco, tampoco nos permitimos decir que algo se nos ve bien. Afirmar, por ejemplo: "Hoy amanecí espléndida" o "Qué bien se me ve este traje" nos parece presuntuoso y a los que nos rodean les sonará poco modesto. Es mucho más común, y aceptado socialmente, hacer un comentario en contra nuestra, como que tal color se nos ve mal o que una prenda nos hace ver gordos como un oso.

Eso debe cambiar. Primero, porque necesitamos querernos lo suficiente como para poder aceptar un halago con agradecimiento, pero también con amor propio que reafirme que nos merecemos ese comentario favorable sin sentirnos mal por nuestra falta de modestia.

Al aceptar el comentario positivo es preciso dejar de menospreciar nuestro acierto. Nada de mencionar las baratas, las marcas, ni lo poco que hiciste o lo mucho que ahorraste para lograr un outfit digno de admiración.

También puedes darte el lujo de reconocer, en voz alta, y sobre todo frente al espejo, que hay cosas que te sientan bien y lo sabes ver. Al hacerlo no te estás convirtiendo en un presumido ni estás pecando de egocéntrico. Sólo estás comportándote como una persona segura y capaz de halagar su propio reflejo.

LA NO CRÍTICA

Después de leer estas páginas, creo que a todos nos queda claro que encontrar el estilo no es tan fácil y se requiere errar para acertar y sentir que llegaste al camino que te hace verte genuino y seguro. Entonces me parece que lo justo será entender también el proceso de los demás.

Criticar, por ejemplo, que el outfit de alguien más no te gusta, no te lo pondrías o no le favorece será una muestra de que no has aprendido nada. Pues aun si ya dominas tu estilo, habrás pasado por varios momentos en donde no elegiste bien. Además de respetar la búsqueda y el gusto particular de cada persona, es preciso que te liberes del papel de juez, pues nadie puede romper reglas y ser libre de ataduras tratando de ceñir a otra persona a sus elecciones y valores estéticos.

Ser libre de elegir tu estilo te hace dejar tranquilos a los demás para que hagan lo mismo.

TU PASIÓN

Para la *coach* y autora de bestsellers Mel Robbins está claro: la pasión no se encuentra en ningún lugar externo, está dentro de ti. "La pasión es energía, no es destino", afirma la también conferencista. Su recomendación para encontrarla es que vayas hacia lo que te da energía, lo que te motiva y te induce a experimentar cosas con el mayor gusto, lo que te inspira curiosidad, aquello que quieres aprender y te mueve. "Sigue esa energía", declara enfática la *coach*, como si fuera tu brújula personal.

Llévate a donde está tu pasión, rodéate de ella y, cuando sientas que se está perdiendo, menguando o ya se extinguió la energía, no pierdas más tiempo y suelta porque sólo lo que te hace vibrar merece tu tiempo, esfuerzo y disposición.

Lo que amas siempre se verá reflejado en tu alegría, en tu manera de vivir y, sin ninguna duda, en la forma en la que vistes. Tu estilo no sólo es una expresión de tu personalidad, sino un conducto con el que puedes disfrutar más de tu vida y tu profesión.

La pasión, en este momento de tu trayecto hacia el estilo, es un motor que te hará enfrentar con disposición creativa y práctica tu clóset, tu sesión de *shopping* y tu ritual de elegir un atuendo adecuado y único para cada ocasión.

Date la oportunidad de sentir que eres una con tu guardarropa y déjate cubrir por el *glamour* y la coherencia, según sea el caso, que puede agregar un buen outfit en tu día a día.

HAZLO POR TI

La pasión por la ropa puede nacer, crecer, desarrollarse y hasta morir, tal como si fuera un ser viviente. Pero nunca debemos perder de vista que lo que realmente buscamos es que te sientas feliz dentro de tu piel y con la cubierta, que es tu atuendo, que has elegido para hacerte sentir tú, pero mejor. Así que hay un trabajo interno y ciertos hábitos que te ayudarán a alcanzar tus metas y lucir como una persona plena, te vistas como te vistas.

Aquí menciono unos cuantos aspectos, en los que puedes comenzar a practicar para conseguir tu bienestar físico y emocional.

- **Ama como si fuera la última vez.** Esta nueva libertad, que no sólo abarca tu forma de vestir, sino también de vivir, atesorar con intensidad todo lo que da placer. Querer con el alma a tu gente, adorar tu trabajo, desvivirte por tu mascota, todo se vale, mientras sean sentimientos enriquecedores que sumen a la ecuación de plenitud.
- **Diviértete con lo que te produce placer.** Con tantas obligaciones y reglas, a veces es difícil darte permiso de irte a jugar cartas, andar en bicicleta, leer un libro o darte un baño en una tina desbordante de burbujas. ¡Hazlo hoy!
- **Rodéate de gente fantástica y estimulante.** La buena compañía tiene maravillosos beneficios intelectuales, emocionales e incluso en tu salud. Está comprobado que convivir con tus amistades cercanas desvanece el estrés de una manera impresionante.

"Pasión es energía"

Mel Robbins

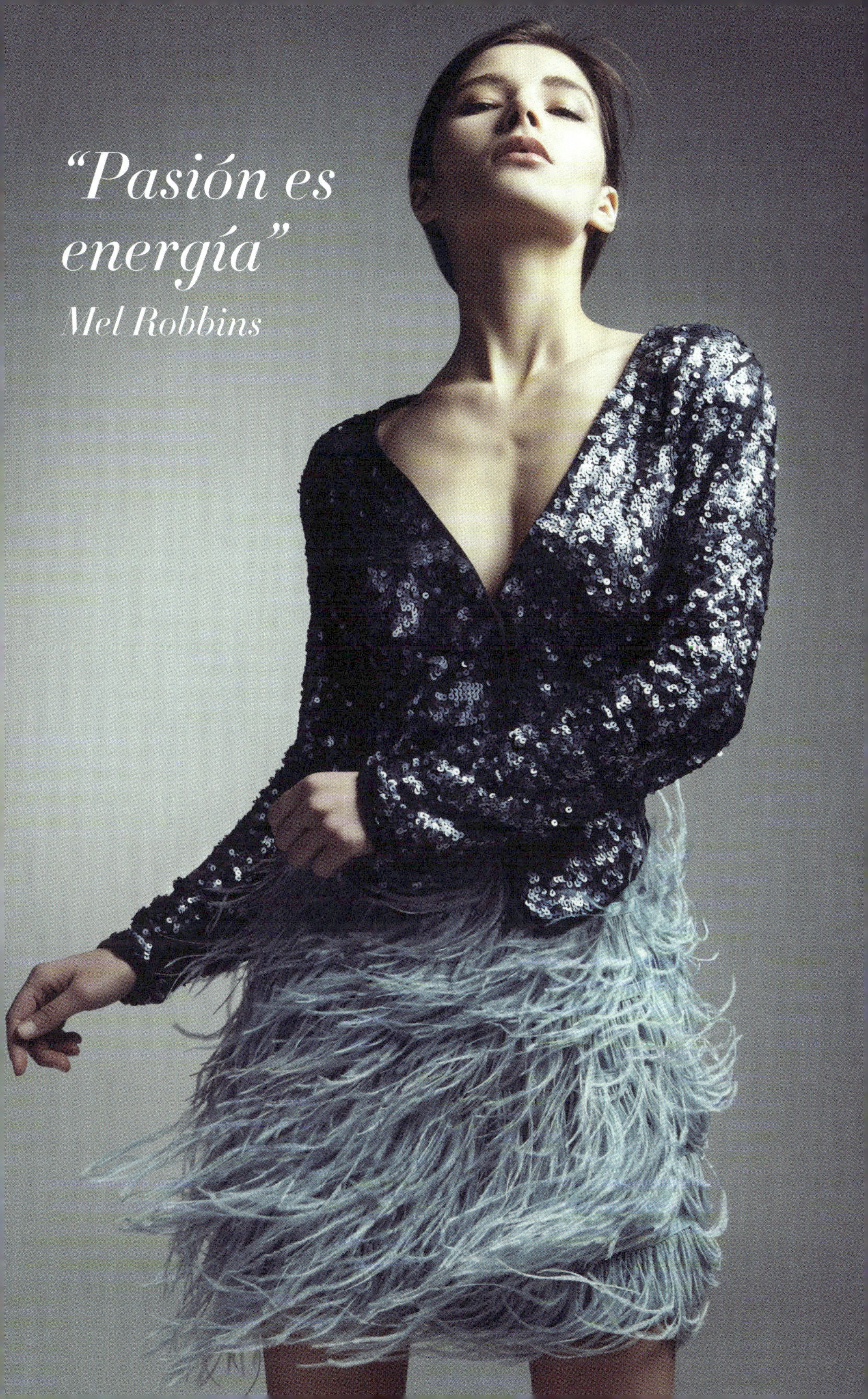

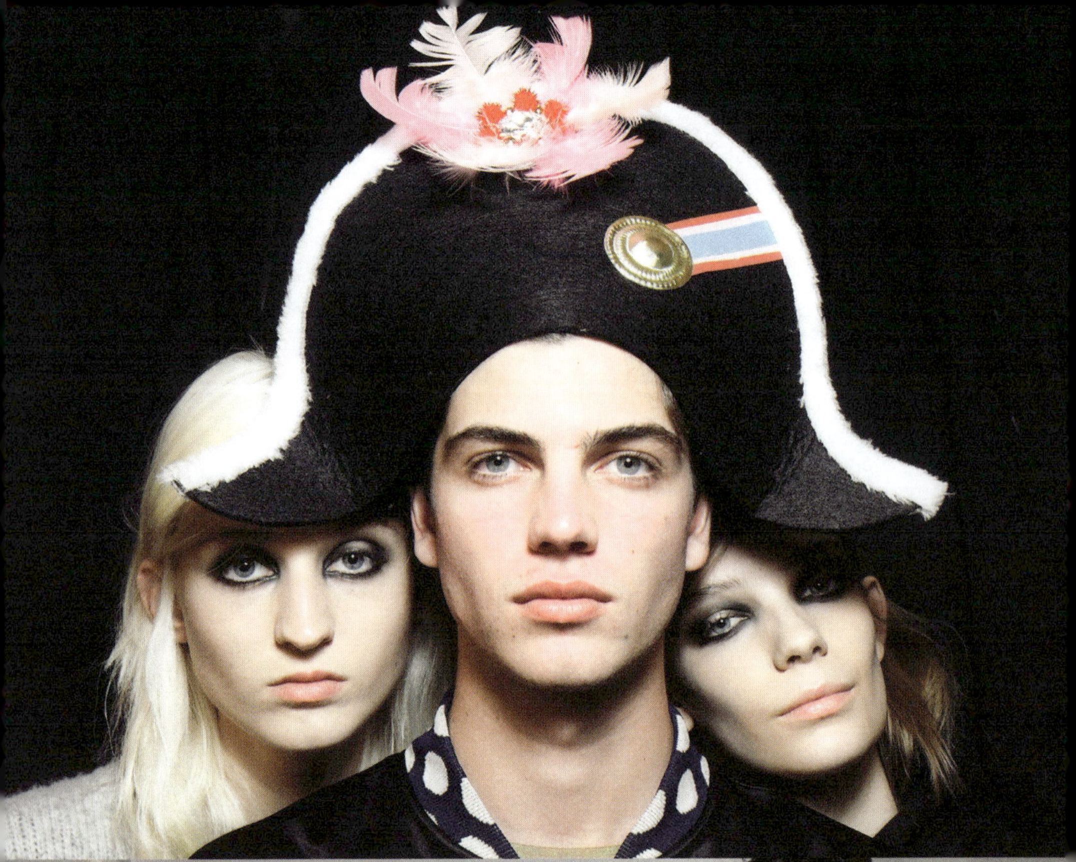

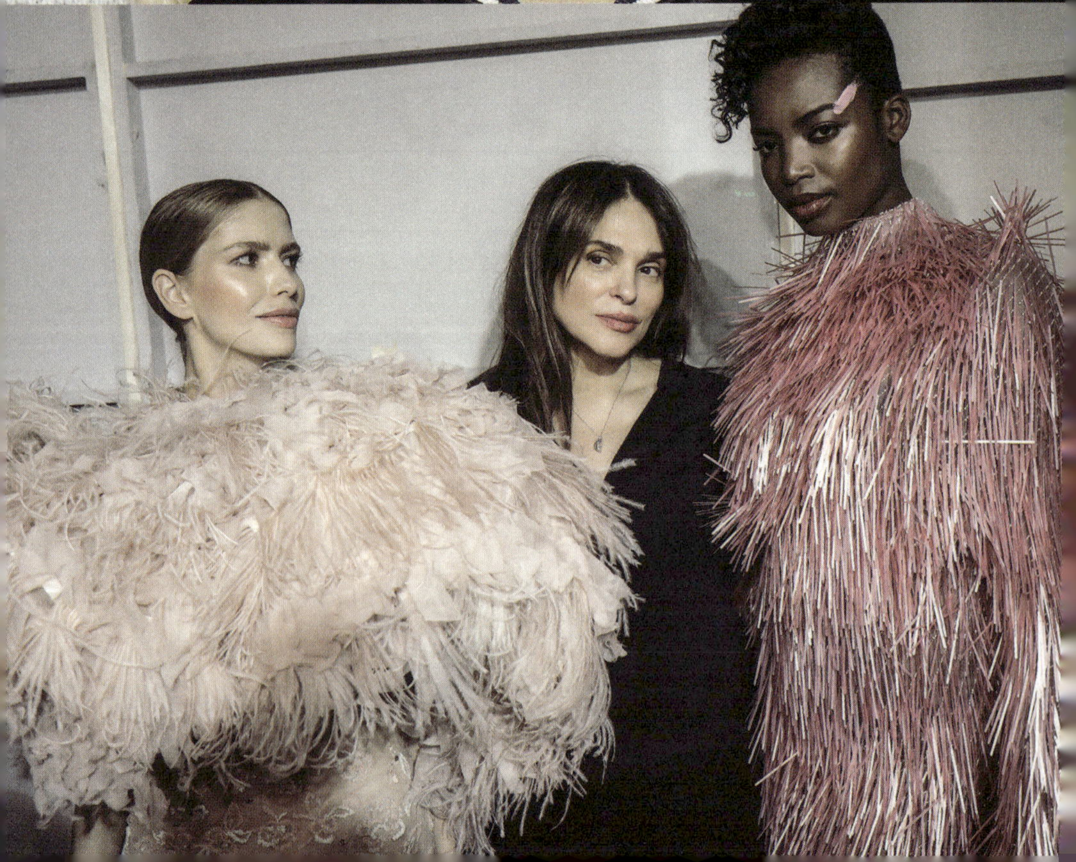

- **Descansa y duerme.** De siete a nueve horas es un buen tiempo para darle a tu cuerpo suficiente descanso para repararse. Respetar ese momento es vital para tu concentración, lucir más joven, conservar o bajar de peso, tener energía, desarrollar tu trabajo y sentirte con excelente ánimo cada día. ¿No te parecen estupendos beneficios considerando que es gratis dormir?
- **Dedícate tiempo.** Aunque tu vida parezca dividida en varias pistas como un circo, el centro de ese sistema solar eres tú. Sí, ya sé, tu prioridad gira alrededor de tus hijos, tu profesión, tu pareja o tus compromisos externos, pero nada de ello tiene sentido si tú no estás bien y en óptimas condiciones. Aliméntate bien, haz ejercicio, ten un hobby y date tus pequeños y grandes gustos constantemente.
- **Nunca pierdas el estilo que te hace sentir genial.** Tu nuevo atributo, el estilo, viene acompañado con una fantástica actitud, así que no debe extrañarte la sugerencia de usarlo a favor de tu ánimo, tu carrera y tu vida social.

GRAVITAS

Esta palabra tiene que ver con tu actitud y tu personalidad, que muestra un carácter seguro y con autoridad cuando se trata de expresarse. Por eso llamas la atención, destacas y eres respetado como un líder.

Tener *gravitas* es sinónimo de sentir pasión por lo que haces, pues pones tu experiencia, conocimiento y corazón en tu labor, buscando la excelencia, y conoces el valor de tus aportaciones. Si tú consideras importante tu participación, indicas a los demás que deben respetarte y seguirte.

Pero ¿cómo tener *gravitas*? En un artículo titulado *Gravitas for Men and Women Leaders* (*Gravitas para hombres y mujeres líderes*), firmado por Sandra Zimmer, autora del libro *It's Your Time to Shine* (Es tu tiempo para brillar), esta *coach* explica que la palabra *gravitas* se deriva de gravedad, la cual, como sabes, es un fenómeno natural por el cual los

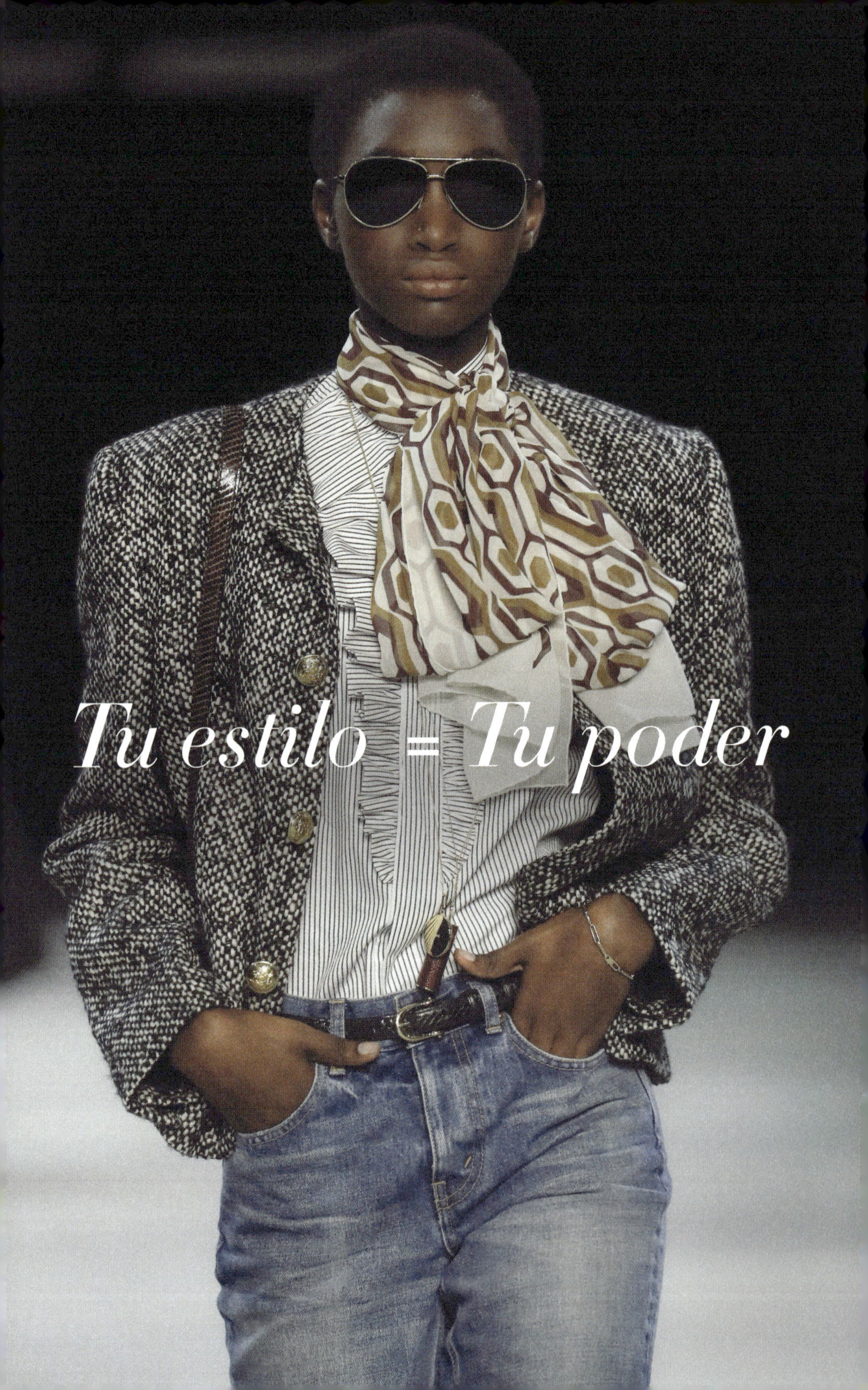
Tu estilo = Tu poder

objetos son atraídos entre sí. De manera que, al trabajar en fortalecer tu *gravitas*, estarás atrayendo la mirada, el respeto y la colaboración de otras personas. Pero, especialmente, estarás reforzando tu seguridad y construyendo una identidad de líder.
Zimmer menciona cinco pasos para trabajar en tu *gravitas*:

1) **Peso.** Mientras más profunda sea la experiencia de tu presencia física, mostrarás mayor confort dentro de tu piel, con lo cual propiciarás que más personas te tomen en cuenta. La manera de lograrlo, según la *coach*, es darte permiso de tomar el tiempo de elaborar tus ideas, en lugar de tratar de obtener soluciones o respuestas rápidamente. Sentirte grande por dentro te da poder e incrementa tu seguridad.
2) **Tiempo.** Tomarte los segundos, minutos, horas o días para expresar tus ideas otorgará mayor valor a tus palabras. Articula todas las sílabas y dale énfasis al significado de lo que dices.
3) **Peso a movimiento y voz.** Cuando se trata de agregar importancia a tu comunicación, tienes que aumentar el peso de tu movimiento físico. Esto se hace imaginando que te mueves a través de una atmósfera densa. De la misma forma, dale peso a tu voz utilizando el tono vocal más rico y grave que puedas articular. Tu presencia y tu voz deben ocupar mayor espacio en el universo.
4) **Espacio.** Es necesario que estés dispuesta a ocupar un lugar más amplio para llamar la atención. Aumenta tu presencia al arraigarte en cada situación, siéntete relevante y toma mayor espacio en cada habitación.
5) **Valórate a ti misma.** Construye tu *gravitas* al respetar tus propias ideas, percepciones y experiencia. Dales importancia a tus contribuciones al compartir tu punto de vista, tus conocimientos, tus sensaciones y sentimientos para enriquecer la experiencia de la gente que está en tu presencia. Hazles saber a quienes te rodean, con tu seguridad, que estás ahí. Reclama tu posición en el grupo, sabiendo que agregas valor.

¿Cómo puedes adaptar estos consejos a tu *gravitas* de estilo?

- Date tiempo de elaborar tu outfit, en lugar de ponerte lo que primero encuentres en tu clóset. Tómatelo con calma, para ensamblarlo conforme a tus actividades, a las personas que verás y a lo que quieres comunicarles.
- Utiliza tu comunicación no verbal para darle la fuerza a tu presencia y llevar tu ropa con aplomo.
- Siéntete relevante y digno en cada espacio y situación.
- Afirma la importancia que tiene tu punto de vista, tu imagen y tu presencia.

PRESENCIA

Estar al cien por ciento en un lugar, con todos tus sentidos, resulta indispensable para tener *gravitas*. Sin embargo, gozar de una actitud positiva ayudará a abrirte y permitirá que otras personas se te acerquen; posibilitará nuevas relaciones, dará la bienvenida a las oportunidades y acceso a grandes escaleras hacia el éxito.

La próxima vez que estés tentado a chatear, ignorando lo que sucede en una mesa de discusión, recuerda que estás perdiendo peso, presencia y, desde luego, importancia o autoridad en la reunión.

Asimismo, deja de preocuparte por lo que los demás están pensando de ti, detén la voz autocrítica que te distrae y te impide vivir el momento. Escucha con atención, opina, aprende, razona, encuentra el valor de estar ahí. Concéntrate en gozar el momento con todo tu ser.

PODER Y ESTILO

Es lógico que puedas cuestionar qué tiene que ver la presencia o la *gravitas* con tu estilo. La respuesta es: ¡todo! Como habrás leído y experimentado a través de estas páginas, la ropa y la forma original en que la usas constituyen sólo la última capa de tu estilo. Imagínate a ti mismo como una cebolla, en la que el centro guarda un corazón que vibra por la moda. Ese fuego de la pasión, que funciona como motor, va recubierto de *gravitas*, que te hace sentirte valioso, de una presencia al cien por ciento que te deja vivir cada momento con intensidad y gozo, de la libertad que te exenta de las ataduras sociales y te permite ser genuino; también está la autoestima que se ha ido construyendo a través de tu autoaceptación. En una capa más externa entra la comunicación no verbal, que va fortalecida desde el centro y en la superficie. Encima está tu outfit, que no se sostiene solo, sino con los fuertes cimientos que te da sentirte poderoso.

¿Podrías haber trabajado en las capas de la cebolla y haber ignorado el estilo de vestir consiguiendo los mismos resultados? No, absolutamente. Una persona que no sólo elige bien su ropa, sino que también se distingue por ella, muestra la ecuación completa. Es decir, un jefe mal vestido o inseguro con su atuendo jamás proyectará la *gravitas* ni tendrá el peso en presencia para que lo sigamos. En cambio, todos notarán tu estilo, y la fuerza de carácter que lo sostiene, gracias a que has trabajado en ti mismo y encontrado la gravedad que atrae a los demás para que giren a tu alrededor.

Así es como el estilo se convierte en único y excepcional. Es un superpoder que te hará vivir la experiencia de ser tú, pero más completo que nunca.

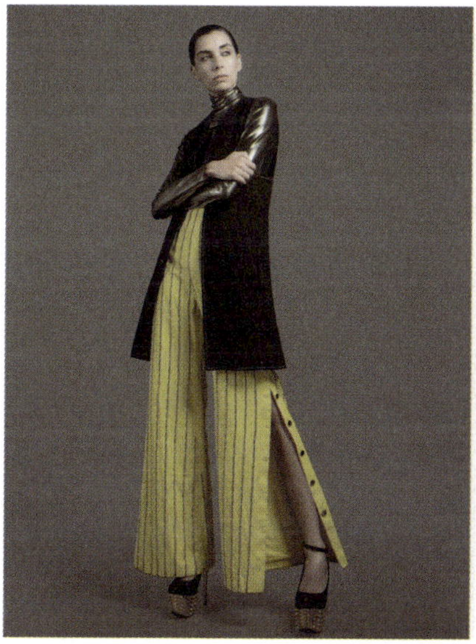

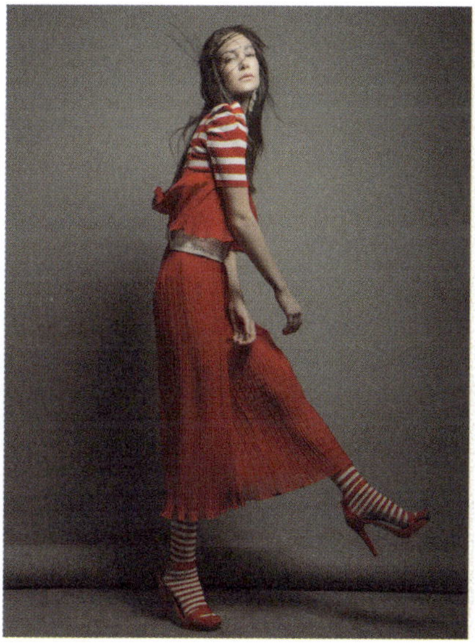

LO QUE PUEDES APLICAR

Vestir para subirte el ánimo

¿Qué colores te hacen verte fantástica y sentirte feliz?

¿Qué prendas o accesorios te hacen sentir como un millón de dólares?

¿Cuáles son los outfits que consideras que demuestran tu estilo?

¿Qué piezas de tu guardarropa tienen mucho potencial y no las has aprovechado?

¿Cuándo necesitas vestirte bien para sentirte mejor?

Un nuevo clóset

¿Qué conjuntos debes separar para obtener mayores opciones al coordinar tu ropa?

¿Cuáles prendas debes guardar, retirar o donar?

¿Debes tomar algo prestado que subirá el nivel de tu look?

¿Algún tesoro *vintage* que se sume a tus piezas clave?

¿Sientes placer al usar ropa o accesorios piratas?

¿Qué te has comprado en un viaje que puede darte un look poderoso?

Para obtener poder

¿Qué requieres hacer para construir tu *gravitas*?

¿Cuándo se te facilita estar presente al cien por ciento y cuándo no?

¿Te sientes más poderoso que cuando empezaste este libro?

¿Cómo puedes alimentar y conservar tu poder?

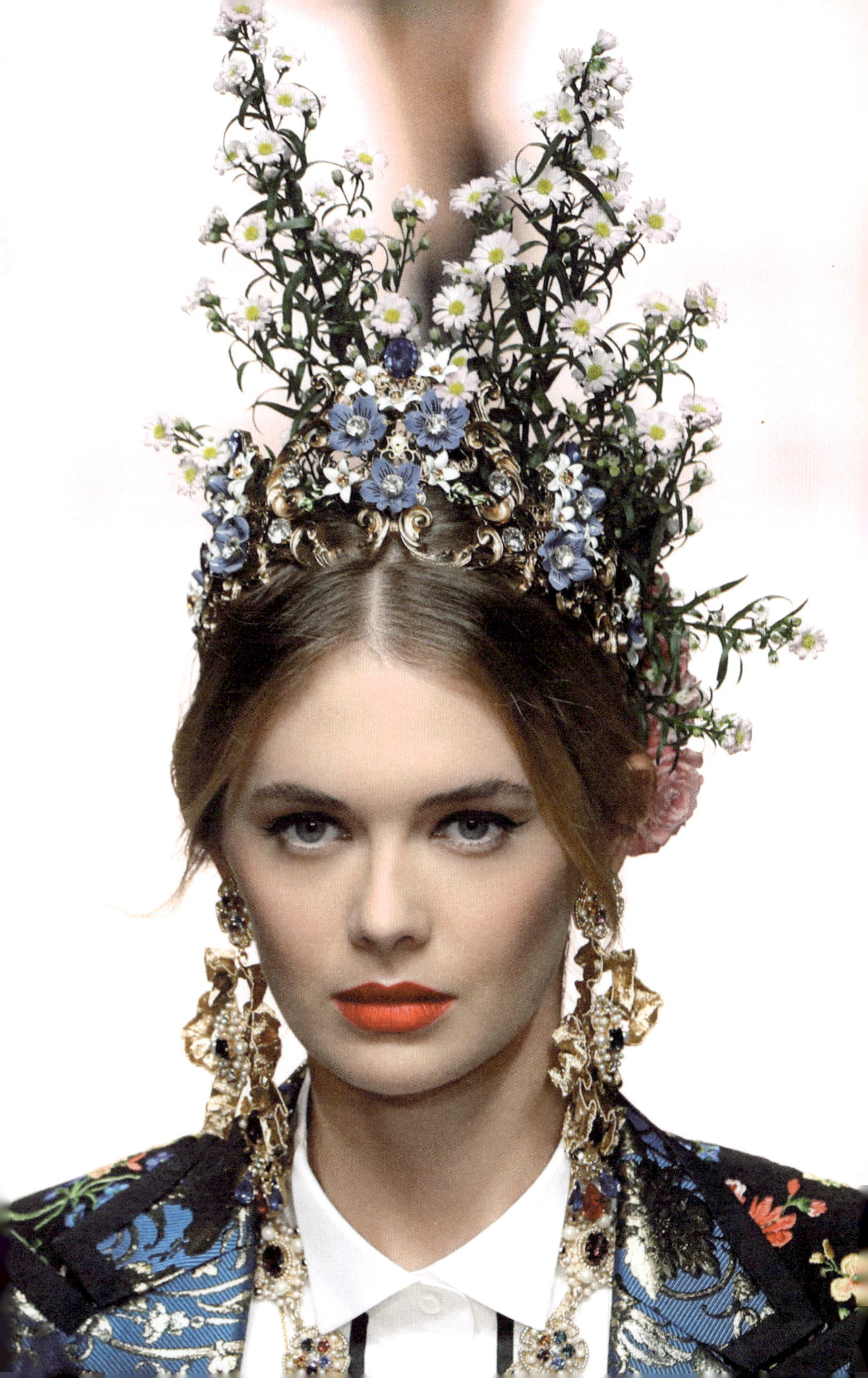

AGRADECIMIENTOS

Este libro es resultado de los años que he pasado aprendiendo las reglas de la moda para... darme el lujo de romperlas. Agradezco que David García, el director literario de la casa editorial Penguin Random House, haya visto este ejercicio como un músculo a desarrollar a través de estas páginas y que mi editora favorita, Michelle Griffing y Amalia Ángeles, así como del Estudio fe ciega a Yolanda Garibay y Domingo Martínez, quienes me acompañaron en esta aventura fantástica al ensamblar ideas y entretejer los talentos de quienes aquí colaboraron.

Agradecimiento especial merece Iván Aguirre, responsable de las fabulosas imágenes de las reglas de la moda y de la forma como se rompen al configurarse el estilo. Alonso Murillo y Néstor de Luna Bueno, Ness: jamás hubiéramos logrado explicar las posibilidades de la moda sin su talento para coordinarla. También me siento feliz de haber contado con la presencia y belleza de Tania Landeiro García, Andrea Carrazco, Lisette Trepaud Johnson, Anna Fusoni, Paulina Fernández, Sasha Carrazco, Kaitie Lindaer, Paulina Rojo Chan y Pablo Mario Fernández Sánchez, quienes posaron para este libro. Una mención especial para las marcas y diseñadores que colaboraron con sus creaciones Oh La Flor, Julio Jordan, Gustavo Helguera, Ángel Grave, Manuel Tiscareño, Carlos Pineda, Ángela Reyna. Gracias a Damaris Flores Maldonado por su magnífico trabajo como estilista de pelo y a Juan Peralta por su gran labor maquillando, así como a Aracely Zárate Martínez por su profesionalismo al maquillar y peinar.

Muchísimas gracias a Luca Lazzari y a Verónica Ángulo por permitirme usar fotos de su extraordinaria plataforma SHOWbit. También agradezco a Roberto Sánchez por sus hermosas ilustraciones.

Gregorio Martínez Moctezuma, Goyo: me encantó tenerte como mi corrector de estilo y ángel de la guarda. Angélica de Blando, Yoli Sánchez: gracias por su generosidad al compartir conmigo sus conocimientos.

Muchas gracias al Glam Team que hizo posible mi retrato: a la gran fotógrafa Valeria Ascencio, a la fantástica estilista Agde Ruiseco y al talentoso maquillista Alex López.

Mi agradecimiento profundo a mis amigos Pepe Rincón y Samuel Reyes, quienes, junto a su profesional equipo de P.R. Management, se encargan de amplificar el valor y el impacto de este trabajo.

Agradezco a Roberto Banchik y a Ricardo Cayuela la posibilidad de publicar esta obra en el prestigioso sello Aguilar.

A mi Franz adorado le agradezco siempre su apoyo, paciencia y compañía.

Por último, agradezco el sentir pasión por la moda y que ésta se convierta en trabajo, *hobby*, sustento y aliento de vida.

BIBLIOGRAFÍA

- Bill, Cunningham *Fashion Climbing*. Penguin Press. New York, New York. 2018.
- Caroline, Goyder. *Gravitas*. Vermilion London. Random House Group. London. 2014.
- Catherine, Hakim. *Capital erótico*. Penguin Random House Grupo Editorial. Barcelona, España. 2012.
- Erika, Stalder. *Fashion 101*. Zest Books, San Francisco, California. 2008.
- Glenda, Bailey. *Harper´s Bazaar 150 Years*. Abrams, New York. New York, New York. 2017.
- Iris, Apfel. *Accidental Icon.* Harper Design. 2018.
- Lucy, Lara y Antonio, González de Cosío. *El poder de la ropa.* Editorial Océano México. Ciudad de México, México. 2012.
- Lucy, Lara. *El poder de tu belleza*. Editorial Océano México. Ciudad de México, México. 2015.
- Mel, Robbins. *Take Control of your Life.* Audible Studios. 2019.
- Sandra, Zimmer. *Gravitas for Men and Women Leaders.* Self-expression.com, Houston, Texas. Copyright 2000-2013.
- Tina, Brown. *The Vanity Fair Diaries.* Macmillan Audio. New York, New York. 2017.
- Vivienne, Westwood y Ian, Kelly. *Vivienne Westwood*. Pan Macmillan Publishers Ltd. 2014.

Estilo y poder, de Lucy Lara
se terminó de imprimir en el mes de septiembre 2019
en los talleres de
Offset Santiago S.A. de C.V.
Ubicados en Parque Industrial Exportec,
Toluca, Estado de México. C.P. 50200